安徽省高校優秀青年人才支持計劃重點項目
『簡帛醫藥文獻字形表』(gxyqZD2016136)資助出版

秦漢簡帛醫書文字編

張雷 編著

中國科學技術大學出版社

内容簡介

本書收録了自20世紀初以來至2016年年底中國境内各種從秦漢時代的墓葬和遺址出土的書寫在竹、木簡牘和絲帛上的醫學文獻文字字形。這些文獻包括甘肅敦煌漢代醫簡、甘肅居延漢代醫簡、新疆巴音郭楞州羅布泊漢代醫簡、甘肅武威旱灘坡漢代醫簡、湖南長沙馬王堆漢代簡帛醫書、安徽阜陽雙古堆漢代醫簡、湖北江陵張家山247號墓漢代醫簡、湖南張家界古人堤漢代醫簡、湖北沙市周家臺秦代醫簡、内蒙古額濟納漢代醫簡、湖南湘西里耶秦代醫簡、安徽天長紀莊漢代醫簡、北京大學藏漢代醫簡和秦代醫簡、湖南長沙尚德街漢代醫簡、四川成都老官山漢代醫簡等。

秦漢簡帛醫學文字不僅保留了同時代其他文獻中常見和常用的字形,也保留了中醫學的大量術語,如疾病、動植物、人體器官的名稱以及治療手段等,單獨研究其字形,對於正確理解這些醫學典籍具有非常重要的作用,對解讀其他文獻也有借鑒意義。

圖書在版編目(CIP)數據

秦漢簡帛醫書文字編/張雷編著. —合肥:中國科學技術大學出版社,2020.1(2022.4重印)
ISBN 978-7-312-04272-0

Ⅰ. 秦… Ⅱ. 張… Ⅲ. ①簡(考古)—中國醫藥學—醫學文獻—研究—中國—秦漢時代 ②帛書—中國醫藥學—醫學文獻—研究—中國—秦漢時代 Ⅳ. R2

中國版本圖書館CIP數據核字(2017)第184695號

出版 中國科學技術大學出版社
安徽省合肥市金寨路96號,230026
http://press.ustc.edu.cn
https://zgkxjsdxcbs.tmall.com

印刷 江蘇鳳凰數碼印務有限公司

發行 中國科學技術大學出版社

經銷 全國新華書店

開本 787 mm×1092 mm 1/16

印張 29

字數 670千

版次 2020年1月第1版

印次 2022年4月第2次印刷

定價 118.00圓

前　言

1907年,英籍匈牙利人馬爾克·奥萊爾·斯坦因(Marc Aurel Stein)在甘肅敦煌漢塞烽燧遺址發現了大量簡牘文獻。1908年,羅振玉先生得知斯坦因攜帶其"訪古"所得漢代簡牘回到倫敦,對"神物去國"感到"惻焉疚懷",他憑着文化人的高度自覺,從沙畹(Chavannes)那裏得到簡牘照片和手校本,"爰竭數夕之力讀之再周",又邀王國維先生"分端考訂",最後成《流沙墜簡》。羅先生把簡牘分爲三大類,第一大類就包括了方技類簡牘,第一次明確將醫學簡牘作爲單獨的研究對象。《流沙墜簡》的重大價值在於:"它代表了當時最高學術水平,爲後人開闢了道路、提供了方法,不愧爲現代中國簡牘學史上的奠基之作。"(見中華書局1993年版該書"出版説明")羅振玉先生關於簡牘形制、文字的研究都具有開先河的重要意義。王國維先生更是在《最近二三十年中中國新發見之學問》中將"敦煌塞上及西域各處之漢晉木簡"的發現視爲"中國學問上之最大發見"之一,準確預言了簡帛文獻研究的重要性。

對20世紀以來出土的簡帛文獻進行分類研究,李學勤先生在《新出簡帛與學術史》中給出了指導思想:"我一直主張參照《漢書·藝文志》來分類。這是因爲《漢志》本於《别録》《七略》,比較適合當世流傳書籍的情況。"他指出:"新出土簡帛書籍與學術史研究的關係尤爲密切。"還特别指出:"醫藥等簡帛書籍,從中醫藥史角度看,同樣極爲重要。"目前學界也已對簡帛醫學文獻進行了專題研究,取得了豐碩成果,而釋字是整個研究的基礎,因此對簡帛醫學文獻的字形進行專題研究就非常必要。

本書收録的主要是自20世紀初以來至2016年年底中國境内各種從秦漢時代的墓葬和遺址出土的書寫在竹、木簡牘和絲帛上的醫學文獻文字字形。這些文獻包括甘肅敦煌漢代醫簡、甘肅居延漢代醫簡、新疆巴音郭楞州羅布泊漢代醫簡、甘肅武威旱灘坡漢代醫簡、湖南長沙馬王堆漢代簡帛醫書、安徽阜陽雙古堆漢代醫簡、湖北江陵張家山247號墓漢代醫簡、湖南張家界古人堤漢代醫簡、湖北沙市周家臺秦代醫簡、内蒙古額濟納漢代醫簡、湖南湘西里耶秦代醫簡、安徽天長紀莊漢代醫簡、北京大學藏漢代醫簡和秦代醫簡、湖南長沙尚德街漢代醫簡、四川成都老官山漢代醫簡等。

秦漢簡帛醫學文字不僅保留了同時代其他文獻中常見和常用的字形,也保留了中醫學的大量術語,如疾病、動植物、人體器官的名稱以及治療手段等,單獨研究其字形,對於正確理解這些醫學典籍具有非常重要的作用,對解讀其他文獻也有借鑒意義。

本書的字形釋讀除了廣泛吸收學界已有的成果外,還吸收了指導老師和外審專家老師們的意見。現僅舉數例,如張家山漢簡《引書》的"癰"字、《武威漢代醫簡》的"涑"字吸收了李家浩教授的意見;張家山漢簡《引書》的"跡"字吸收了徐在國教授的意見;《足臂十一脈灸經》的"澀"字受到黄德寬教授的啓發;卷十一的各個"淫"的字形,我們以前認爲是

"涅"字，徐正考教授、吳良寶教授都認爲是"淫"字。

本書對秦漢簡帛醫學文字進行了全面搜集整理和研究，一方面展示了學界的研究成果，另一方面也爲學界在秦漢簡帛醫學文獻的整理注釋和文字的識讀方面提供了幫助。

秦漢簡帛醫學文獻是跨學科文獻，主要記載的是中醫學各科内容，編寫一部體例嚴謹、釋字準確、字形豐富、材料全面的文字編不僅對研究漢字發展史有幫助，對廣大醫學工作者深入研究秦漢簡帛醫學文獻内容也具有重要的參考價值。基於這些認識，我們對秦漢簡帛醫學文字字形進行了專題研究，編寫了本書。

張　雷

2019 年 7 月

凡　　例

一、本書收録了自20世紀初至2016年年底正式出版的各種秦漢帛書、簡牘醫學文獻中的文字。

二、本書由正編、訛誤字、合文三部分組成，附有檢字表。

三、字頭排列以大徐本《説文解字》(以下簡稱《説文》)爲序，欄首頂行加注正篆字頭。對於重文標明類型，正篆(包括重文)字體下爲楷書字體。

四、不見於《説文》的字頭附在相應各部首之後，如卷一的“虋”。每一字頭下收録的各醫書字形，大略以時代先後順序排列。

五、秦漢簡帛醫書文字不同於《説文》正篆與重文的異體字，放在各字頭之下，以楷書字體表示。

六、異體字頭若訛作與《説文》某字同形者，以“〈〉”標注。

七、每個字頭下所收草書字形除異體字之外，另起一欄以示區别，如“卷一”中“一”字的最後一列和“元”字的第二列。

八、爲最大程度保留原文字信息，直接使用圖版照片，不使用摹本；其中馬王堆漢墓簡帛醫書文字圖版大多採自《馬王堆漢墓帛書(肆)》，少數採自《長沙馬王堆漢墓簡帛集成》。

九、每一字形下均注明出處，並使用簡稱，詳見文後“材料出處簡稱表”。如“馬候・86”表示來自馬王堆漢墓帛書《陰陽脈死候》第八十六行；“馬十・38”，表示來自《十問》第三十八支簡；“馬五・目”，表示來自《五十二病方》目録；“馬養・牝”，表示來自《養生方》“牝戶圖”；“馬養・殘”，表示來自《養生方》殘片。

十、由於部分簡牘原編號過長，如居延漢簡、肩水金關漢簡、額濟納漢簡，另行製作編號，詳見文後“簡號另編表”；由於對馬王堆漢墓簡帛醫書重新進行了整理，原有序號發生了改變，本書的序號採用《長沙馬王堆漢墓簡帛集成》的表述方式。

十一、正編部分所收文字釋文，吸收了學術界相關的研究成果。

目　　録

卷一

卷一	一				元	
	里·8-1221	張引·67	馬養·152	羅·49正	阜萬·W038	敦·564
	里·8-1224	陰甲·24	馬房·22	羅·49背		
	里·8-1363	馬脈·5	馬射·9	居新·4		
	里·8-1369	馬五·17	馬去·1	肩貳·1		
	周方·341	馬五·90	馬胎·22	肩貳·2		
	周方·342	馬五·189	馬合·17	額·1		
	北秦4-248	馬五·285	馬天·38	武·11		
	張脈·58	馬五·449	北漢·2870	武·77		
	張引·2	馬養·90	北漢·2870	武·91乙		
	張引·16	馬養·113	老·109			

天		上			帝	旁
周方・345	武・84 乙	里・8-1040	馬養・48	武・49	馬十・8	張脈・36
張引・108		周方・328	馬養・67	武・79	武・21	張引・21
張引・111		張脈・17	馬胎・29			馬五・180
馬五・390		張脈・39	馬十・57			馬五・253
馬養・92		張脈・61	馬合・8			馬房・12
馬十・25		張引・26	馬禁・5			馬合・1
馬十・56		馬足・10	馬天・43			馬天・41
馬十・66		陰甲・33	老・117			
馬合・3		陰乙・18	老・328			
馬天・6		馬五・49				

	下				示	禮
武・84 甲	周方・312	陰甲・33	馬十・66	武・20	居新・5	馬五・309
武・85 乙	周方・328	陰乙・16	馬合・2	武・44		馬十・45
	周方・328	馬脈・2	馬合・6	武・84 甲		馬天・3
	張脈・12	馬五・目	馬禁・3	武・85 乙		
	張脈・27	馬五・31	馬天・6			
	張引・34	馬五・49	馬天・35			
	張引・51	馬五・269	北漢・2664			
	張引・68	馬養・2	老・328			
	馬足・27	馬胎・17	敦・1997			
	馬足・29	馬十・56	肩壹・3			

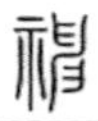 神		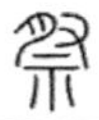 祭	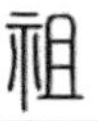 祖	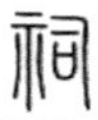 祠	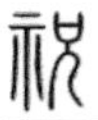 祝	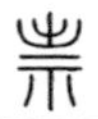 祟
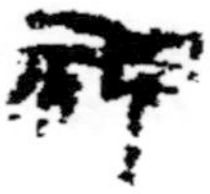 馬五・217	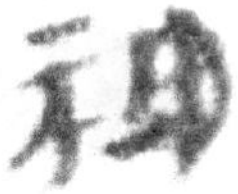 武・21	祭	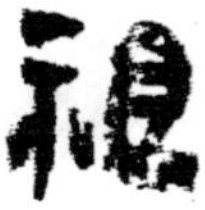 張引・1	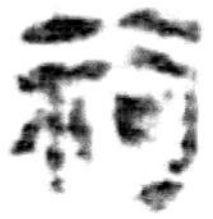 馬五・253	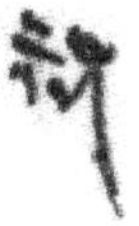 周方・338	馬十・42
馬十・2		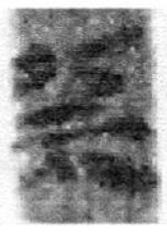 馬天・36	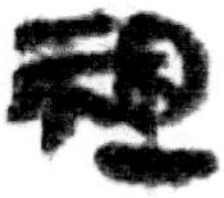 馬十・48	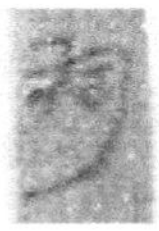 馬十・75	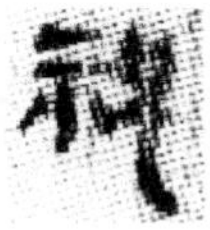 周方・345	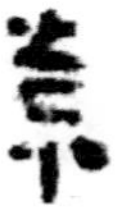 馬十・67
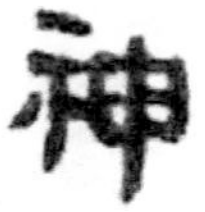 馬十・56		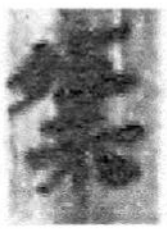 馬天・39			北秦 4-028	
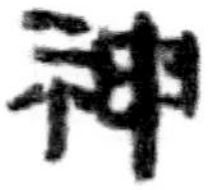 馬十・73					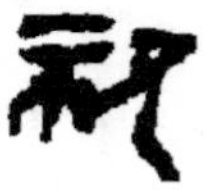 馬五・52	
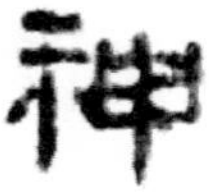 馬十・100					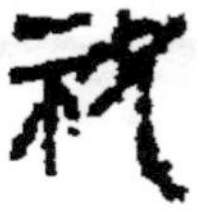 馬五・66	
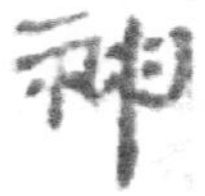 馬合・32					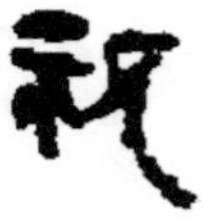 馬五・111	
馬合・32					馬五・219	
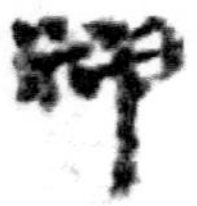 馬天・1					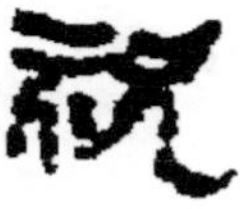 馬五・391	

禁 　 㬥 　 禶 　 三

禁				三		
里・8-1766	武・14	馬養・202	馬十・99	里・8-258	馬五・6	馬天・10
馬五・36	武・31			周方・376	馬五・73	北漢 2600
馬五・65	武・55			張脈・35	馬五・331	老・328
馬五・460	武・61			張引・52	馬養・15	羅・49 正
	武・65			張引・85	馬養・108	敦・2000
	武・84 乙			馬足・21	馬房・22	居・1
				馬足・22	馬射・12	居新・10
				陰甲・51	馬十・75	紀・13
				陰乙・11	馬合・6	武・84 甲
				馬候・3	馬合・15	

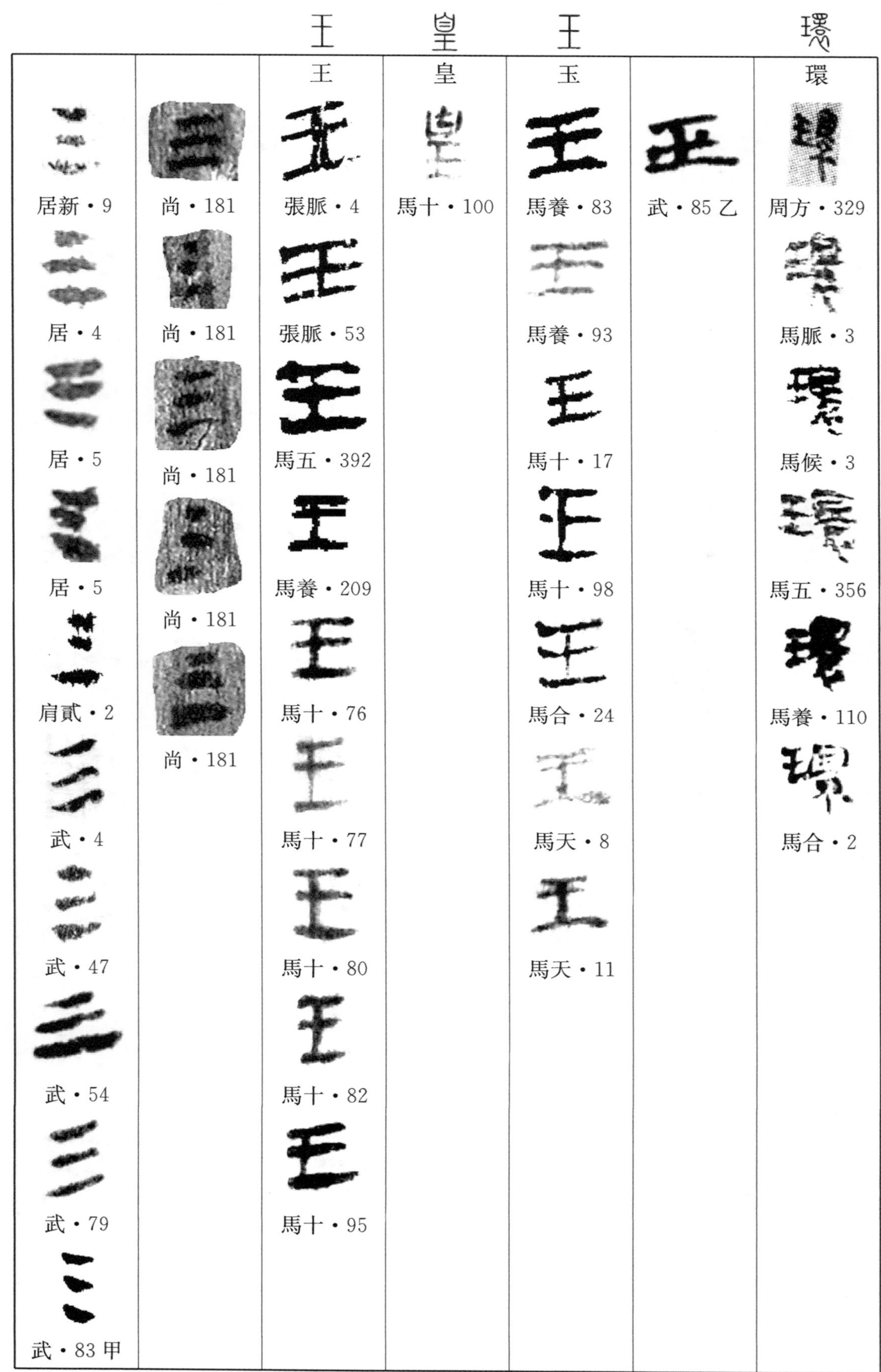

		王	皇	玉		環
居新・9	尚・181	張脈・4	馬十・100	馬養・83	武・85乙	周方・329
居・4	尚・181	張脈・53		馬養・93		馬脈・3
居・5	尚・181	馬五・392		馬十・17		馬候・3
居・5	尚・181	馬養・209		馬十・98		馬五・356
肩貳・2	尚・181	馬十・76		馬合・24		馬養・110
武・4		馬十・77		馬天・8		馬合・2
武・47		馬十・80		馬天・11		
武・54		馬十・82				
武・79		馬十・95				
武・83甲						

理	靈	班	士	壯	中	
張引・32	靈	武・44	馬十・54	馬五・330	周方・312	馬養・74
張引・99	馬養・75		馬天・56	馬養・206	周方・372	馬房・21
張引・103	馬十・29			馬十・11	張引・96	馬胎・21
張引・112	馬十・97			馬天・15	張引・102	馬胎・34
馬十・8	馬天・32				馬足・33	馬合・27
馬十・38					陰甲・33	馬合・32
馬十・81					陰乙・4	羅・39正
馬十・82					馬五・231	敦・2013
馬合・13					馬五・426	敦・2013
					馬養・目	額・1

	屯	每	毒		熏	莊
馬禁・11	馬射・10	馬五・449	馬五・71	武・73	馬五・262	馬十・96
武・58	馬射・11	馬五・454	馬五・76	武・87乙	馬五・263	馬天・2
武・69	馬合・6	馬射・7	馬五・177		馬五・266	
武・73			馬五・178		馬房・13	
武・75			馬五・178		馬房・16	
武・85乙			老・156			
			肩貳・1			

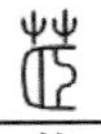

茝

馬五・382

馬養・180

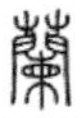

蘭

馬五・144

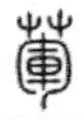

菫

馬五・28

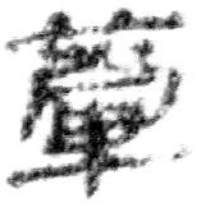

武・33

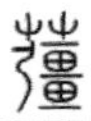

薑

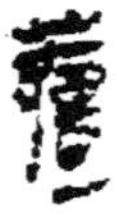

馬五・262

薑

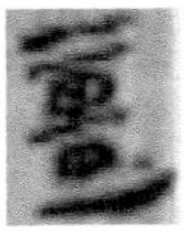

老・109

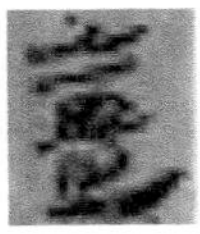

老・156

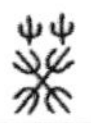

葵

馬五・109

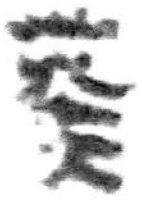

馬五・181

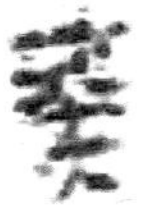

馬五・184

馬五・186

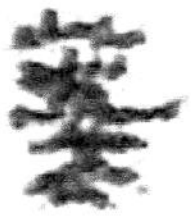

馬五・205

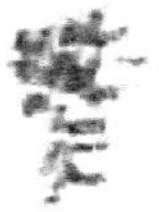

馬五・365

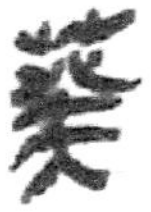

馬養・106

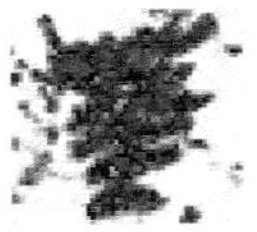

馬養・173

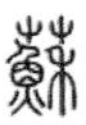

蘇

武・84 乙

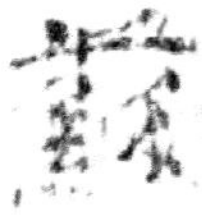

武・87 甲

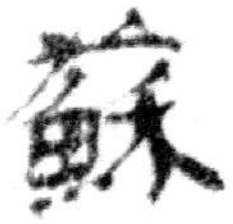

武・87 甲

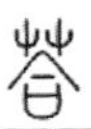

荅

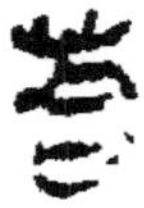

馬五・3

馬五・3

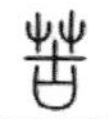

苦	荑	蔆	蒁	薊	莓	
苦	荑 苐	蔆 蔘	蒁 蓫	薊	莓	
張引・48	里・8-1363	北漢・2600	馬養・104	馬五・88	馬五・468	武・57
張引・74	馬天・46				馬五・469	武・88甲
馬五・74						武・88乙
馬五・179						
馬五・362						
馬養・62						
武・42						
武・84甲						

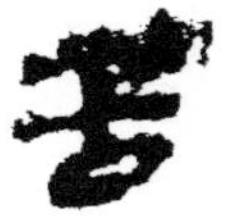

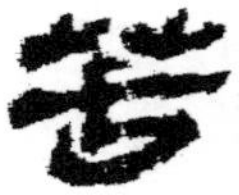

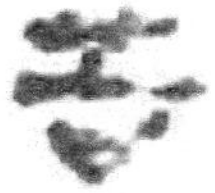

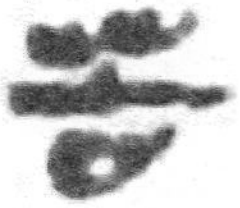

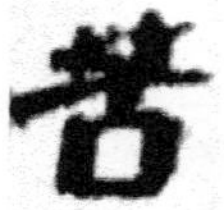

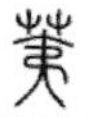

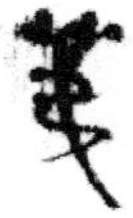

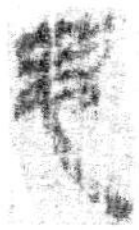

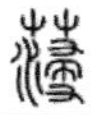

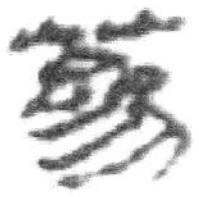

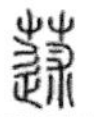

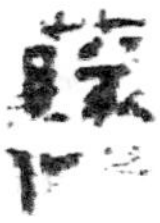

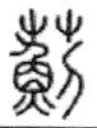

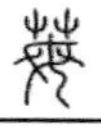

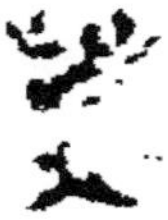

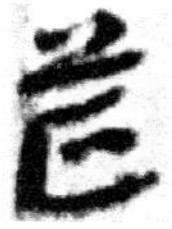

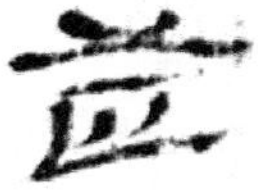

菩	茅	菅	莞	蔗	蒲	
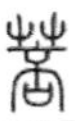 菩	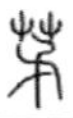 茅	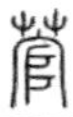 菅	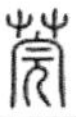 莞	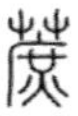 蔗	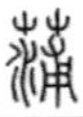 蒲	
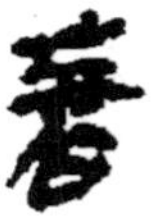 馬養・85	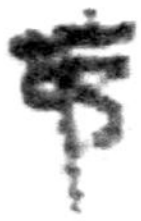 馬五・244 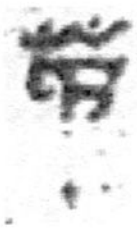 馬養・221	馬五・271	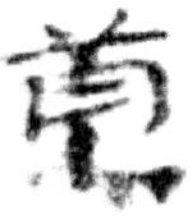 武・19 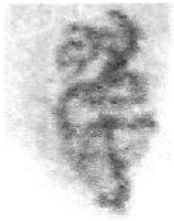 羿 馬胎・26	若 馬五・264	馬五・102 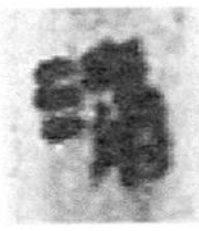 馬十・23 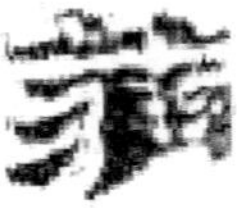 敦・2012	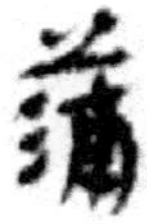 武・84 乙

薺	艾	薛		茈	葴	藾
馬五・21	里・8-1620	馬五・41	居新・6	馬五・378	武・19	馬房・21
馬五・25	馬五・222		武・3	馬養・163	武・19	馬房・24
馬五・76	馬五・279		武・79	北漢・2600	武・20	
	馬五・279			敦・2012	武・21	
	馬五・280				武・21	
	馬五・280				武・25	
	馬養・221					

蕭	菻	蓍	薛		芩	薟
蕭	菻	蓍	薛		芩	薟
馬十・86	臨 馬養・85	馬五・284 馬五・284 ⿱艹旨 馬五・288	馬養・149	敦・563A 武・15 武・46 武・83甲 武・91甲 尚・181	馬五・304 北漢・2600 敦・1177 㱋 馬五・17 枔 馬五・68 按:與表"樹葉"義的"枔"同形。《廣韻・侵韻》:"枔,木葉。"	馬五・284 蘞 蘞(或體) 馬五・288 薊 馬五・304 䕭 馬五・297

芫

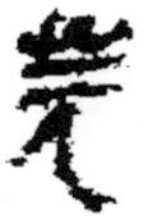

馬五・423

杬

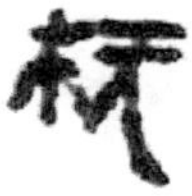

馬養・111

按：與表“木名”的字同形。《玉篇・木部》：“杬，木名，出豫章。煎汁藏果及卵不壞也。”

葛

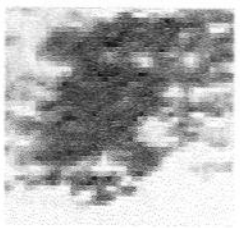

馬五・227

蓂

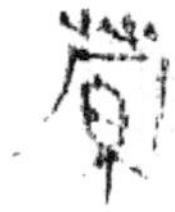

里・8-1221

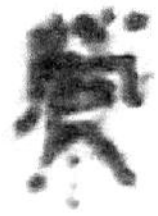

馬五・166

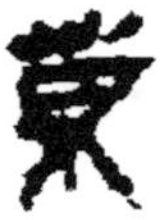

馬五・241

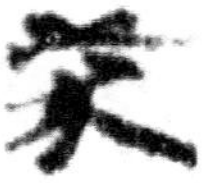

武・9

茱

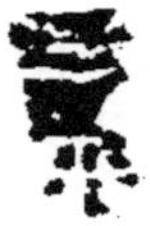

馬五・342

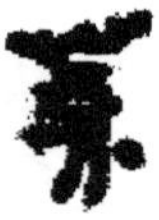

馬養・122

林

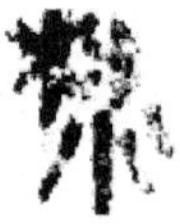

里・8-1243

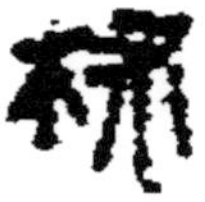

馬五・25

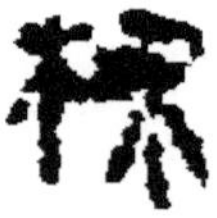

馬五・29

芎

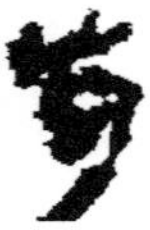

馬五・284

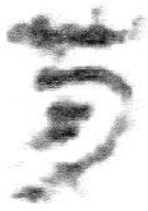

馬五・285

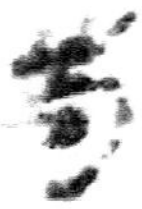

馬五・288

萩

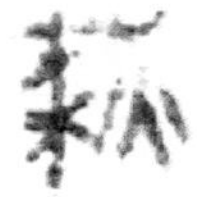

馬養・88

菌

馬五·382

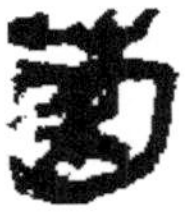

馬養·51

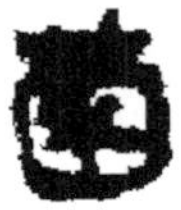

馬養·125

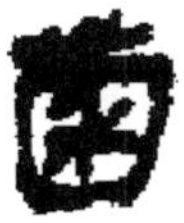

馬養·125

蕈

馬五·279

馬五·280

茱

馬胎·8

落

苔

武·85乙

茮

椒

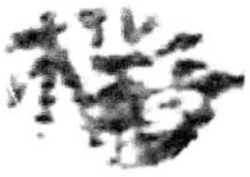

馬五·192

馬五·306

梂

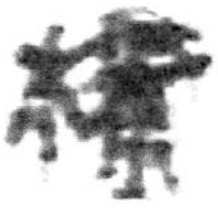

馬五·284

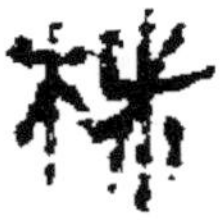

馬五·360

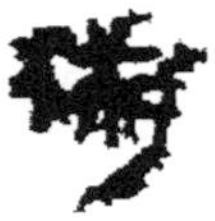

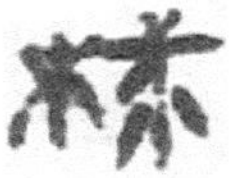

馬養·113

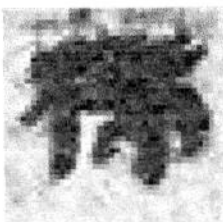

馬房·9

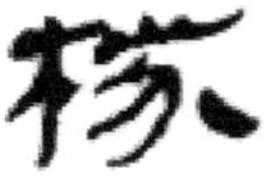

北漢·2600

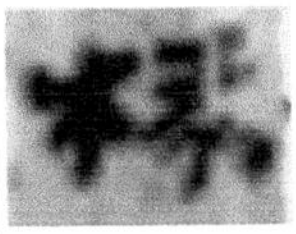

老·109

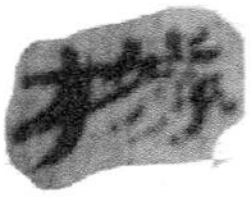

肩叁·1

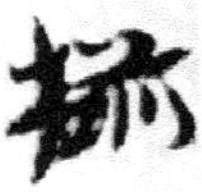

武·3

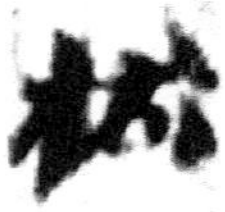

武·11

武·17

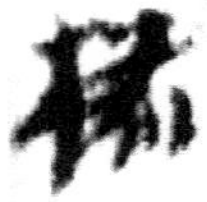

武·57

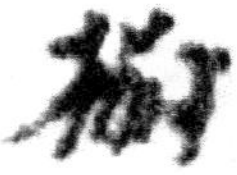

武·79

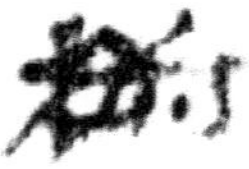

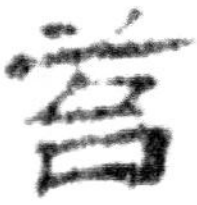

武·87甲

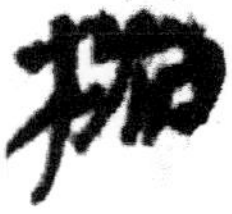

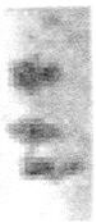

武·91甲

荊

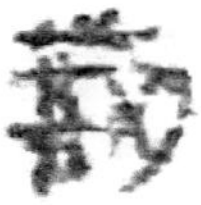

馬五·197

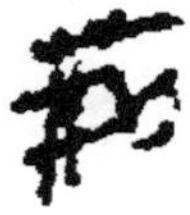

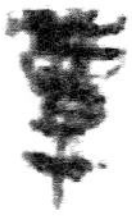

馬五·264

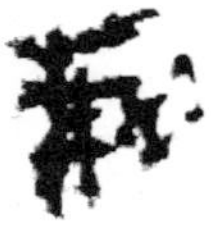

馬五·264

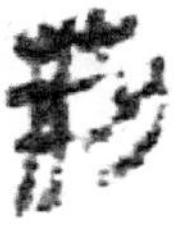

馬五·369

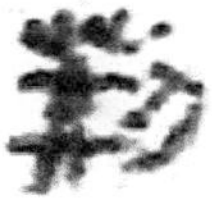

馬五·445

馬射·14

字頭	出處
芒	陰乙・12；馬十・53
	敦・2000；武・71
莢	馬五・207；馬養・88；馬房・9；馬房・20；馬房・22；馬合・24
英	馬養・207；馬十・64；馬十・96
葉	馬五・178；馬五・179；馬五・179；馬五・255；馬五・265；馬五・427；馬五・436；馬射・23
	武・85乙
莖	馬五・109；馬五・263；馬五・265；馬五・365；馬養・154

蕪	苛	萃	蒼	薈		茲
馬五・76	馬十・36	馬天・2	馬養・174	馬十・35	武・86甲	馬五・91
馬五・272	馬十・80		馬十・8			馬養・103
	馬十・89		馬十・10			
			馬十・10			
			老・201			

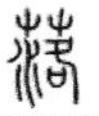

落	蔽	蔡	薄		苑	茀
						岪
張引・78	張脈・2	里・8-876	張引・104	武・60	馬去・5	
張引・99	馬五・31	馬足・16	馬五・53			馬五・383
張引・100	馬五・121	馬五・51	馬五・191			馬養・90
		馬五・340	馬養・128			馬養・90 按：與表“半山腰上的路”義的“岪”同形。《說文・山部》：“岪，山脅道也。”
		馬十・79	馬養・129			
		馬天・39	馬合・31			
			馬天・43			
			馬天・49			

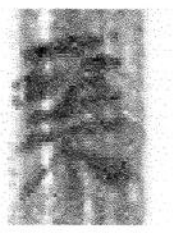

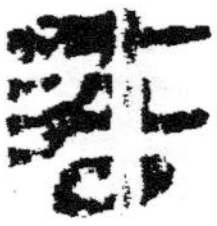

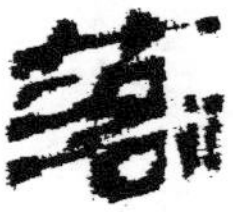

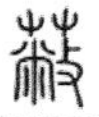

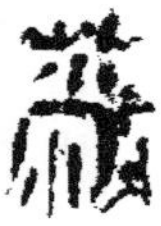

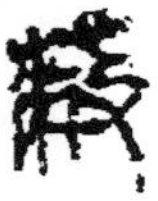

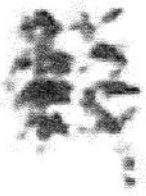

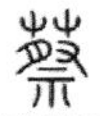

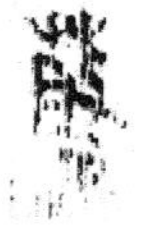

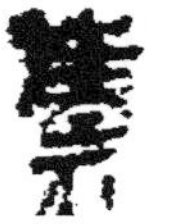

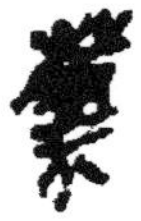

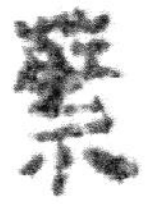

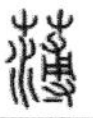

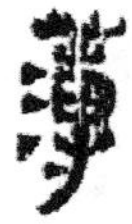

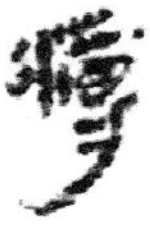

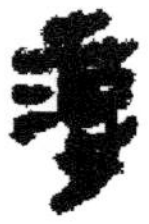

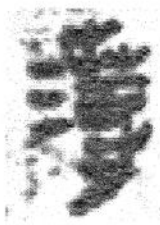

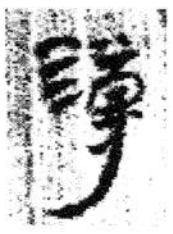

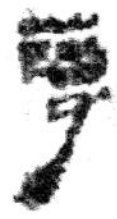

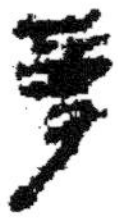

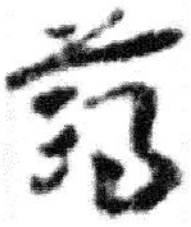

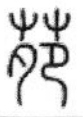

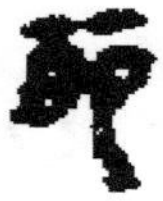

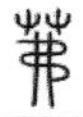

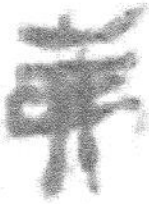

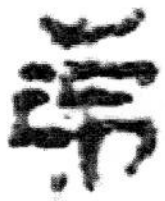

若

- 里・8-1243
- 周方・330
- 張脈・40
- 馬五・71
- 馬五・380
- 馬五・392
- 馬五・449
- 馬五・453
- 馬養・63
- 馬養・155

蓋

- 周方・328
- 馬五・268
- 馬五・358
- 馬五・361
- 馬五・448
- 馬房・42

茨

- 馬養・222

藥

- 里・8-1243
- 馬五・26
- 馬五・123
- 馬五・251
- 馬五・263
- 馬養・123
- 馬十・87
- 馬天・17
- 老・156
- 敦・1997
- 敦・2034
- 武・17
- 武・87 甲
- 武・76
- 武・45
- 武・45
- 武・46
- 武・57
- 武・67
- 武・83 乙

芳

- 馬十・90

薪	茹	芻	苴	草		
里·8-1057	馬五·264	馬五·193	馬胎·22	馬養·110	武·69	馬房·4
馬五·23	馬五·422	馬養·殘		馬養·122	武·75	馬房·7
馬五·193				馬養·149		馬射·9
馬五·382						馬十·3
馬五·445						

	蒸	蕉	菌	折		蒜
	烝		囷			禁
武・75		馬房・16		張脈・16	武・86乙	
	馬養・72	馬房・18	張脈・7	張脈・18		馬五・184
		馬房・20	馬五・51	張引・53		馬射・7
		馬房・22		張引・67		
				張引・69		
				張引・104		
				馬候・2		
				馬去・4		
				馬養・目		

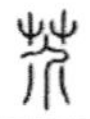

芥	蔥	堇	藿	葦		萊
馬五・207	周方・316	馬五・90	馬養・66	馬五・380	武・75	馬養・18
	馬五・163	馬五・175		馬五・439		
	馬十・35	馬五・178				
	馬十・40	馬五・179				
	馬十・79	馬五・339				
	馬十・84					
	馬合・12					
	馬天・15					
	菌					
	馬胎・5					

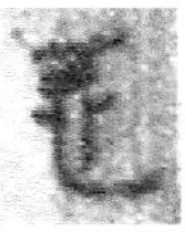

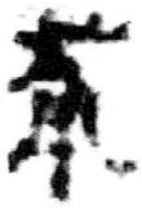

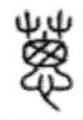

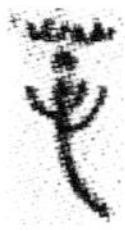

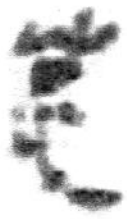

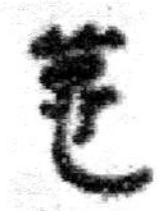

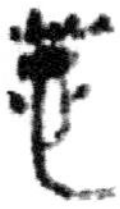

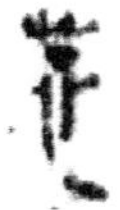

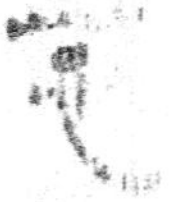

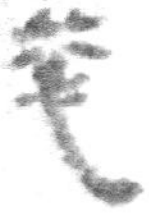

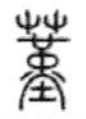

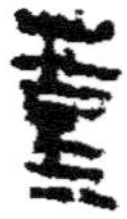

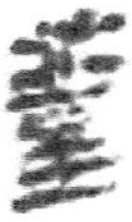

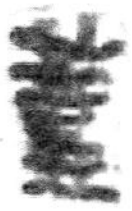

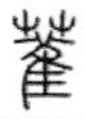

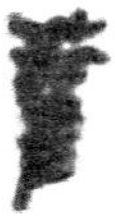

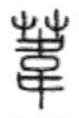

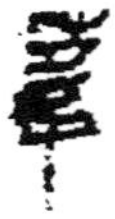

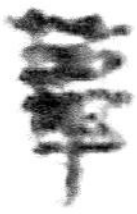

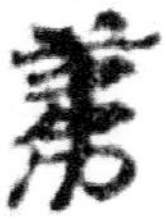

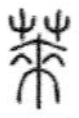

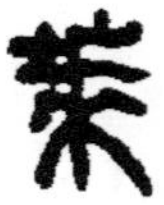

苕	蒿	蓬	蕃	葆	草	
馬養・45	馬五・81	馬五・286	馬養・219	馬十・19	里・8-1057	居・7
	馬五・204		馬房・16	馬十・19	周方・312	武・52
	馬五・261		馬房・18	馬十・49	馬五・8	武・88乙
	馬五・264		馬房・22	馬十・78	馬五・23	尚・181
	馬養・207		馬房・24	馬天・43	馬養・殘	
					馬十・80	
					敦・1060	
					敦・2004	

		蓄	春	薌	虆	莁
菆		蓄	春	薌		
陰乙・14	武・91乙	馬十・56	張脈・53	馬合・29	馬五・286	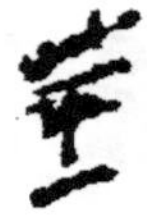 馬五・351
		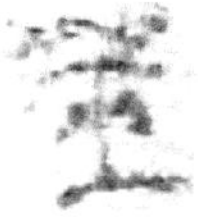 馬天・23	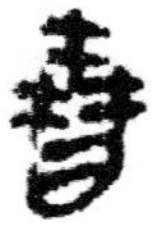 張引・1			馬五・362
			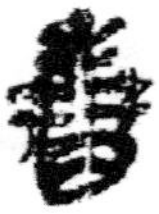 張引・2			
			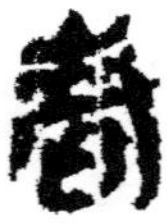 張引・105			
			馬養・37			
			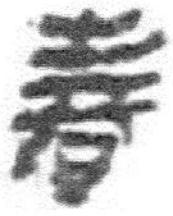 馬養・99			
			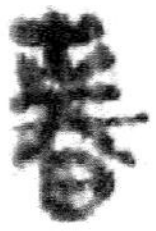 馬十・79			
			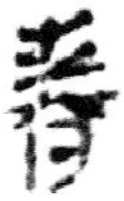 馬十・82			
			馬天・7			
			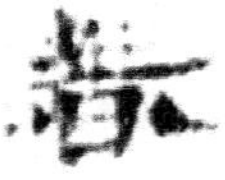 武・16			

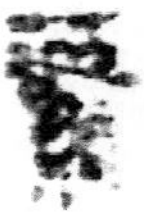

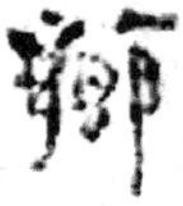

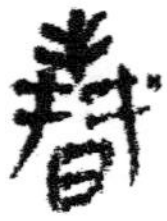

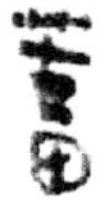

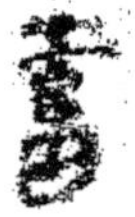

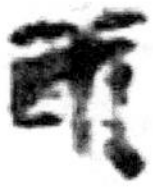

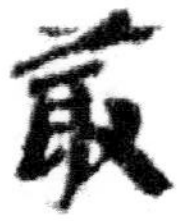

英	蒵	⿱艹幸	⿱艹搏	⿱艹某	蕗	芏
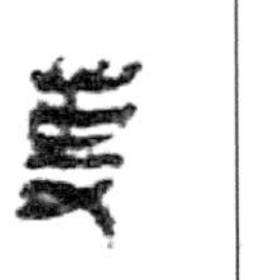	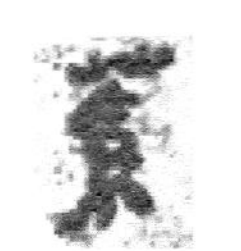	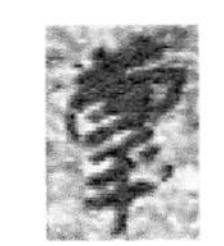	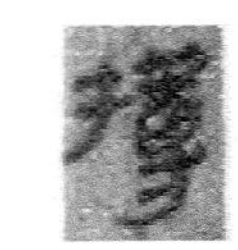	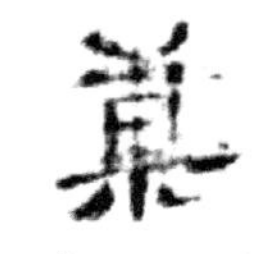	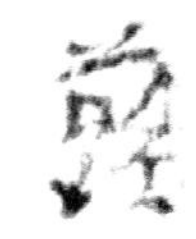	
馬養・110	馬養・122	馬房・5	馬十・5	武・88 乙	武・86 乙	馬五・468

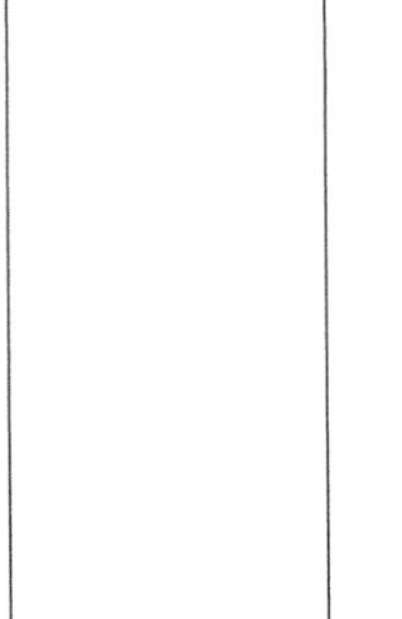

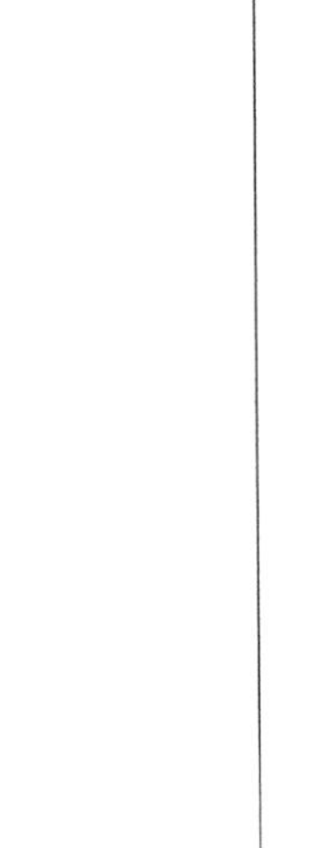

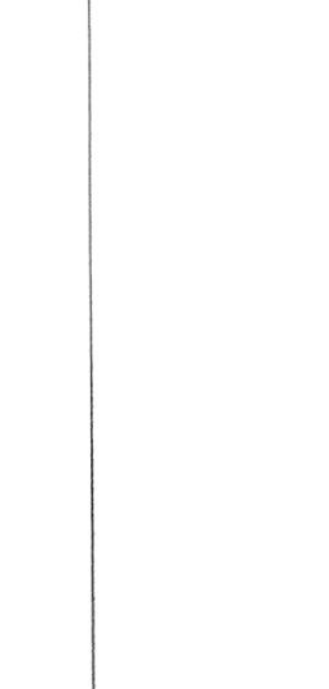

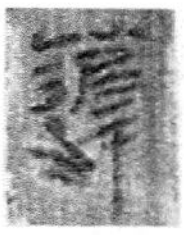

[illegible]	萛	蕁	莫			
		蕁	莫			
馬合・29	紀・13	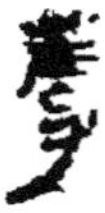 馬五・84	周方・321	武・83乙		
			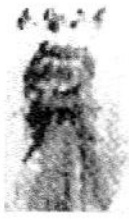 里・8-1290			
			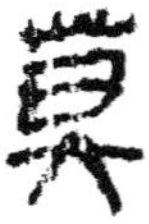 張脈・55			
			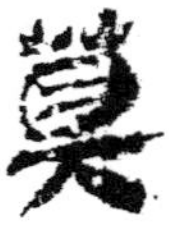 張引・26			
			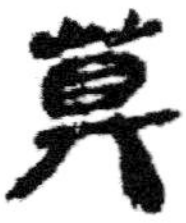 張引・42			
			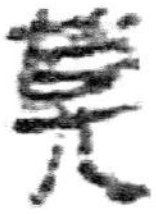 馬五・190			
			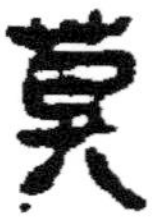 馬養・20			
			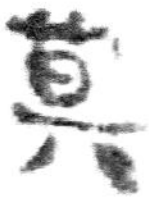 馬十・89			
			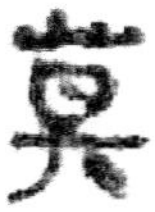 馬十・90			
			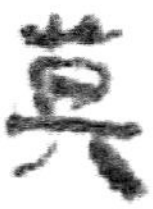 馬十・90			

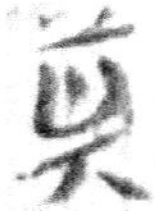

卷二

小

周方・315
張脈・59
張脈・61
馬足・7
馬脈・4
馬五・41
馬五・57
馬五・230
馬五・252
馬五・257

馬五・343
馬養・49
馬養・83
馬養・146
馬房・16
馬房・40

馬禁・9
武・80乙
武・83乙
武・84甲
武・85乙
武・91甲

少

里・8-1363
張脈・9
張脈・43
張脈・47
張脈・61
張引・35
張引・47
張引・53
張引・69
馬足・27

馬足・31
陰甲・25
陰乙・15
馬脈・10
馬五・166
馬養・目
馬養・110
馬養・146
馬房・42
北漢・2600

武・84甲
武・84乙

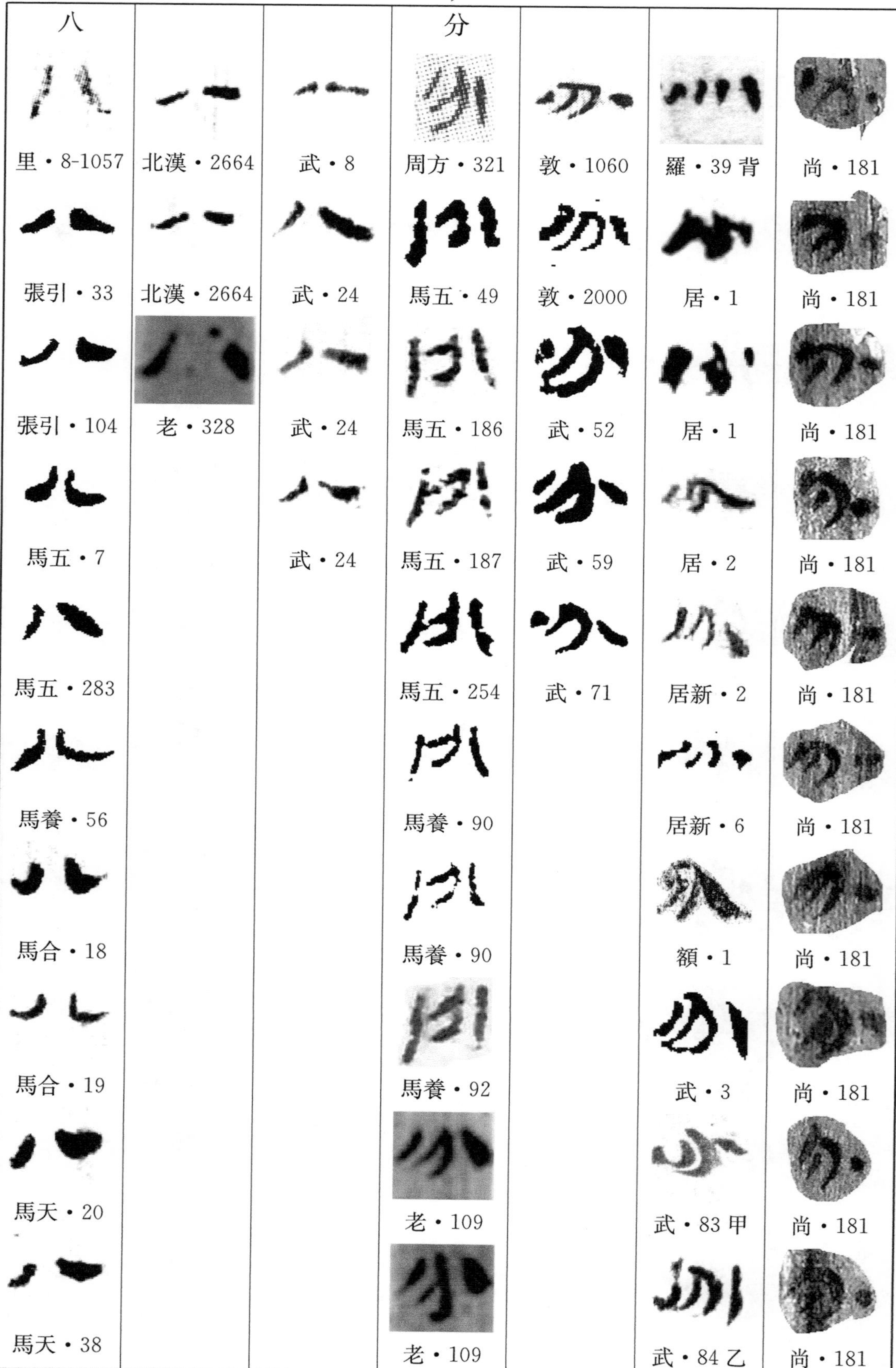

八			分			
里・8-1057	北漢・2664	武・8	周方・321	敦・1060	羅・39 背	尚・181
張引・33	北漢・2664	武・24	馬五・49	敦・2000	居・1	尚・181
張引・104	老・328	武・24	馬五・186	武・52	居・1	尚・181
馬五・7		武・24	馬五・187	武・59	居・2	尚・181
馬五・283			馬五・254	武・71	居新・2	尚・181
馬養・56			馬養・90		居新・6	尚・181
馬合・18			馬養・90		額・1	尚・181
馬合・19			馬養・92		武・3	尚・181
馬天・20			老・109		武・83 甲	尚・181
馬天・38			老・109		武・84 乙	尚・181

曾	尚		公	必		寀
馬五・115	張引・34	武・84 乙	馬胎・4	里・8-1290	馬十・26	審（篆文）
敦・2013	馬十・30		武・83 乙	張脈・53	馬十・45	馬十・43
居・8	馬十・56			張引・7	馬十・46	馬天・8
武・13				張引・35	馬十・50	馬天・39
武・16				張引・104	馬十・56	馬天・39
武・50				馬五・251	馬十・95	
				馬養・16	馬禁・11	
				馬胎・22	馬天・8	
				馬十・5	馬天・33	
				馬十・19	武・90 甲	

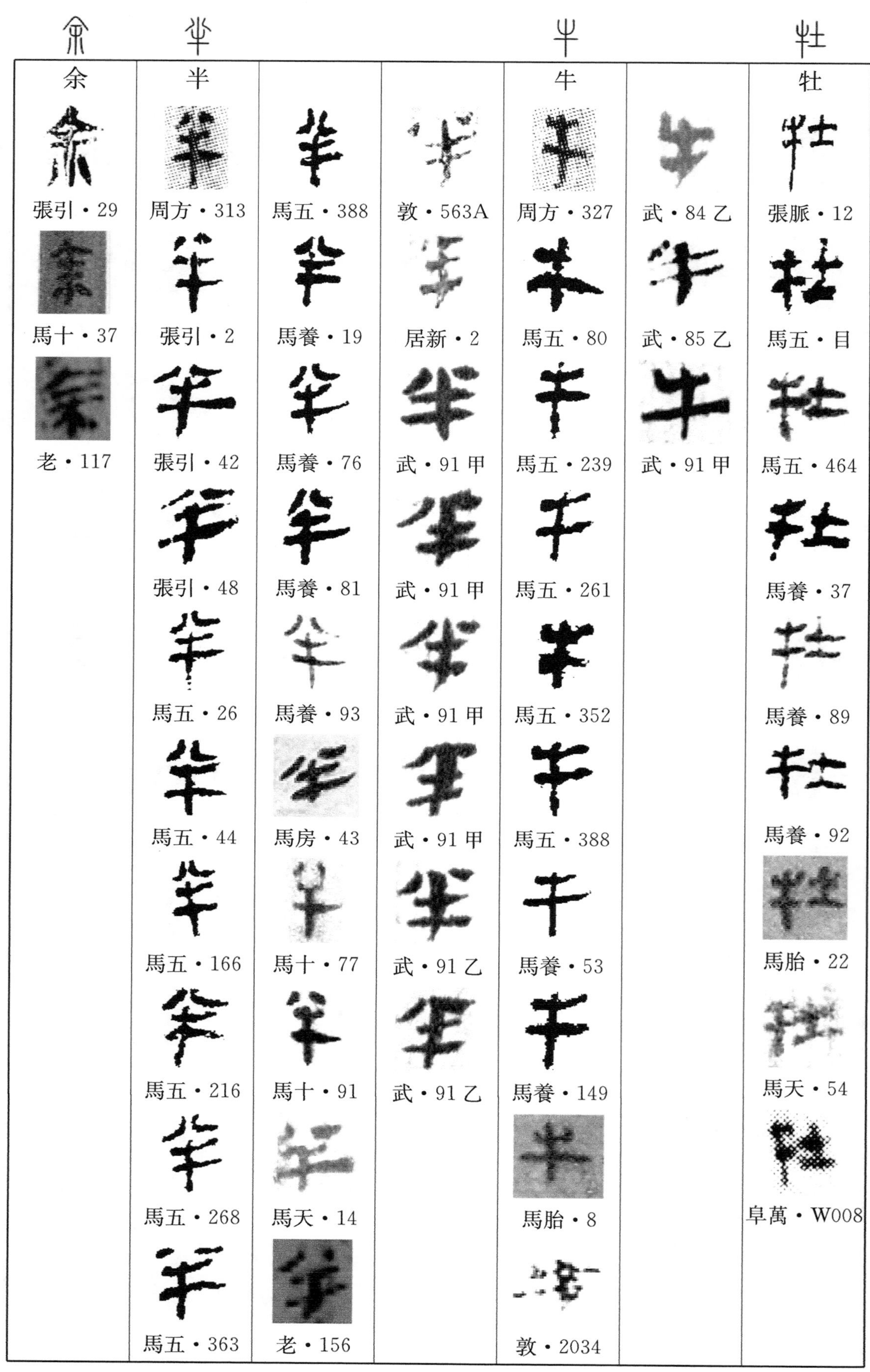

余	半			牛		牡
張引·29	周方·313	馬五·388	敦·563A	周方·327	武·84乙	張脈·12
馬十·37	張引·2	馬養·19	居新·2	馬五·80	武·85乙	馬五·目
老·117	張引·42	馬養·76	武·91甲	馬五·239	武·91甲	馬五·464
	張引·48	馬養·81	武·91甲	馬五·261		馬養·37
	馬五·26	馬養·93	武·91甲	馬五·352		馬養·89
	馬五·44	馬房·43	武·91甲	馬五·388		馬養·92
	馬五·166	馬十·77	武·91乙	馬養·53		馬胎·22
	馬五·216	馬十·91	武·91乙	馬養·149		馬天·54
	馬五·268	馬天·14		馬胎·8		阜萬·W008
	馬五·363	老·156		敦·2034		

	牝	牟	牢	犀	物	
武・11	張脈・12	馬合・3	馬五・287	肩貳・1	里・8-1221	馬房・16
	馬五・目			肩貳・1	北秦・4-261	馬十・72
	馬五・266				張引・94	馬天・23
	馬五・267				馬足・4	北漢・2600
	馬五・464				馬足・8	
	馬五・464				馬足・26	
	馬天・54				馬五・25	
	馬天・54				馬五・175	
					馬養・108	
					馬養・125	

		告	口	喙		喉
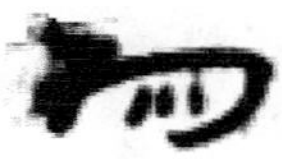 居・1	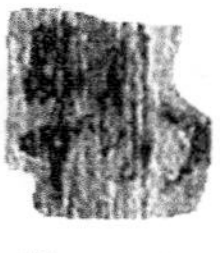 尚・181	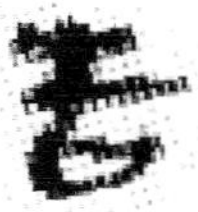 周方・326	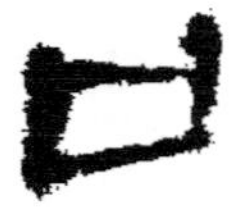 張脈・31	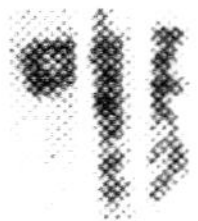 阜萬・W032	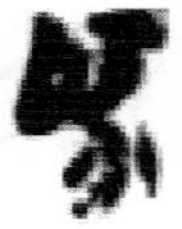 居・1	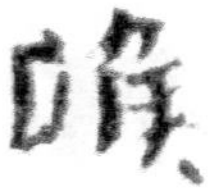 武・1
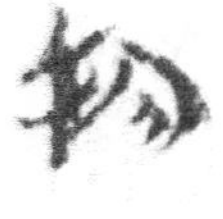 武・4		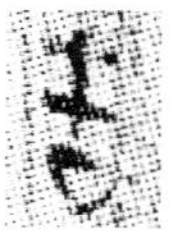 周方・335	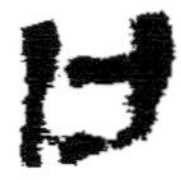 張脈・41	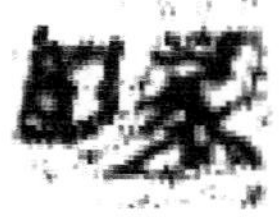 敦・2012	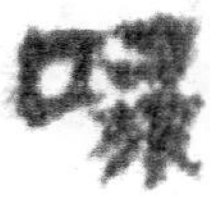 武・42	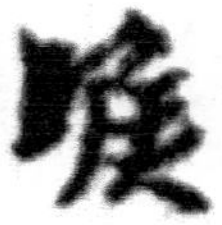 武・63
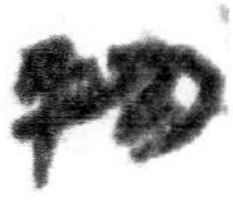 武・13		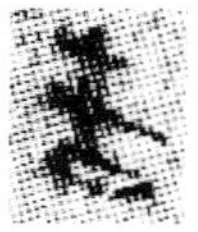 周方・343	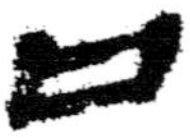 張引・34		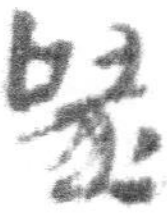 武・79	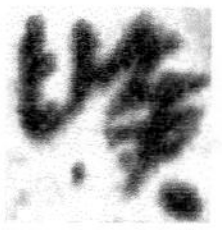 武・79
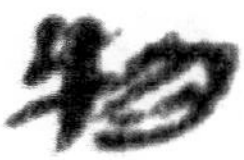 武・29		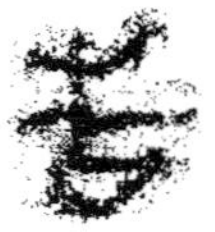 馬養・192	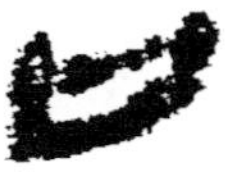 張引・100			睺
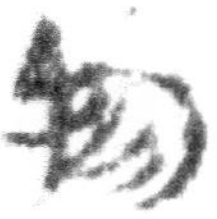 武・47			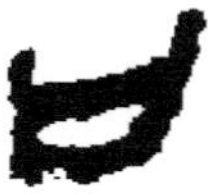 馬足・10			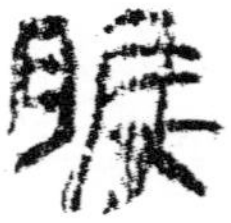 張脈・28
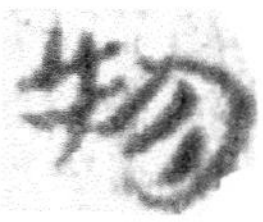 武・80 甲			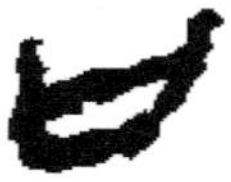 陰甲・19			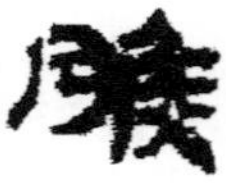 張引・83
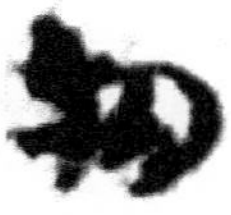 武・81			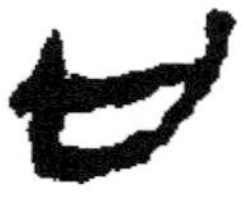 馬五・92			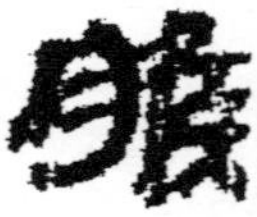 張引・100
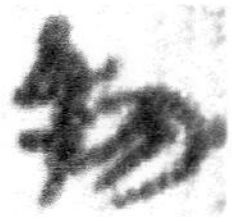 武・84 乙			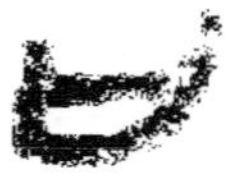 馬養・156			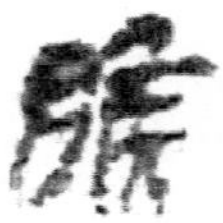 馬五・400
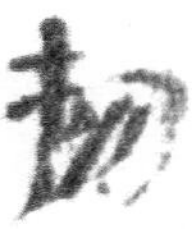 武・88 乙			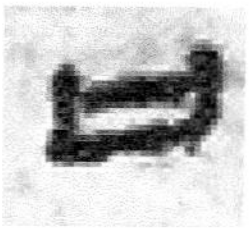 馬房・46			
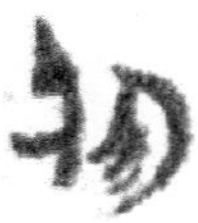 武・89 甲			馬天・9			

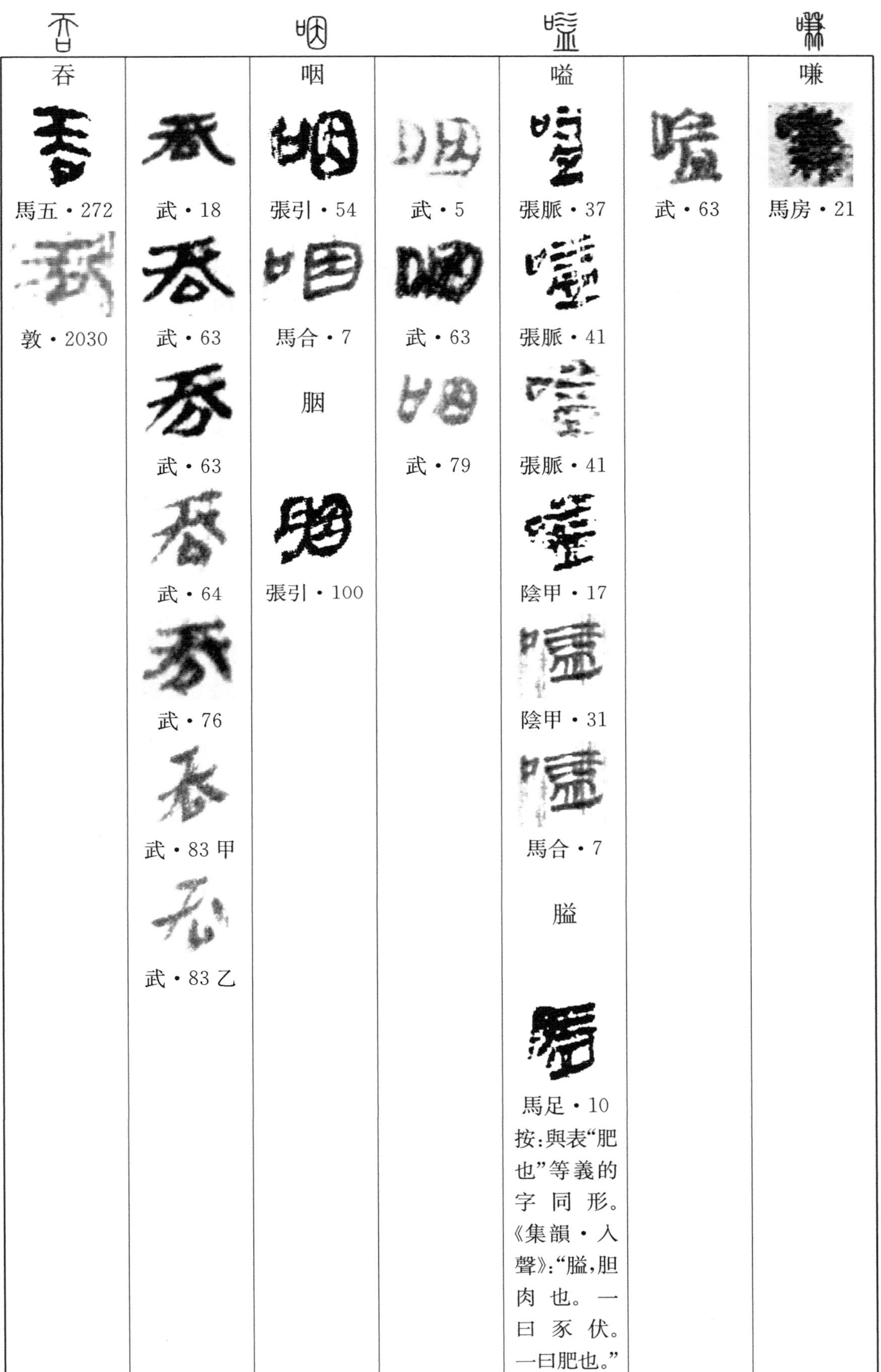

吞

馬五·272

敦·2030

武·18

武·63

武·63

武·64

武·76

武·83 甲

武·83 乙

咽

張引·54

馬合·7

胭

張引·100

武·5

武·63

武·79

嗌

張脈·37

張脈·41

張脈·41

陰甲·17

陰甲·31

馬合·7

膉

馬足·10

按:與表“肥也”等義的字同形。《集韻·入聲》:“膉,胆肉也。一曰豕伏。一曰肥也。”

武·63

嗛

馬房·21

咀	啜	含	味	噫	唾	
馬五・443 馬五・481 馬五・殘	⿰叕卩 馬五・194 ⿱癶口 馬射・7 馬射・8 馬射・8	馬十・63 唅 武・79	馬五・179 馬養・204 馬房・52 馬十・64 馬十・70 馬天・33	陰甲・21	北秦・4-028 北秦・4-028 馬五・52 馬五・55 馬五・391 馬射・12 馬十・50 馬合・7 ⿰垂欠 馬養・87	涶 （或體） 馬五・82 馬五・318 馬五・380 馬五・381 按：與卷十一“涶”同形。《說文・水部》：“涶，河津也。在西河西。”

	喘	呼	吸	吹	唫	名
武・84 乙	陰甲・29	武・19	張引・53	張脈・24	釦	馬五・97
			張引・104	陰甲・10	馬五・45	馬五・115
			張引・108	陰甲・22	按:與卷十四“釦”同形。《説文·金部》:“釦,金飾器口。”	馬五・264
			馬十・35	陰乙・11		馬養・146
						馬養・146
						馬射・12
						馬射・13
						馬十・44
						馬天・43
						北漢・2978

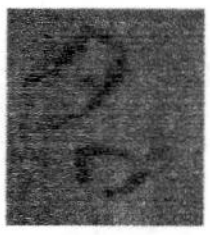

	吾		君		命	問
馬禁·6	馬五·103	武·83 甲	周方·326	武·83 乙	馬十·78	馬五·97
武·20	馬五·217		張脈·55		馬天·56	馬養·217
武·21	馬十·60		馬胎·4			馬胎·1
武·84 甲	馬合·26		馬十·24			馬十·8
武·84 乙	馬天·7		馬十·26			馬十·48
武·85 乙	馬天·9		馬天·2			馬十·66
	武·76		馬天·16			馬十·74
	武·80 甲		敦·2013			馬十·94
			武·85 甲			馬天·1

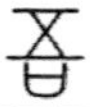

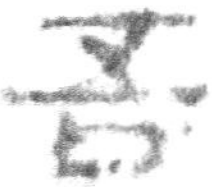

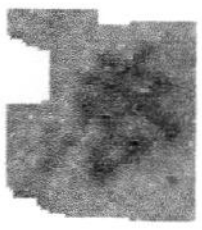

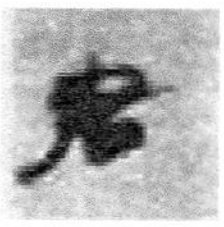

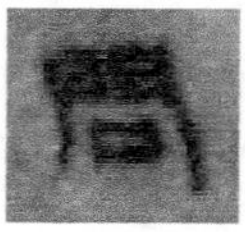

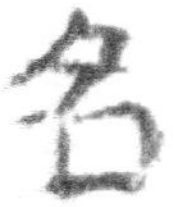

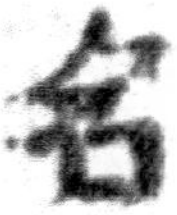

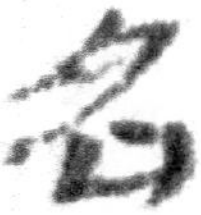

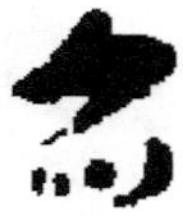

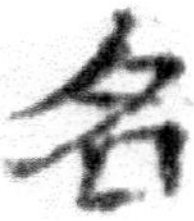

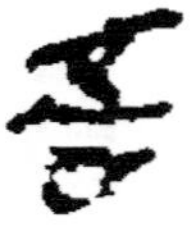

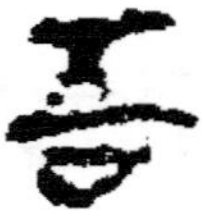

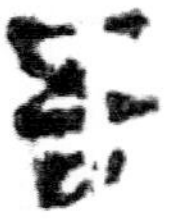

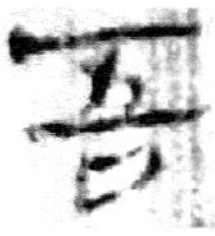

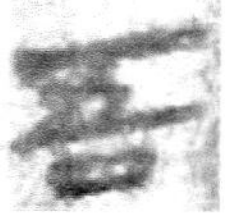

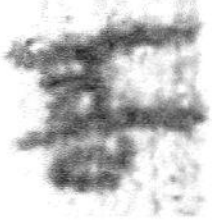

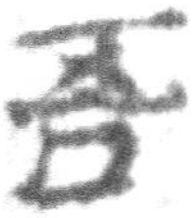

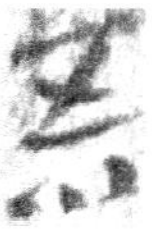

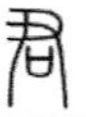

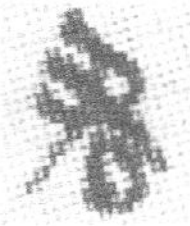

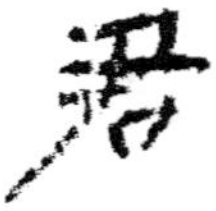

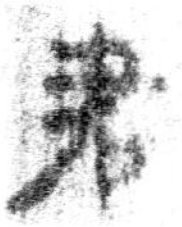

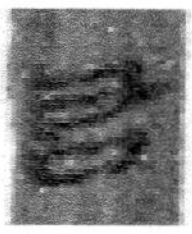

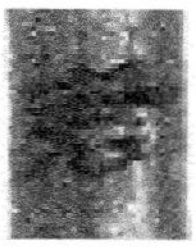

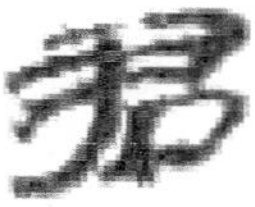

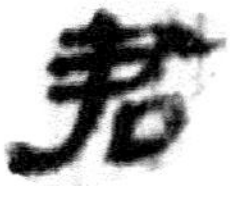

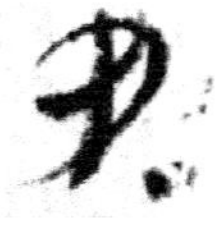

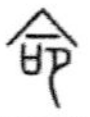

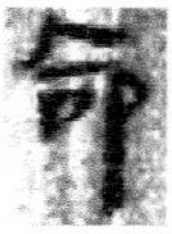

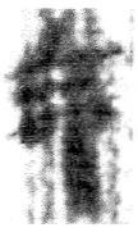

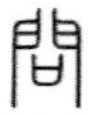

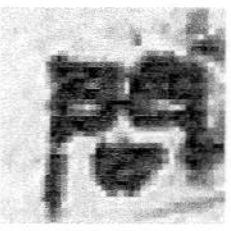

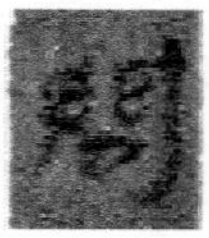

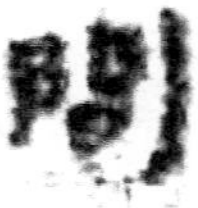

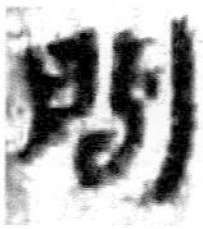

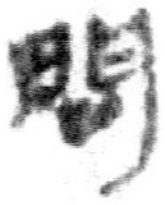

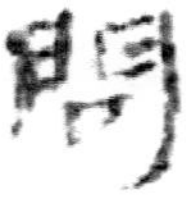

唯	咊 和			嘑	台	咸
馬候・1		馬去・2	武・4	周方・330	張引・33	周方・337
馬房・殘	里・8-1221	馬養・2	武・52	周方・376	馬養・206	馬養・殘
馬十・10	張引・103	馬養・64	武・81	張引・74	馬天・52	
馬十・27	張引・111	馬養・127	武・83 甲	馬五・103		
馬十・78	馬五・25	馬胎・8	武・84 乙	馬五・223		
	馬五・48	馬十・100	武・87 乙			
	馬五・229	馬天・23	尚・181			
	馬五・321	敦・2012				
	馬五・371	敦・2034				
	馬五・384	居・10				

周

張引·99
馬五·53
馬五·268
馬養·191
馬養·192
馬十·81
馬合·2
馬天·22
馬天·23

吉

馬養·206

啻

馬五·390
馬五·391

馬禁·3
武·78

右

張脈·8
張脈·9
張脈·9
張引·10
張引·26
張引·27
張引·28
張引·36
張引·36
張引·45

張引·46
張引·46
張引·47
張引·56
張引·57
張引·59
張引·69
張引·70
張引·80
張引·81

張引·88
張引·88
張引·92
張引·93
張引·95
張引·96
馬五·391
馬五·461
馬合·17
馬天·35

吟	呻	吁	唇	噴	吐	唐
武・4 按:此處用作“含”的異體字。	馬胎・6	馬五・223	馬候・2	馬五・53	馬十・50	張脈・8
	馬胎・21			馬五・53		張脈・35
						陰甲・22
						陰乙・11

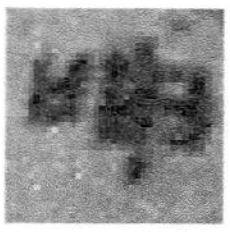

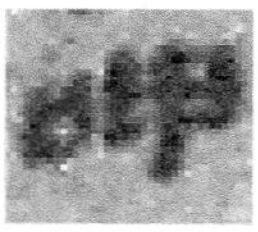

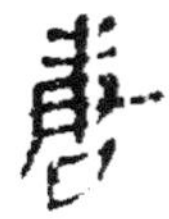

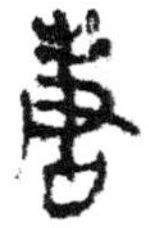

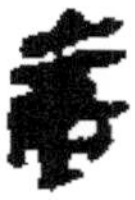

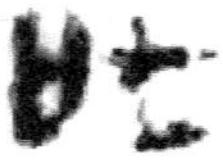

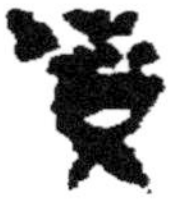

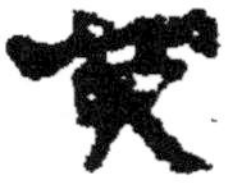

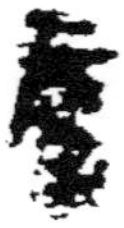

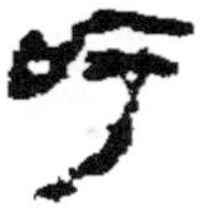

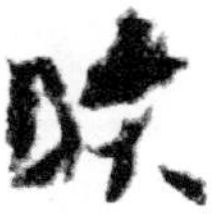

喝	各				哀	咼
						喎
馬合・9	里・8-1057	馬養・125	老・109	武・3	馬天・1	
	里・8-1221	馬養・127	肩貳・1	武・4	馬天・39	張脈・32
	周方・377	馬養・149	敦・1177	武・42		
	張引・11	馬養・164	敦・1060	武・42		
	馬五・1	馬養・173	敦・2000	武・46		
	馬五・23	馬房・22		武・56		
	馬五・452	馬房・22		武・77		
	馬養・19	北漢・2600		武・79		
	馬養・100	北漢・2600		武・79		
	馬養・113	北漢・2600		武・85乙		

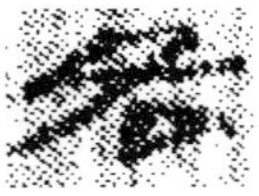

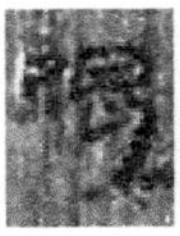

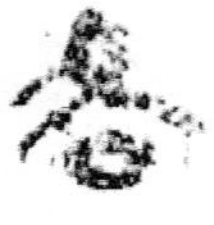

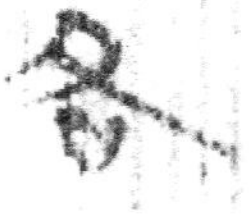

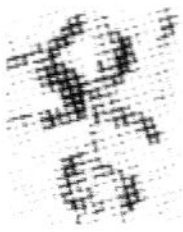

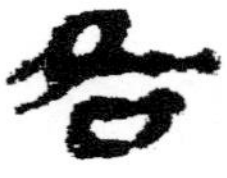

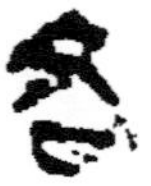

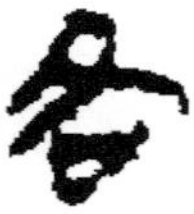

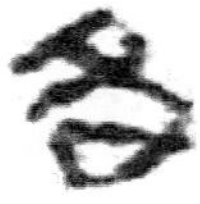

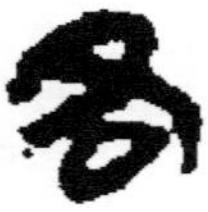

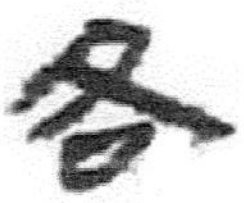

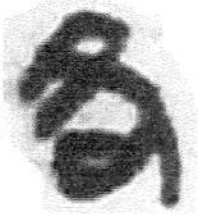

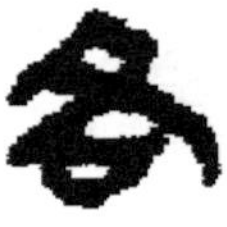

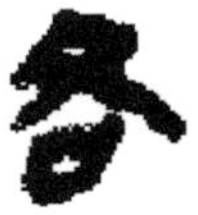

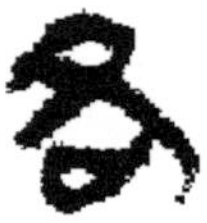

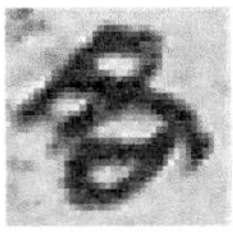

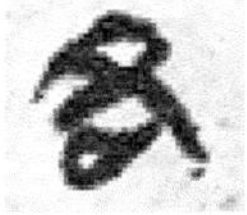

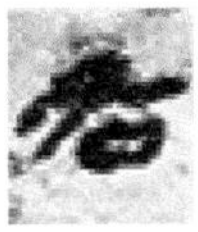

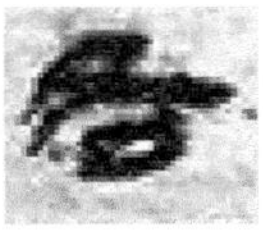

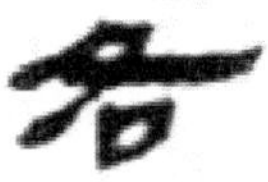

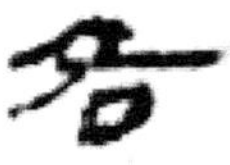

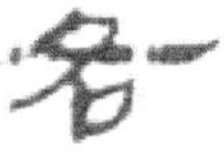

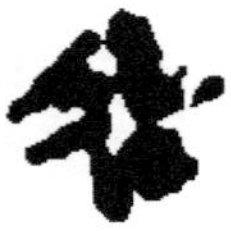

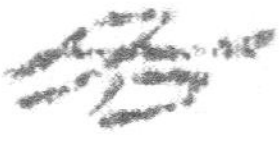

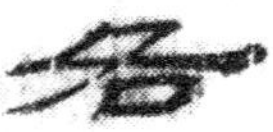

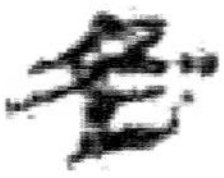

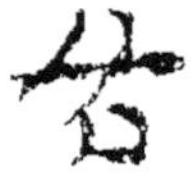

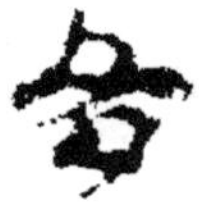

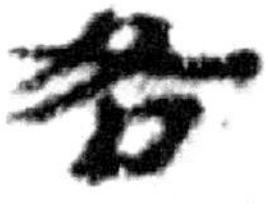

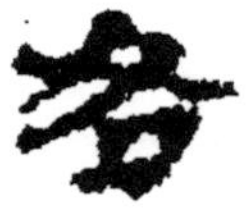

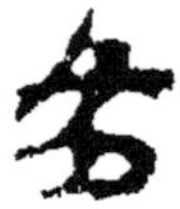

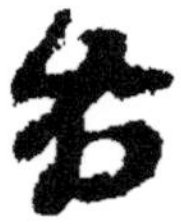

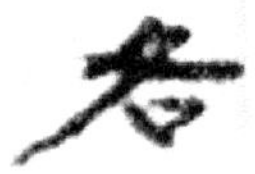

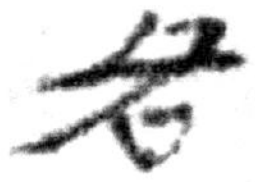

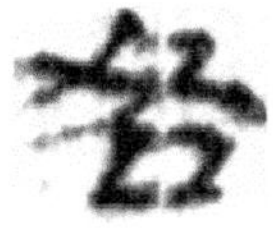

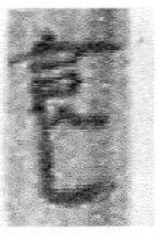

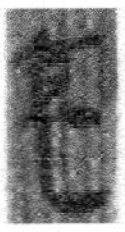

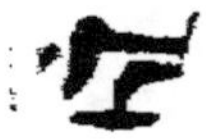

單	卬	咪	嘬	呴	吹	⿱氏口
單			⿱最口		⿱欠口	昏
周方・313	馬天・23	馬十・38		馬合・5		馬養・203
陰乙・13			馬合・16	馬合・5	馬五・91	
陰乙・17					馬五・96	

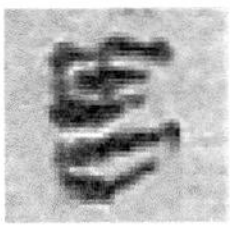

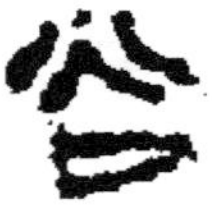

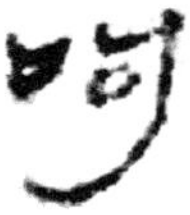

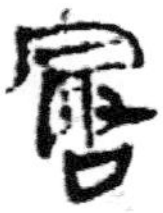

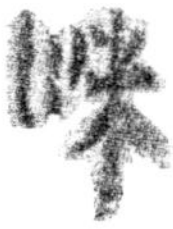

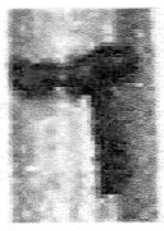

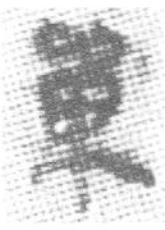

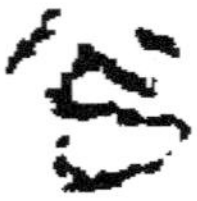

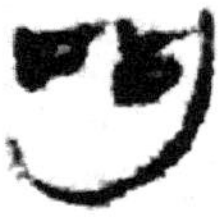

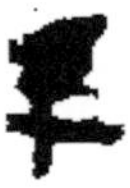

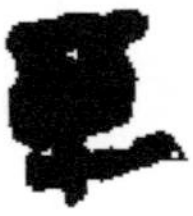

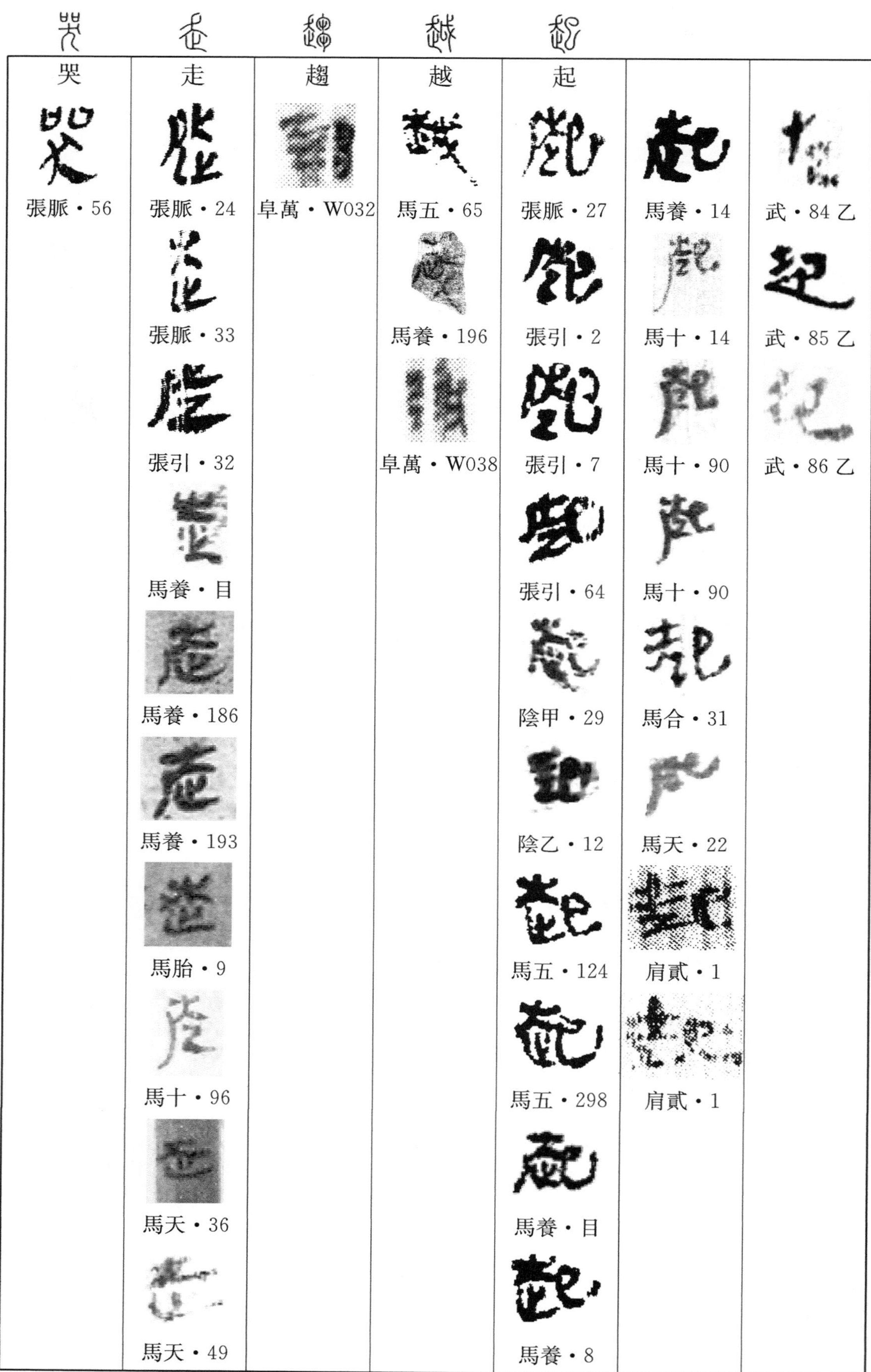

哭	走	趨	越	起		
張脈・56	張脈・24	阜萬・W032	馬五・65	張脈・27	馬養・14	武・84乙
	張脈・33		馬養・196	張引・2	馬十・14	武・85乙
	張引・32		阜萬・W038	張引・7	馬十・90	武・86乙
	馬養・目			張引・64	馬十・90	
	馬養・186			陰甲・29	馬合・31	
	馬養・193			陰乙・12	馬天・22	
	馬胎・9			馬五・124	肩貳・1	
	馬十・96			馬五・298	肩貳・1	
	馬天・36			馬養・目		
	馬天・49			馬養・8		

趼	止		歱	歸		疌
馬五・211	周方・330	敦・2012	⿰止童	周方・333	敦・563A	馬十・63
	張引・2	武・13	馬天・11		武・11	
	張引・4	武・31	馬天・11		武・87 甲	
	馬五・131	武・65	馬天・12		尚・181	
	馬五・136		馬天・12			
	馬五・206		馬天・12			
	馬五・233		馬天・12			
	馬養・193		馬天・33			
	馬房・7		馬天・36			
	馬十・91		馬天・38			

登	步		歲		此	
馬養・212	周方・326	馬五・208	里・8-1040	武・3	張脈・18	馬足・8
馬導・27	周方・326	馬五・223	馬五・126	武・22	張脈・20	馬足・12
馬十・57	周方・340	馬五・223	馬五・129	武・23	張脈・24	馬足・20
阜萬・W035	周方・343	馬五・452	馬五・178	武・23	張脈・46	馬足・26
	張脈・43	馬養・190	馬五・369	武・23	張脈・56	馬足・30
	張引・33	馬養・196	馬養・123	武・24	張脈・64	陰甲・6
	張引・40		馬十・25	武・24	張引・1	陰甲・37
	張引・101		馬十・77	武・24	張引・33	馬脈・10
	馬五・97		肩壹・3	武・25	張引・112	馬五・126
	馬五・106			武・25	馬足・4	馬五・131

正　是

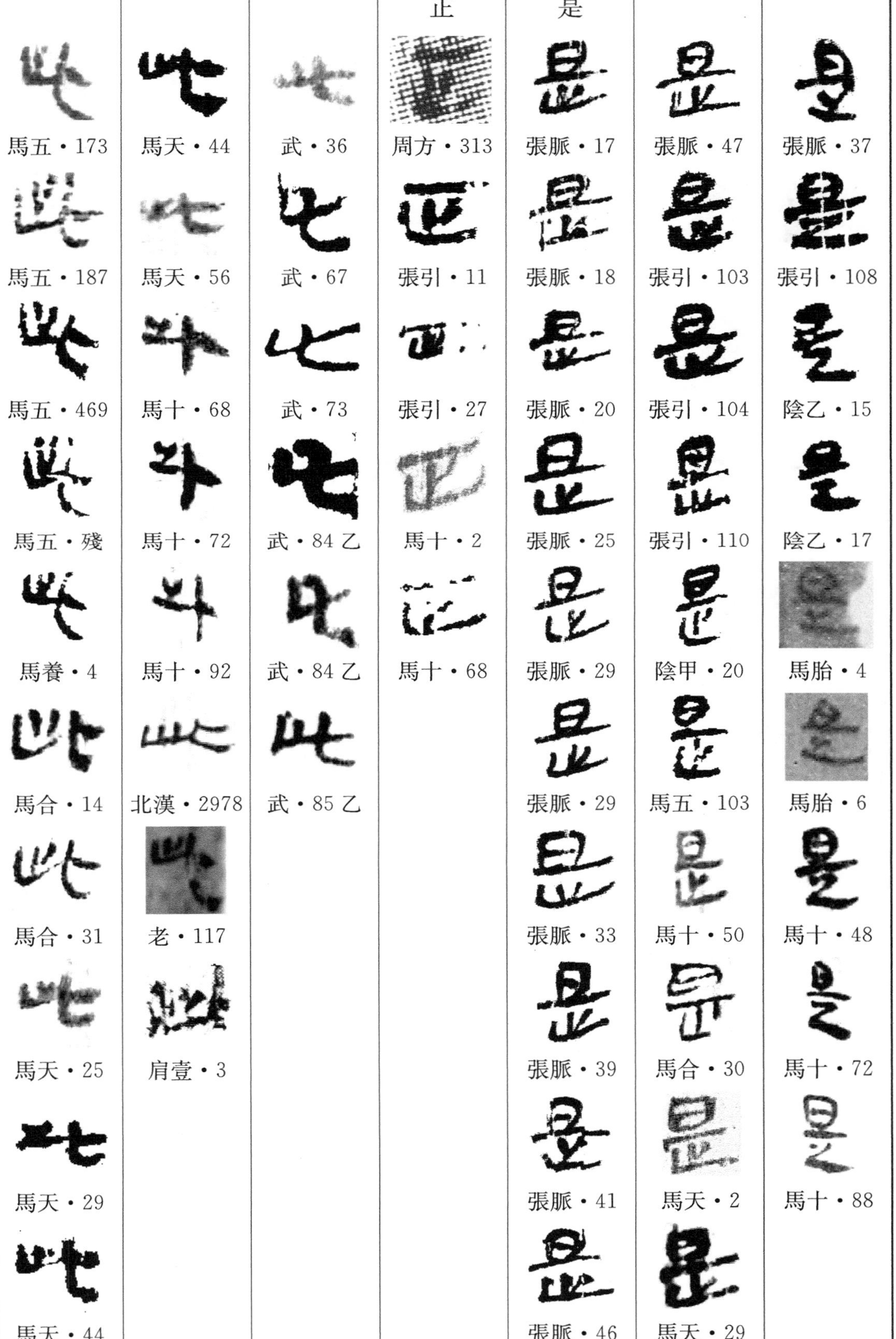

馬五・173　馬五・187　馬五・469　馬五・殘　馬養・4　馬合・14　馬合・31　馬天・25　馬天・29　馬天・44

馬天・44　馬天・56　馬十・68　馬十・72　馬十・92　北漢・2978　老・117　肩壹・3

武・36　武・67　武・73　武・84乙　武・84乙　武・85乙

正

周方・313　張引・11　張引・27　馬十・2　馬十・68

是

張脈・17　張脈・18　張脈・20　張脈・25　張脈・29　張脈・29　張脈・33　張脈・39　張脈・41　張脈・46

張脈・47　張引・103　張引・104　張引・110　陰甲・20　馬五・103　馬十・50　馬合・30　馬天・2　馬天・29

張脈・37　張引・108　陰乙・15　陰乙・17　馬胎・4　馬胎・6　馬十・48　馬十・72　馬十・88

迹	辻	随		適	過	
跡	徒	馬胎・22	武・25	馬五・31	張脈・50	馬十・5
張引・102	馬五・267	遀	武・86乙	馬五・33	張脈・57	馬合・22
	馬射・5	馬天・5		馬五・176	張脈・65	馬天・41
	馬十・85			馬五・303	馬足・21	
	馬十・86			馬五・343	馬足・22	
				馬五・344	馬脈・5	
				馬五・348	馬候・2	
					馬五・190	
					馬五・302	
					馬房・35	

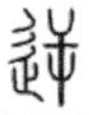

（續）	進	造	逾	還	速	逆
武・14	張引・10	羅・49正	武・80乙	張脈・59	遬（籀文）	張引・2
武・25	馬去・1	武・75		張引・104	馬養・殘	馬五・94
	馬養・217			馬脈・5		敦・2012
	馬養・218					武・27
	馬十・98					

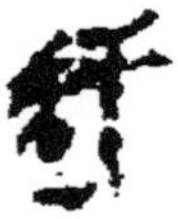

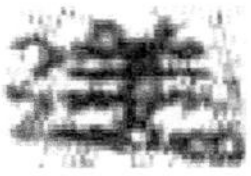

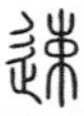

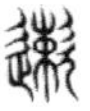

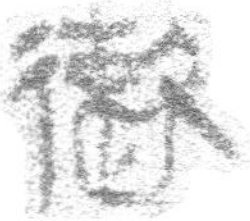

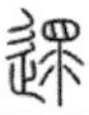

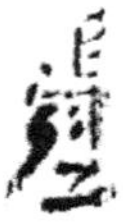

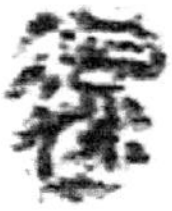

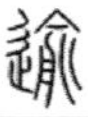

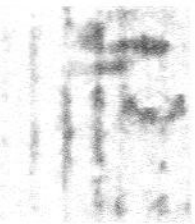

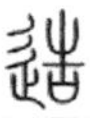

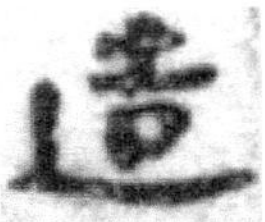

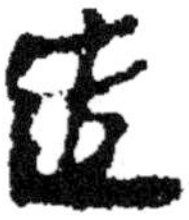

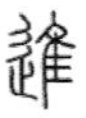

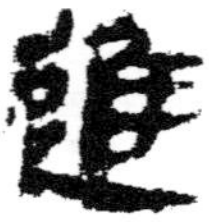

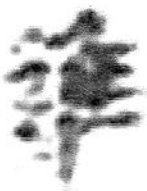

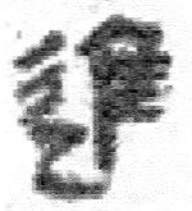

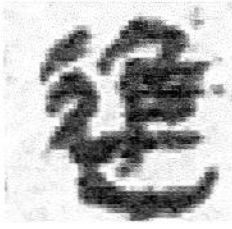

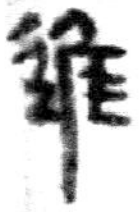

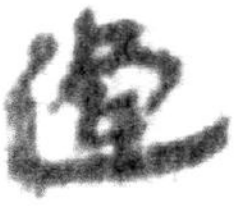

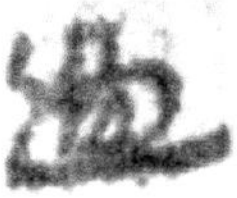

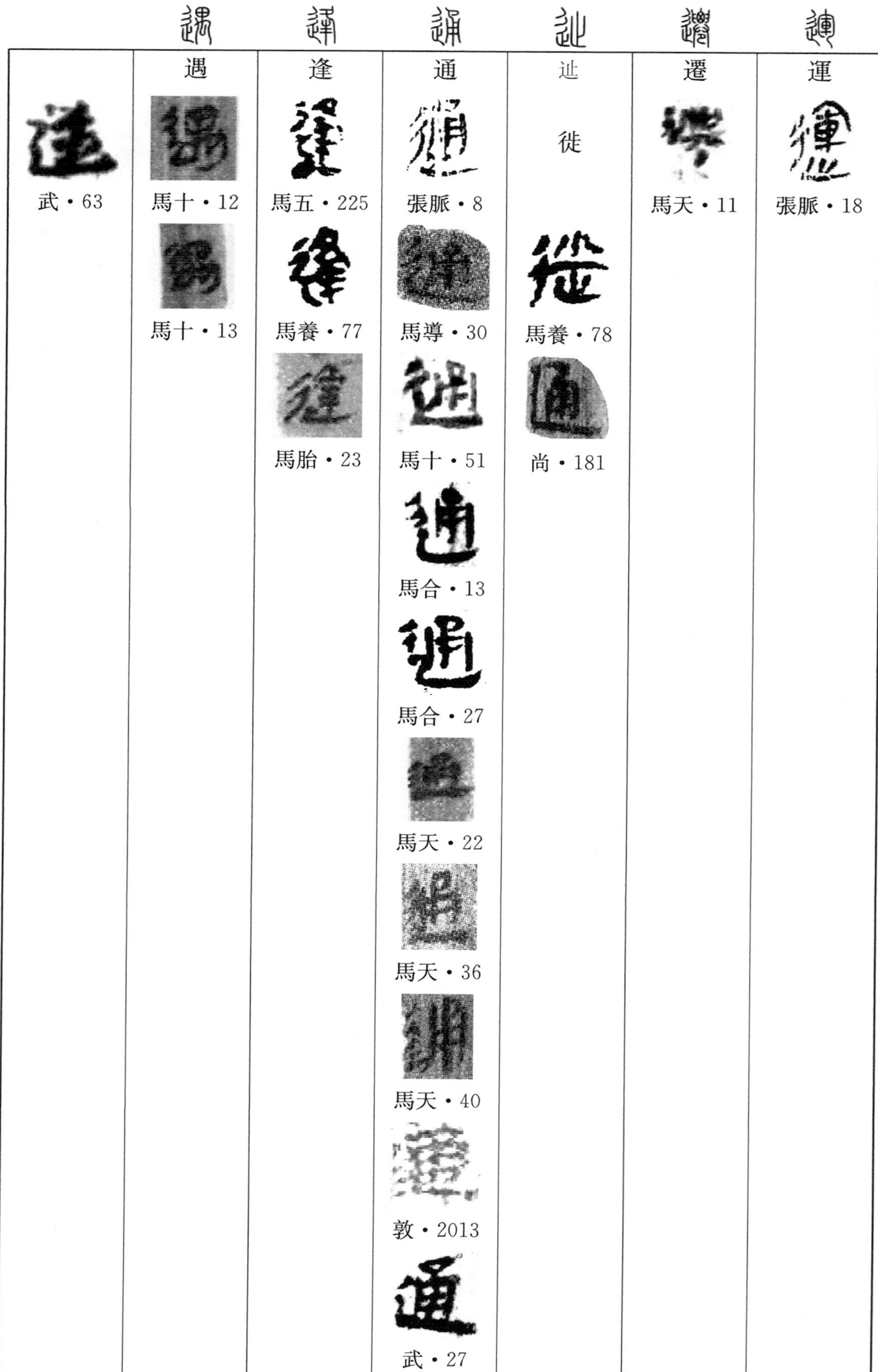

	遇	逢	通	辿	遷	運
武・63	馬十・12	馬五・225	張脈・8	徙	馬天・11	張脈・18
	馬十・13	馬養・77	馬導・30	馬養・78		
		馬胎・23	馬十・51	尚・181		
			馬合・13			
			馬合・27			
			馬天・22			
			馬天・36			
			馬天・40			
			敦・2013			
			武・27			

還	選	送	遲	避	達	連
馬五・101	馬養・90	馬十・13	馬五・485	馬養・200	張引・111	馬十・89
			馬天・55	馬房・40		北漢・2600
				馬天・5		

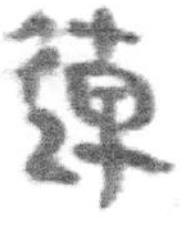

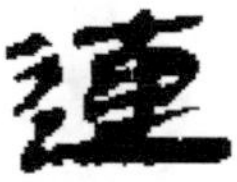

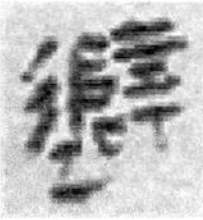

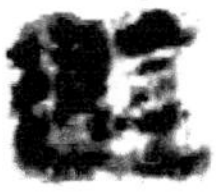

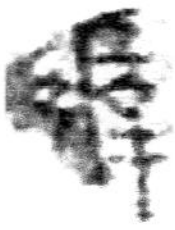

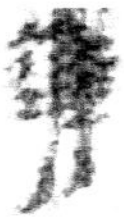

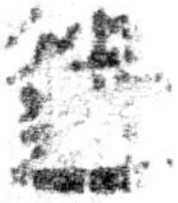

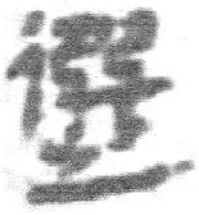

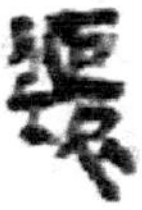

	逋	遺		遂	逐	近
武・82甲	馬五・465	馬養・77	武・60	馬十・6	武・43	馬五・28
武・91乙		馬胎・22		馬合・9	武・68	馬養・6
				武・6	武・70	馬養・65
						馬養・70
						馬十・100
						老・201

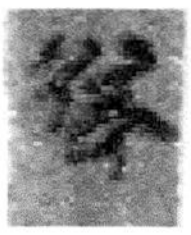

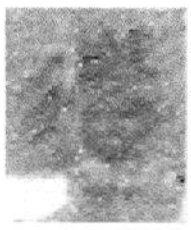

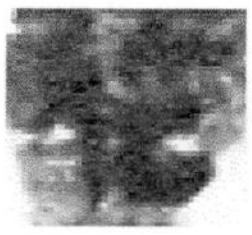

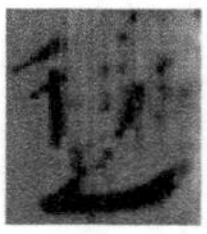

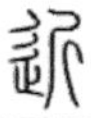

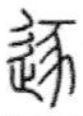

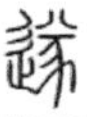

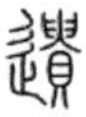

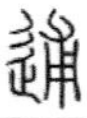

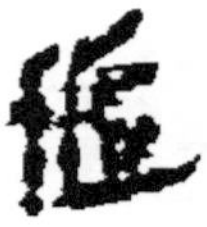

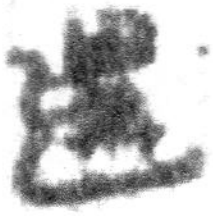

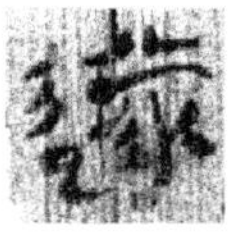

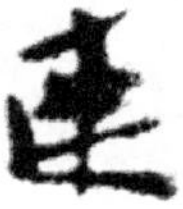

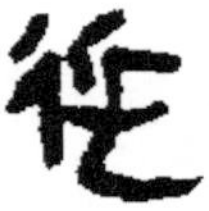

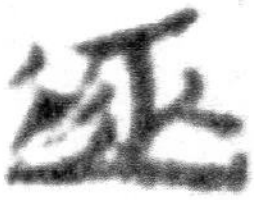

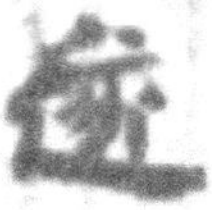

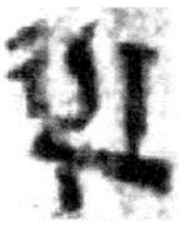

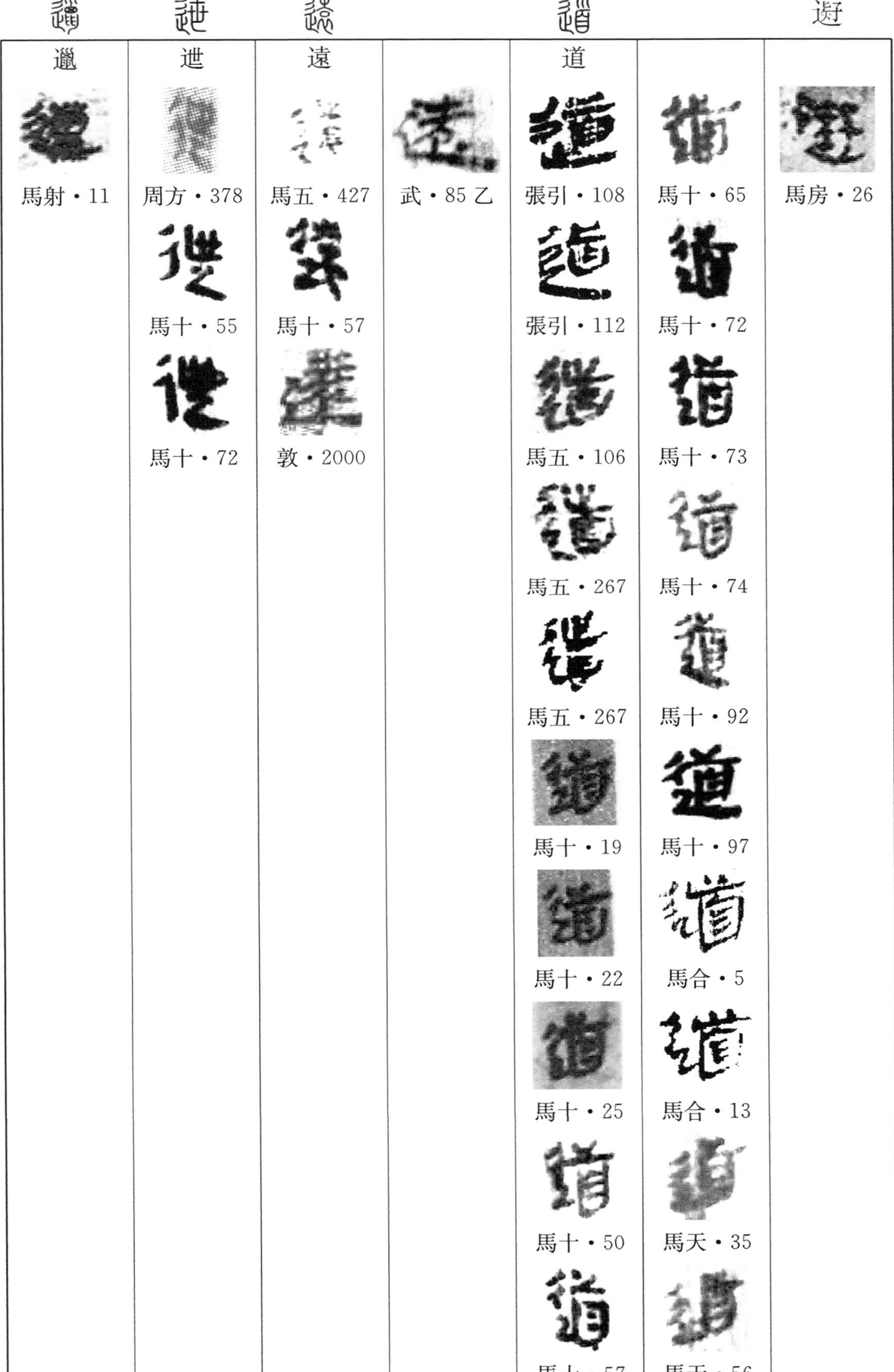

邋	迣	遠		道		遻
馬射・11	周方・378	馬五・427	武・85乙	張引・108	馬十・65	馬房・26
	馬十・55	馬十・57		張引・112	馬十・72	
	馬十・72	敦・2000		馬五・106	馬十・73	
				馬五・267	馬十・74	
				馬五・267	馬十・92	
				馬十・19	馬十・97	
				馬十・22	馬合・5	
				馬十・25	馬合・13	
				馬十・50	馬天・35	
				馬十・57	馬天・56	

德	徑	復				往
馬五・96	馬養・114	里・8-1040	馬五・190	馬十・88	武・48	馬五・106
		周方・329	馬五・199	馬合・30	武・59	馬十・47
		周方・334	馬五・260	馬合・30	武・60	馬天・7
		張引・27	馬五・439	馬天・16	武・68	馬天・9
		張引・64	馬去・1	敦・2013	武・84 乙	
		張引・64	馬養・49	武・21	武・86 乙	
		張引・71	馬養・110			
		張引・101	馬養・殘			
		張引・104	馬房・44			
		馬五・70	馬十・73			

彼	徹	循	微	徐	復	後
周方・319	馬十・32	張引・90	馬十・16	張脈・57	馬去・1	里・8-1329
陰甲・20		張引・99	馬十・35	張引・73	退（古文）	張脈・27
馬養・192		馬足・13	馬禁・7	馬五・98	張引・10	張引・2
馬養・207		馬足・19	馬天・33	馬合・5	馬養・218	張引・15
馬天・8		馬足・25	馬天・44	馬合・6	馬十・5	張引・18
馬天・12		馬足・27	馬天・44	馬合・6		張引・18
馬天・52		馬足・29		馬合・7		張引・46
		馬足・31		馬天・43		張引・88
		馬足・33		馬天・43		張引・96
		馬十・50		馬天・43		馬五・27

		得			御	
馬五・105	肩貳・2	張脈・7	馬十・100	武・49	馬合・3	馬十・35
馬五・261	武・48	張引・103	馬合・4	武・61		
馬五・261	武・88 乙	張引・104	馬禁・10	武・67		
馬養・15		張引・107	馬禁・11			
馬養・105		張引・109	馬天・55			
		陰甲・21	武・31			
		馬五・453	武・85 甲			
		馬胎・30				
		馬十・8				
		馬十・15				

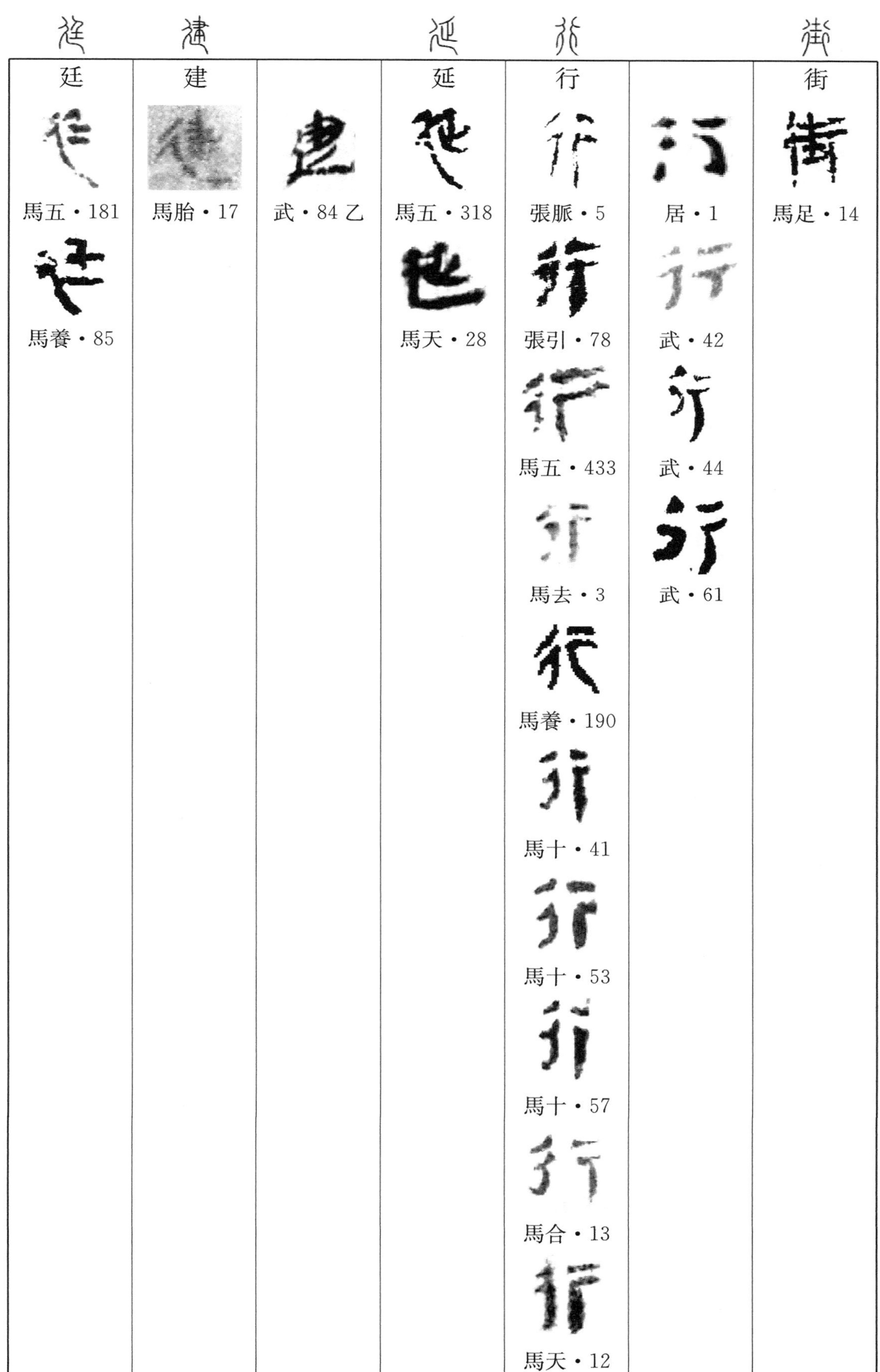

廷	建		延	行		街
馬五・181	馬胎・17	武・84乙	馬五・318	張脈・5	居・1	馬足・14
馬養・85			馬天・28	張引・78	武・42	
				馬五・433	武・44	
				馬去・3	武・61	
				馬養・190		
				馬十・41		
				馬十・53		
				馬十・57		
				馬合・13		
				馬天・12		

衛	齒	齡	齦	齕	齧	牙
張脈・17	周方・326	馬天・39	張脈・51	張脈・3	張引・18	馬五・399
馬五・220	周方・332				馬五・55	陰乙・11
	張脈・3				馬五・56	陰乙・16
	張引・2				馬五・57	
	陰甲・18				馬五・64	
	陰乙・9				馬五・134	
	馬五・417				馬五・135	
	馬胎・11				馬合・25	
	馬天・48				⿸厂齧	
	武・64				馬養・204	

𤘍	足				踝	腂
齲（或體）	里・8-1243	張引・45	陰乙・14	肩貳・1	張脈・12	
周方・326	周方・337	張引・45	馬五・28	武・23	張脈・19	陰甲・24
周方・326	張脈・12	張引・46	馬五・228	武・68	張脈・22	陰甲・28
周方・330	張脈・20	張引・70	馬養・80	武・81	張脈・26	按：與表“紅腫”等義的字同形。《集韻・上聲》：“腂，藥艸名，生山谷中，益氣延年。”《集韻・去聲》：“腂，腫赤也。”
周方・332	張脈・22	張引・84	馬合・31	武・84 甲	張引・43	
張引・98	張脈・57	張引・92	張引・16		張引・43	
	張脈・57	張引・93	張引・52		馬足・5	
	張引・12	馬足・15	張引・67		陰甲・5	
	張引・28	馬足・34	陰乙・4		陰甲・8	
	張引・40	陰甲・6	敦・2013		馬五・殘	

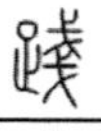

践	蹢	蹶	跳	䟴	蹇	䠅
周方・337	張引・102	張引・41	陰甲・13	陰乙・1	馬十・6	阜萬・W017
張引・49		蹷	老・196			
張引・67		張脈・18				
張引・72		張脈・25				
馬五・444		張引・106				
馬養・71		陰甲・37				
		⿸疒蹷				
		張脈・46				
		張引・59				
		陰甲・12				

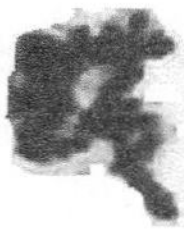

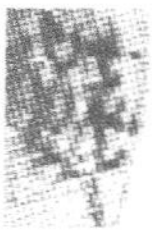

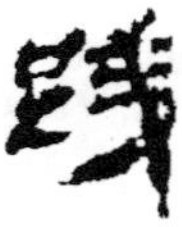

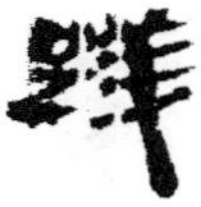

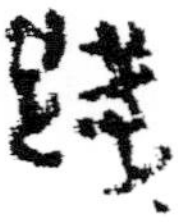

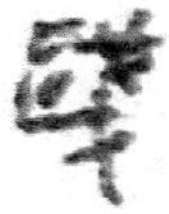

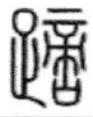

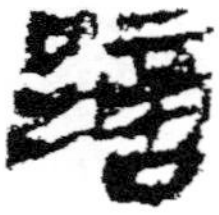

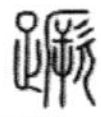

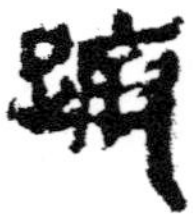

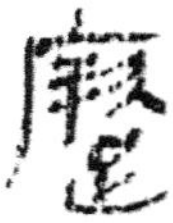

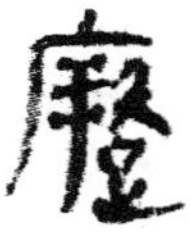

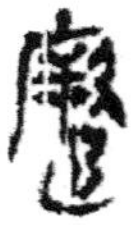

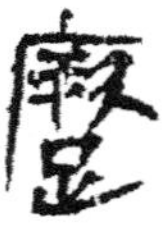

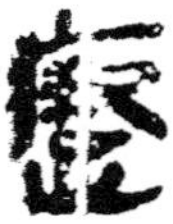

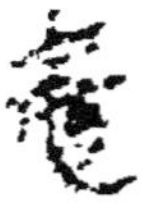

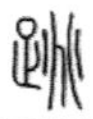

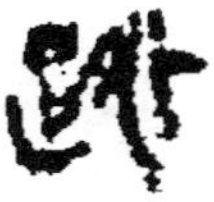

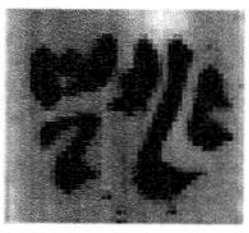

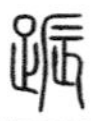

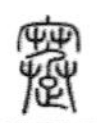

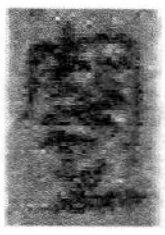

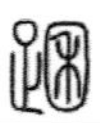

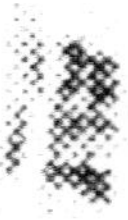

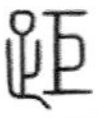

距	路	跗	踱	䟓	躁	踵
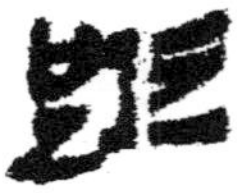 張引・72	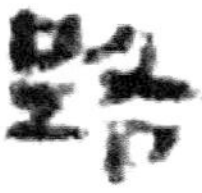 馬十・97	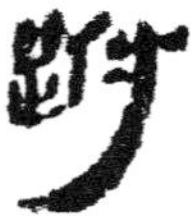 張引・12	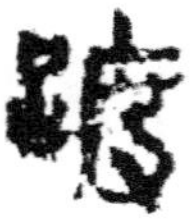 張引・36	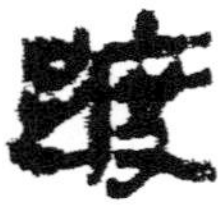 張引・7	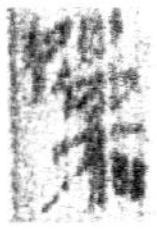 馬天・46	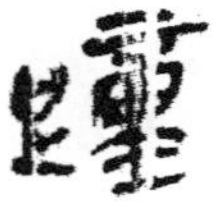 張脈・18
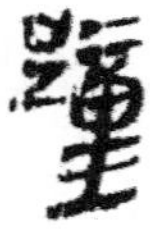 張引・99			張引・36			張引・9
馬十・3						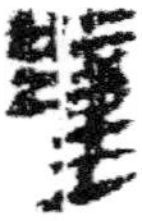 張引・14
馬合・21						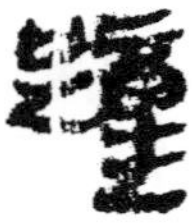 張引・37
						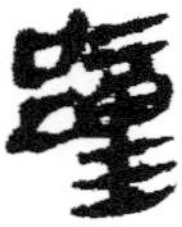 張引・51
						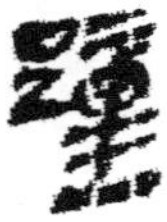 張引・99
						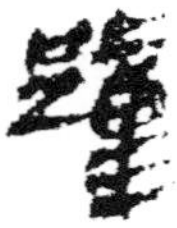 張引・102
						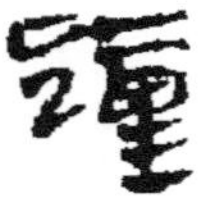 馬合・19
						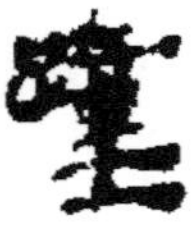 馬天・42

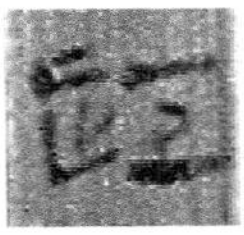

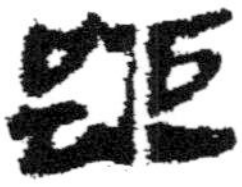

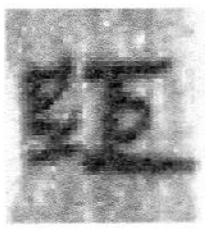

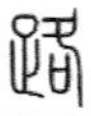

跕	枭 桌	扁 扁				
肩貳・1	馬五・殘	周方・321				
肩貳・1		張脈・38				
		馬足・21				
		馬候・4				
		馬五・46				
		馬五・445				
		武・26				

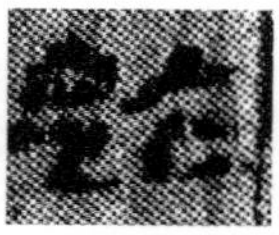

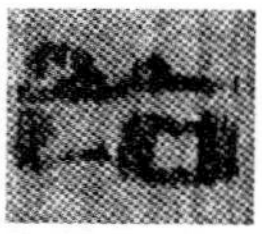

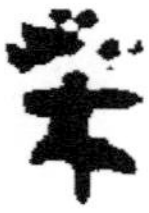

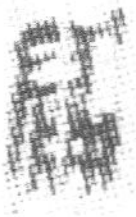

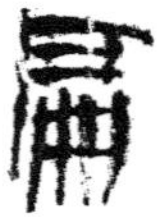

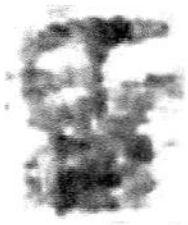

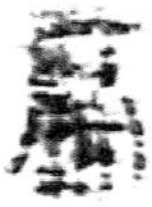

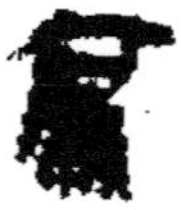

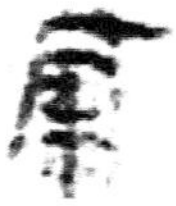

卷三

干	舓	舌		器	囂
馬去·5	吔	張脈·39	武·58	馬五·266	馬五·25
馬養·殘	馬五·80	張脈·40		馬五·340	
		張脈·52		馬五·361	
		馬候·3		馬養·4	
		馬五·152		馬養·161	
		馬合·6		馬養·殘	
				武·16	

商	句	拘	笱	鉤	古	十
馬五・287	張引・45	張引・32	馬十・89	張引・16	武・84乙	里・8-1057
	張引・57		笥	張引・76		周方・309
	張引・58		周方・326	馬養・17		張脈・26
	張引・59		周方・332			張脈・50
	馬合・19		周方・376			張引・47
	馬合・19					張引・50
	馬合・21					張引・91
	馬合・22					馬足・21
	馬天・55					陰甲・8
						馬五・453

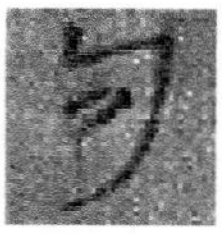

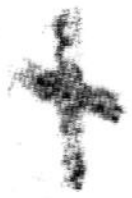

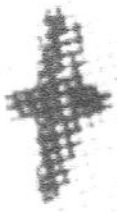

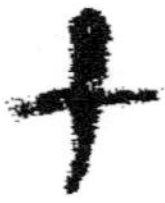

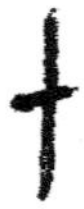

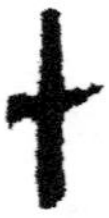

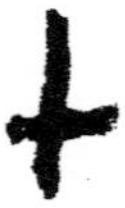

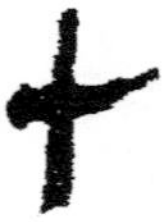

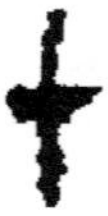

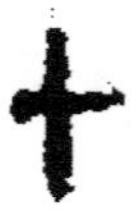

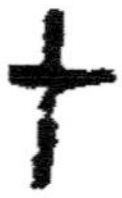

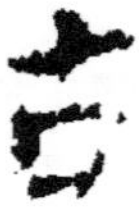

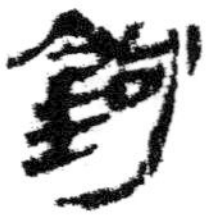

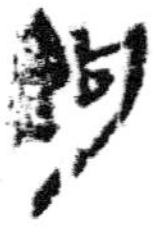

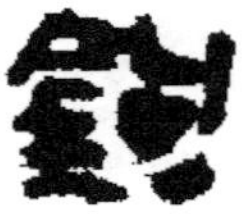

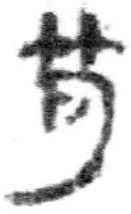

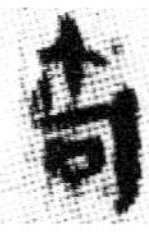

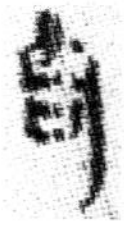

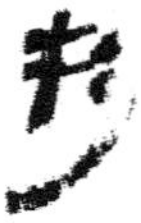

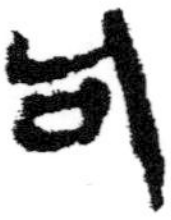

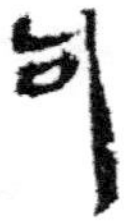

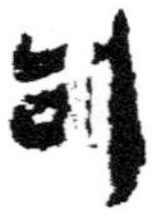

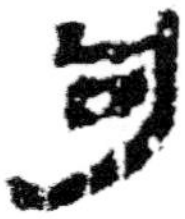

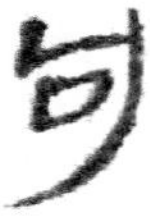

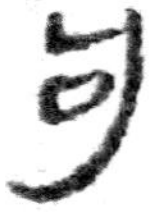

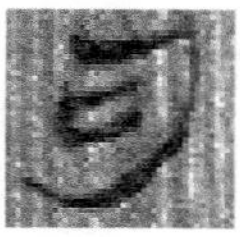

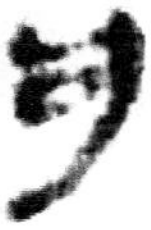

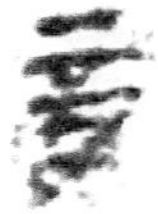

		丈	千		肸	博
馬養・153	羅・39 正	張脈・37	張引・42	武・84 乙	馬五・318	馬十・74
馬房・12	敦・563B	張引・36	張引・42			
馬十・67	居・1	張引・36	張引・42			
馬合・11	居新・1	張引・67	張引・45			
馬合・17	肩壹・3	張引・67	張引・45			
馬合・29	武・24	陰甲・32	張引・88			
馬天・36	武・44	陰乙・15	張引・88			
北漢・2600	武・83 乙	馬五・451	馬十・77			
老・109	武・91 甲	馬導・30	武・57			
	武・91 乙					

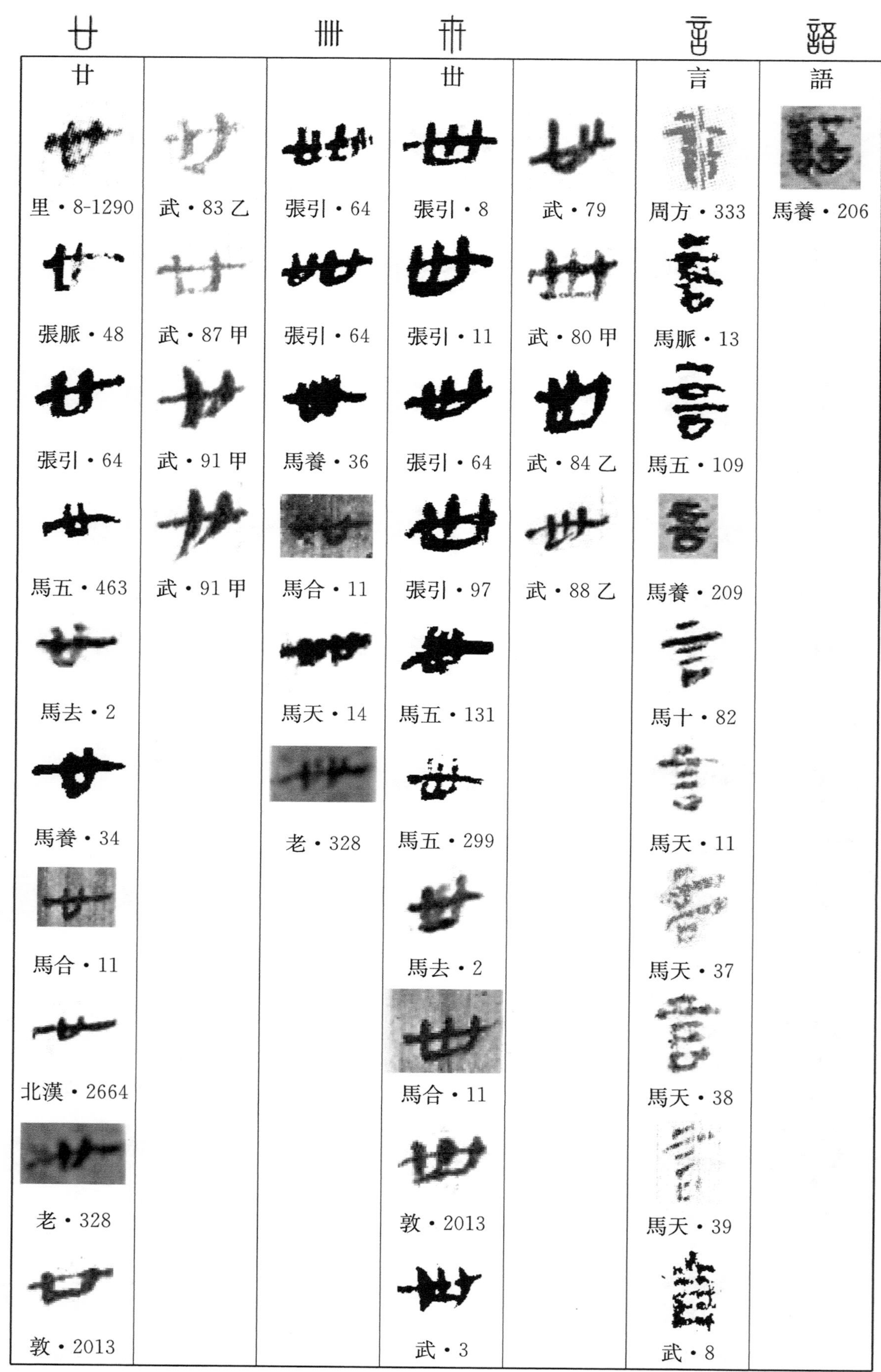

廿			丗		言	語
里·8-1290	武·83 乙	張引·64	張引·8	武·79	周方·333	馬養·206
張脈·48	武·87 甲	張引·64	張引·11	武·80 甲	馬脈·13	
張引·64	武·91 甲	馬養·36	張引·64	武·84 乙	馬五·109	
馬五·463	武·91 甲	馬合·11	張引·97	武·88 乙	馬養·209	
馬去·2		馬天·14	馬五·131		馬十·82	
馬養·34		老·328	馬五·299		馬天·11	
馬合·11			馬去·2		馬天·37	
北漢·2664			馬合·11		馬天·38	
老·328			敦·2013		馬天·39	
敦·2013			武·3		武·8	

談	謂		請	讎	諸	
張引・52	周方・328	武・84 甲	周方・326	張引・2	馬足・4	武・61
張引・62	馬胎・3		馬養・217		馬足・30	
張引・74	馬胎・6		馬胎・29		馬五・目	
	馬天・25		馬十・2		馬五・目	
	馬天・32		馬十・26		馬五・300	
	馬天・34				馬合・16	
	馬天・44				馬天・31	
	馬天・44				武・9	
	北漢・2978				武・69	

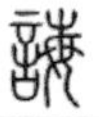

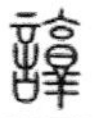

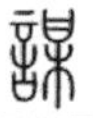

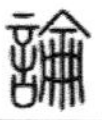

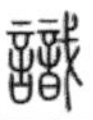

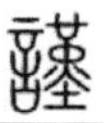

誨	諱	謀	論	識		謹
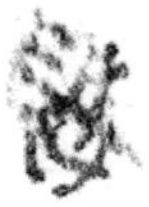 里・8-298	諄	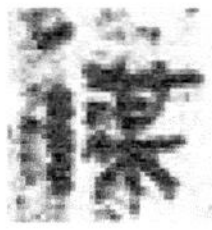 馬養・224	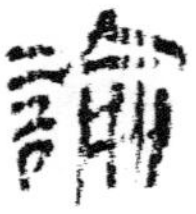 張脈・64	馬五・367	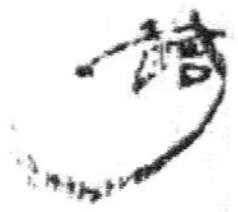 肩壹・3	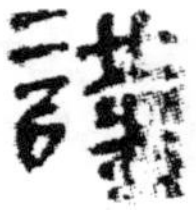 張脈・65
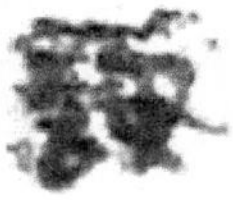 馬五・250	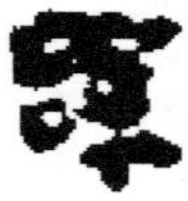 陰乙・8	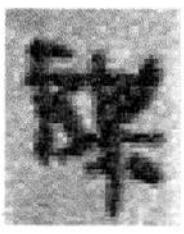 馬十・44				
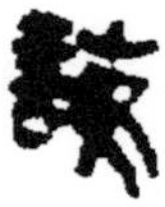 馬養・12		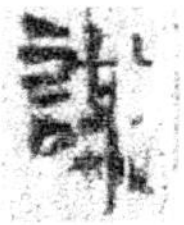 馬十・46				
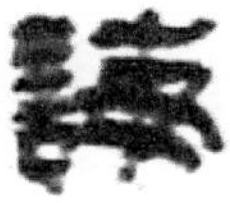 馬養・19						
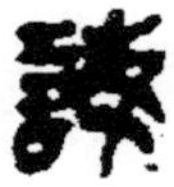 馬養・33						

信		誠	諱	試	説	調
張脈・24	張引・101	馬十・12	馬十・44	里・8-1376	馬合・4	武・70
張引・7	張引・104		馬天・2	馬五・65		
張引・9	張引・104			馬五・136		
張引・11	陰乙・5			馬五・299		
張引・18	馬十・71			馬五・302		
張引・59	馬合・19			馬五・372		
張引・65	馬合・20			馬五・440		
張引・69	馬天・38			馬房・39		
張引・80	老・213			馬胎・22		
張引・95						

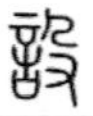 設	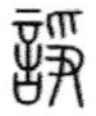 諍	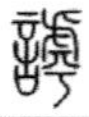 諱	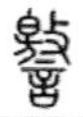 謷	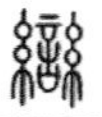 䜌	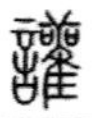 讙	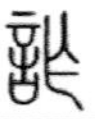 詐
			謸			
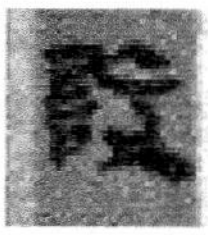 馬十・43	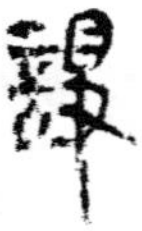 張脈・53	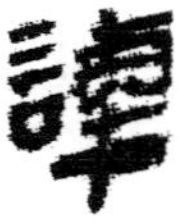 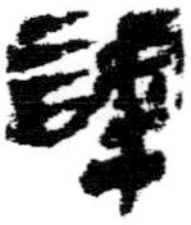 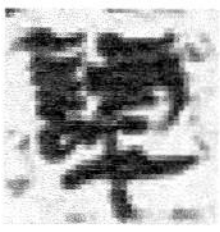 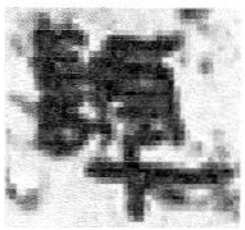 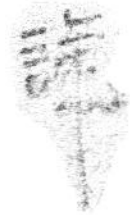 張引・34	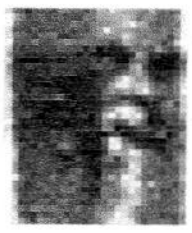 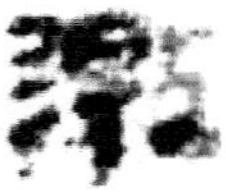	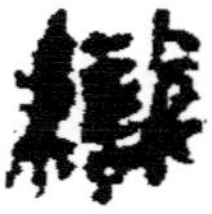 馬足・1	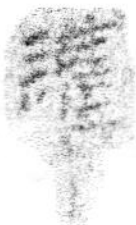 馬導・35	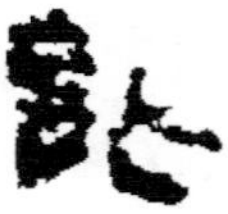 馬五・殘
		張引・97	馬天・1			
		馬養・190	馬天・18			
		馬養・192				
		馬導・34				

[illegible]	訟	謓	譖	詘	誰	讕
馬五・91	馬禁・6	馬天・7	馬十・91	張引・8	馬去・2	調（或體）
		馬天・9		張引・10		馬天・48
				張引・38		
				張引・63		
				張引・80		
				張引・80		
				馬五・30		
				馬五・318		
				馬十・71		
				老・213		

䜔	䚗	𧩯	譱			音
			譱			音
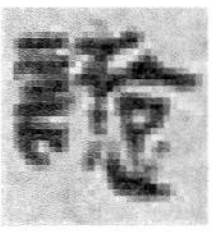 馬養・206	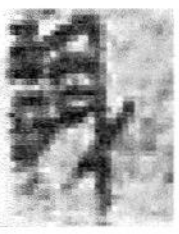 馬養・殘	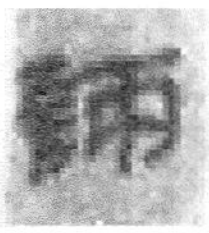 馬十・34	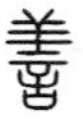 善 善 （篆文）	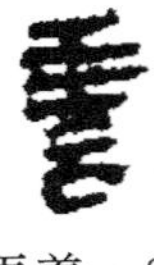 馬養・88	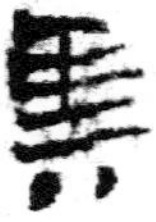 馬合・24	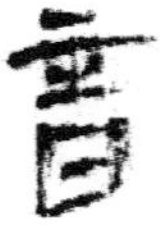 張脈・24
			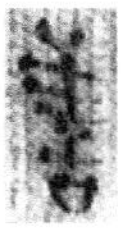 里・8-1042	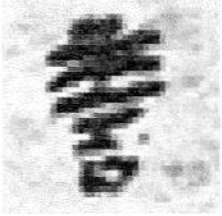 馬房・41	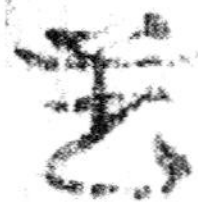 敦・563B	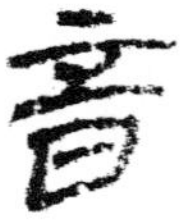 張脈・56
			周方・319	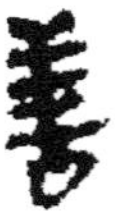 馬十・82	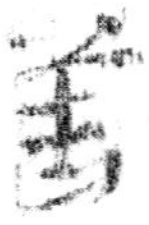 敦・563B	陰甲・11
			北秦・4-261	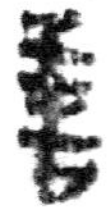 馬十・93		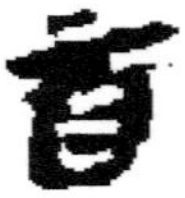 陰乙・5
			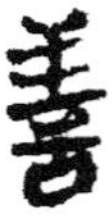 張引・40	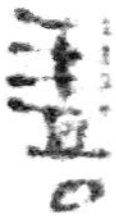 馬禁・4		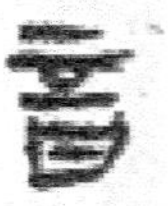 馬養・223
			 張引・48	馬天・42		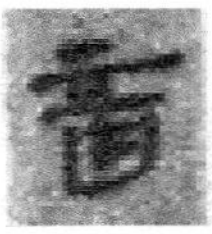 馬十・20
			馬足・17			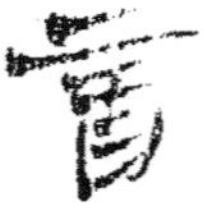 馬合・10
			陰甲・21			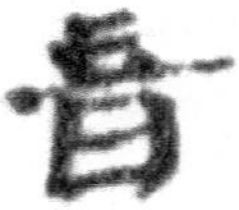 武・68
			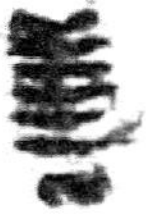 馬五・331			音
			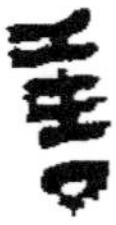 馬五・366			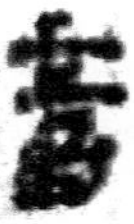 馬十・98

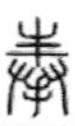

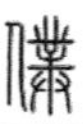

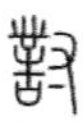

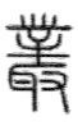

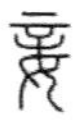

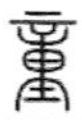

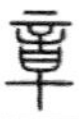

章	童	妾	叢	對	僕	奉
馬十・18	張脈・2	馬十・65	張脈・36	馬十・4	馬五・349	張引・21
馬天・11	張引・10				馬五・401	張引・51
	馬五・71					馬五・149
	馬五・361					

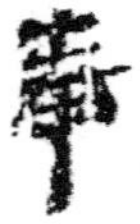

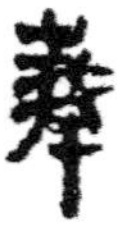

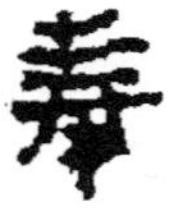

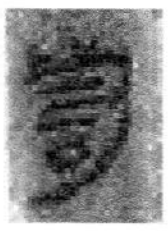

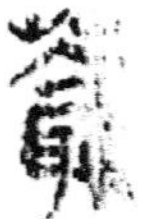

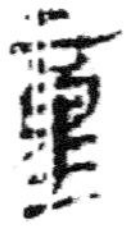

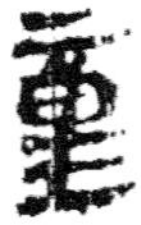

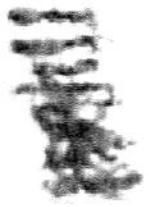

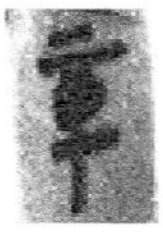

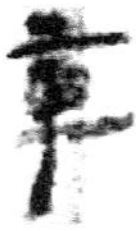

丞	戒	兵	龔	具	[illegible]	樊
老・161	張脈・5	馬五・391	馬十・57	馬十・43	馬五・307	武・83 甲
	馬五・331	馬五・392				
	馬養・39					
	馬養・53					

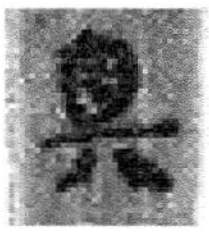

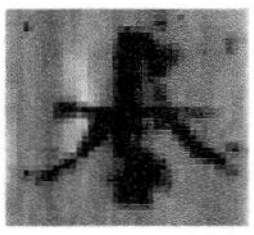

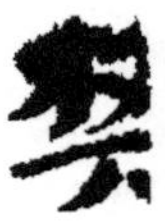

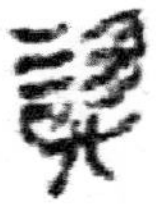

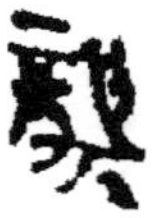

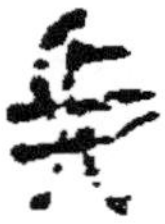

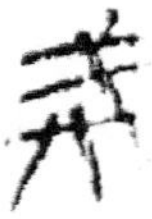

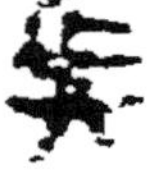

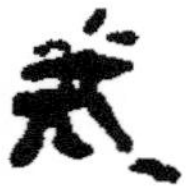

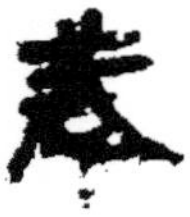

共	異	戴	與			興
馬胎・28	馬五・179	馬五・304	里・8-1057	馬五・23	馬禁・1	張引・17
	武・86 甲		周方・333	馬五・212	馬禁・6	馬五・437
			張脈・20	馬去・1	武・24	馬去・2
			張脈・24	馬養・64	武・24	馬十・12
			張脈・25	馬房・22	武・24	馬十・45
			張脈・35	馬十・51	武・25	馬十・70
			張引・95	馬十・83	武・48	
			張引・112	馬合・3		
			陰甲・18	馬天・3		
			馬脈・3	敦・2013		

要	農		爨	釁	革	鞣
張脈・18	張脈・2	武・61	馬養・4	馬養・149	馬十・20	馬十・77
張脈・37	張脈・9	武・85 甲	馬養・4		馬十・40	
張引・49	張脈・15	武・85 甲	馬養・66		馬合・12	
張引・53	𨑇（籀文）		馬十・97			
張引・67	張脈・58					
張引・104	張脈・61					
陰乙・15	張脈・61					
馬養・45	張脈・62					
馬十・75	農					
	武・61					

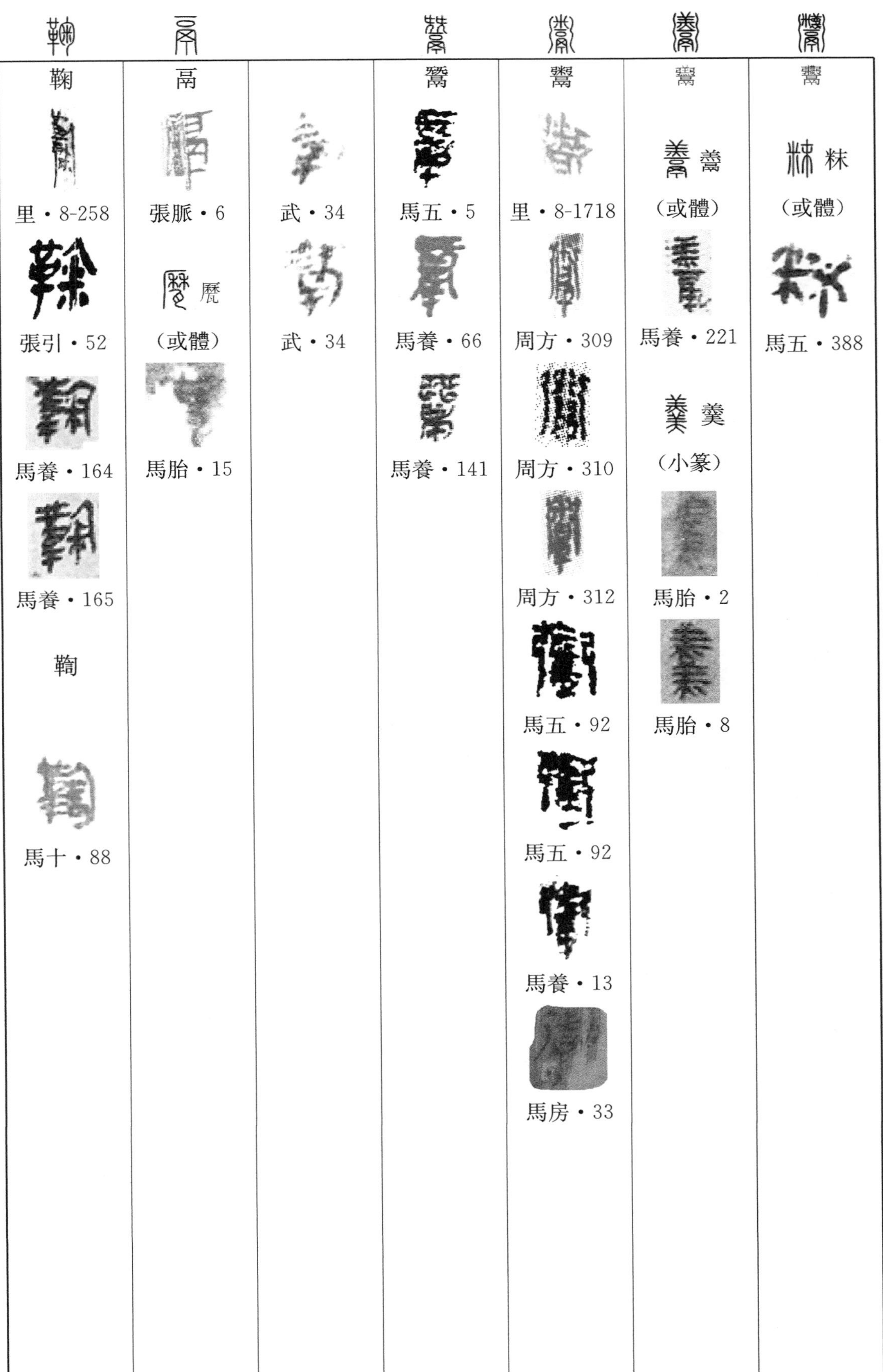

鞠	鬲		鬵	鬻	䰞	𩱧
里·8-258	張脈·6	武·34	馬五·5	里·8-1718	𩱐（或體）	粖（或體）
張引·52	㽁（或體）	武·34	馬養·66	周方·309	馬養·221	馬五·388
馬養·164	馬胎·15		馬養·141	周方·310	羹（小篆）	
馬養·165				周方·312	馬胎·2	
鞫				馬五·92	馬胎·8	
馬十·88				馬五·92		
				馬養·13		
				馬房·33		

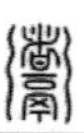

鬻

䰞

周方・34

周方・324

周方・374

馬五・461

煮（或體）

里・8-1230

北秦・4-261

馬五・34

馬五・133

馬五・181

馬五・187

馬五・197

馬五・198

馬五・205

馬五・409

馬養・55

馬養・86

馬養・殘

敦・2052

馬養・180

武・47

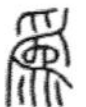

爲

里・8-258

北秦・4-028

張脈・4

張脈・9

張脈・12

張脈・12

張脈・13

張脈・16

張脈・25

張脈・38

張脈・46

張引・41

張引・42

馬五・96

馬五・233

馬五・241

馬五・264

馬五・390

馬五・454

馬去・1

馬養・目

馬養・13

馬養・105

馬胎・33

馬房・16

馬射・12

馬十・55

馬十・101

馬合・4

老・156

	又	鬧		𩰫 孰	䰚 執	
馬禁・1	馬五・108	馬天・22	馬十・98	北秦・4-261	馬十・12	羅・49正
武・65	馬五・108			馬五・189	馬十・13	武・54
	馬五・109			馬五・194	馬天・32	武・75
				馬五・206	馬天・36	武・81
				馬五・300		武・84乙
				馬五・319		武・87甲
				馬五・438		
				馬養・5		
				馬十・98		

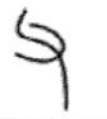

父

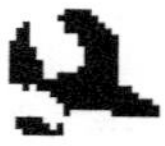

北秦・4-028

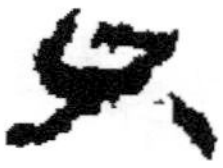

馬五・212

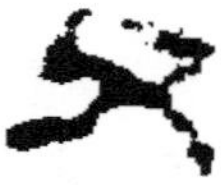

馬五・220

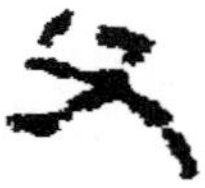

馬五・220

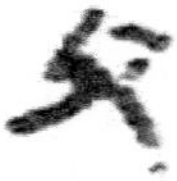

馬五・453

馬十・48

武・47

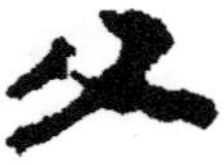

武・58

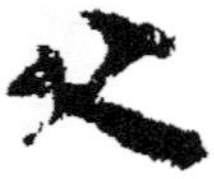

武・80 甲

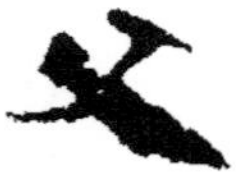

武・87 甲

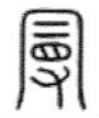

曼

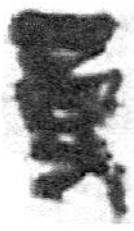

馬養・86

㝵

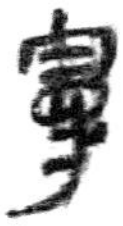

馬十・96

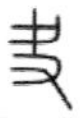

夬

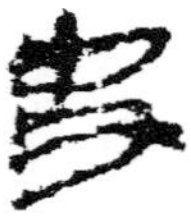

張引・109

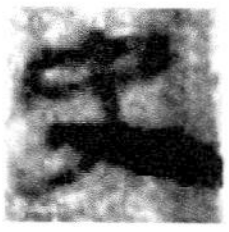

馬天・8

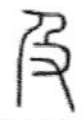

及

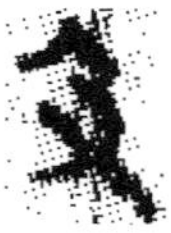

周方・333

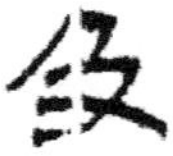

張脈・22

張引・73

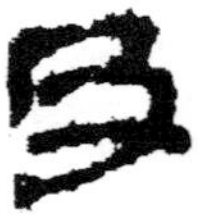

張引・109

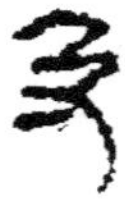

馬五・64

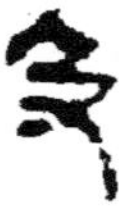

馬五・123

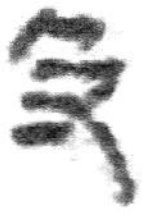

馬五・174

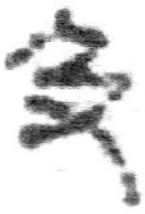

馬五・182

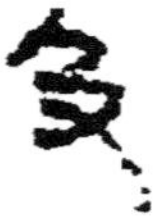

馬五・346

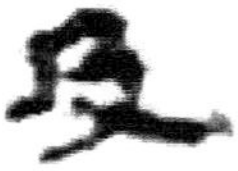

馬去・4

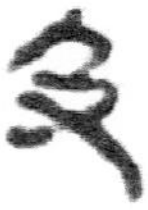

馬養・62

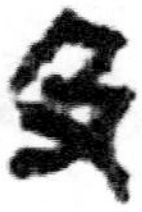

馬養・109

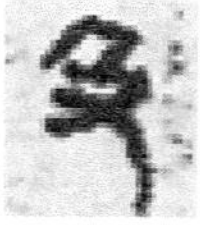

馬養・169

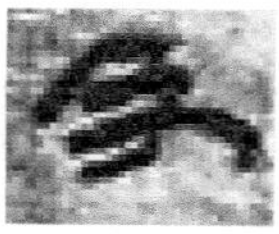

馬房・4

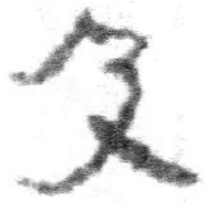

馬合・21

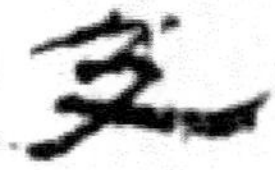

北漢・2978

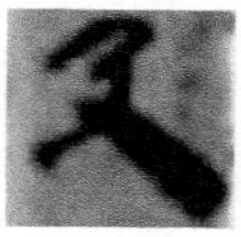

老・117

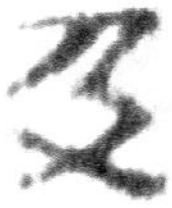

武・85 甲

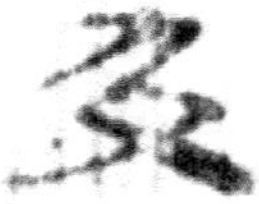

武・87 甲

反		叔	取			段
張脈 • 16	馬養 • 128	周方 • 330	里 • 8-1221	馬五 • 369	馬禁 • 7	周方 • 336
張脈 • 20	馬合 • 8	馬五 • 74	里 • 8-1772	馬五 • 380	馬禁 • 9	張脈 • 8
張脈 • 20	馬天 • 48	馬五 • 174	周方 • 314	馬五 • 468	馬禁 • 11	張脈 • 8
張引 • 14		馬五 • 272	北秦 • 4-261	馬養 • 106	武 • 17	張脈 • 10
張引 • 18		馬五 • 307	張脈 • 57	馬養 • 196	武 • 49	馬十 • 75
張引 • 56		馬五 • 429	張引 • 40	馬房 • 12	武 • 59	
張引 • 101		馬五 • 461	馬五 • 14	馬射 • 22	武 • 91 乙	
張引 • 101		馬五 • 466	馬五 • 127	馬胎 • 29	敦 • 563B	
陰甲 • 6		馬養 • 38	馬五 • 261	馬十 • 16		
馬候 • 2			馬五 • 283	老 • 156		

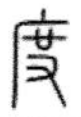

度			卑		事	
張脈・55	武・65	馬五・303	張引・14	武・47	北秦・4-248	武・73
張引・28	武・81		馬胎・22		張引・37	
					馬五・245	
					馬十・54	
					馬十・62	
					馬十・85	
					馬天・1	
					馬天・7	
					武・85乙	

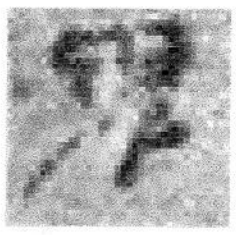

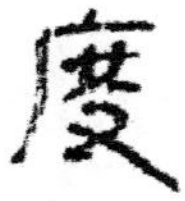

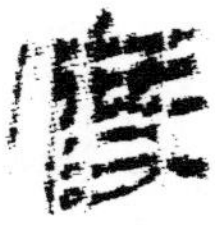

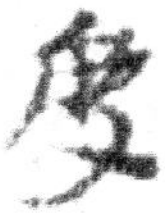

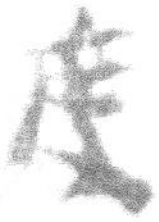

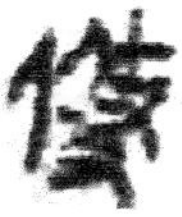

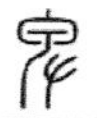

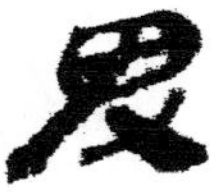

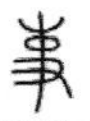

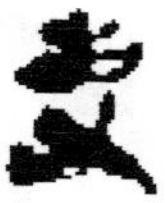

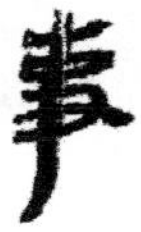

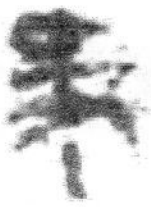

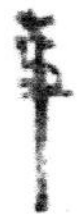

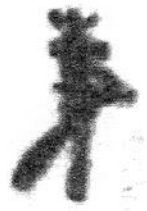

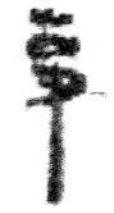

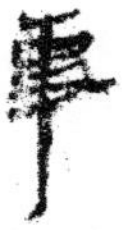

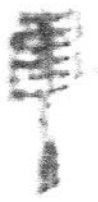

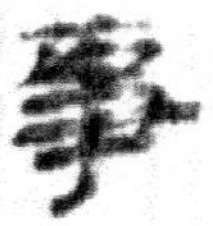

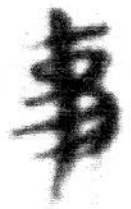

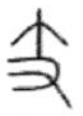 支		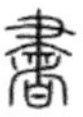 書		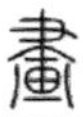 畫	晝	
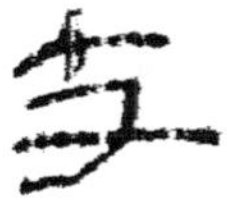 張脈・52	肩貳・3	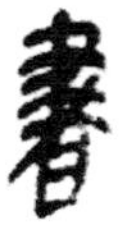 張引・1背	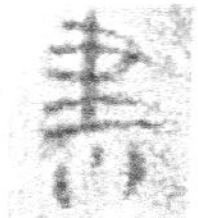 馬禁・6	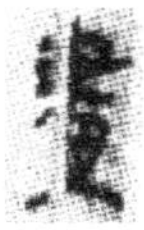 周方・345	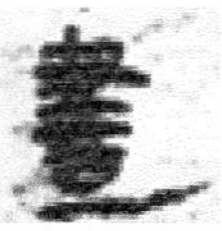 馬養・188	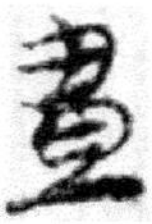 武・4
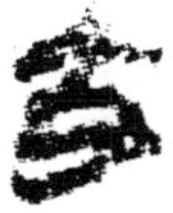 張引・20		馬脈・11		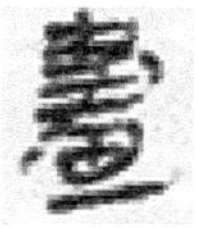 馬養・192	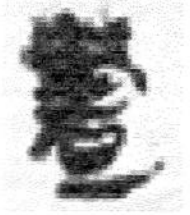 馬養・191	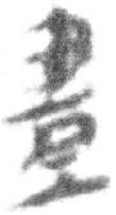 武・79
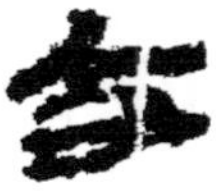 張引・52				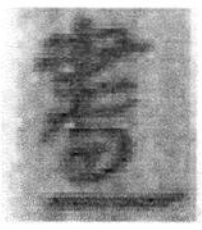 馬十・35		
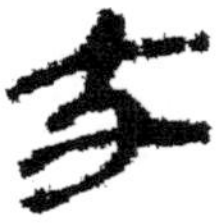 張引・100						
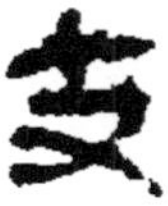 馬五・49						
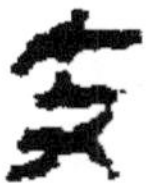 馬五・121						
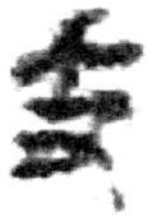 馬五・238						
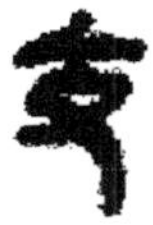 馬養・123						
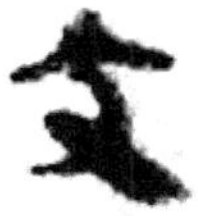 馬十・71						

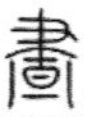

堅	臣	臧		殳	殿	毄
周方・328	馬十・75	里・8-792	馬房・10	馬胎・24	殿	張脈・17
張脈・7		里・8-1243	馬房・11		張脈・12	張脈・39
馬五・258		里・8-1772	馬胎・4			張脈・39
馬養・66		張脈・50	馬十・34			張引・67
馬養・115		張脈・53	馬十・99			馬足・13
馬合・13		張引・1	馬十・99			陰甲・5
馬天・12		張引・111	馬十・101			馬五・213
堅		馬五・29	臟			
馬天・43		馬五・178	居新・1			
北漢・2664		馬五・387	居新・11			

毆		段	鳬	寸		寺
張脈·50	馬養·94	馬五·114	[鳥力]	馬五·261	武·7	馬足·3
張脈·50	馬養·94	馬五·171	張引·15	馬五·262	武·8	馬天·2
張脈·54	馬胎·21	馬五·213	張引·63	馬養·3	武·10	馬天·20
張脈·54		馬五·213	張引·64	馬養·31	武·20	
張脈·56		馬五·268	張引·81	馬養·65	武·44	
張脈·61		馬養·26	張引·99	馬房·36	武·52	
張脈·62		馬養·148	馬十·85	馬胎·29	武·52	
陰甲·27				老·156	武·81	
馬五·126				居·10	武·84乙	
馬養·20						

將		尋	皮	皰	啟	徹
張脈・40	武・84 乙	張引・22	馬五・25	靤	里・8-1224	馬五・455
馬五・263		張引・67	馬五・68	馬五・465	張脈・58	
馬十・60		張引・77	馬五・358		張引・99	
馬十・99		馬五・83	馬五・417		張引・103	
馬合・1			馬養・95		張引・111	
馬合・26			馬養・122		張引・111	
馬天・8			馬養・殘		馬五・35	
			馬合・12		馬五・269	
			馬合・27		馬養・殘	
			馬天・11			

敄	效	故			數	
馬養・204	馬胎・4	里・8-1243	馬胎・4	武・61	里・8-1290	武・74
		張脈・54	馬十・19	武・87乙	張脈・24	武・83乙
		張脈・57	馬十・26		張引・7	
		張引・104	馬十・78		馬五・50	
		張引・109	馬十・82		馬五・302	
		馬五・125	馬十・87		馬養・殘	
		馬五・330	馬合・27		馬房・40	
		馬五・333	馬天・2		馬合・18	
		馬養・66	馬天・3		馬天・23	
		馬房・41	馬天・27		馬十・51	

變	更		斂		敦	敗
					敦	
馬養・206	里・8-1620	武・70	馬胎・33	武・55		馬十・55
馬十・10	張引・8	武・85 乙			張引・61	武・68
馬十・37	張引・8				張引・82	
	張引・10				張引・102	
	張引・11				馬五・43	
	張引・41				馬五・447	
	馬五・94					
	馬五・469					
	馬養・35					
	居新・4					

收	攻	改	牧	魃	教	斅
張引・1	馬五・349	馬五・210	馬五・378	馬五・目	馬五・378	學（篆文）
張引・109		馬五・213			馬養・224	張引・66
		馬五・218			馬十・46	張引・98
						馬脈・11
						馬天・29

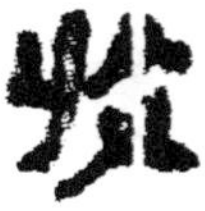

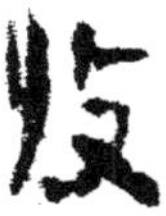

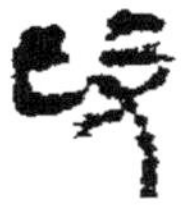

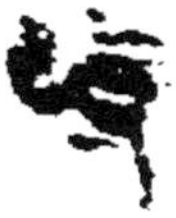

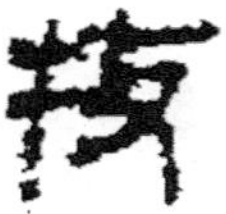

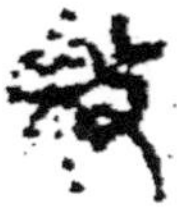

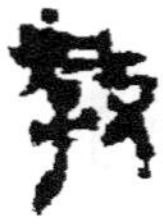

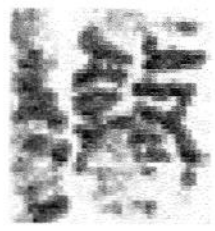

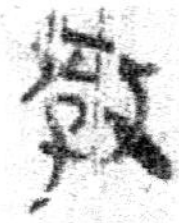

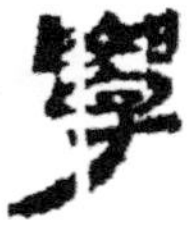

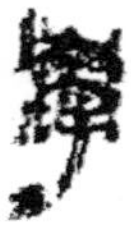

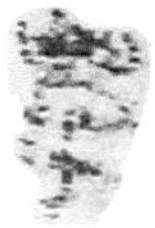

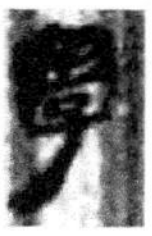

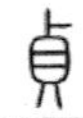

貞	用			甫	庸	爽
馬胎・3	里・8-792	馬養・200	武・48	馬養・165	馬養・殘	馬五・391
	周方・309	馬養・殘	武・50		馬胎・29	
	張脈・58	馬房・11	武・58			
	馬五・429	馬十・67	武・70			
	馬五・466	馬十・72	武・71			
	馬養・目	馬天・14	尚・181			
	馬養・65	馬天・18				
	馬養・73	居・8				
	馬養・83					
	馬養・93					

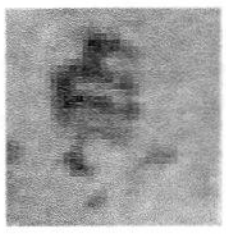

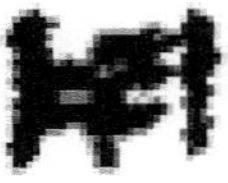

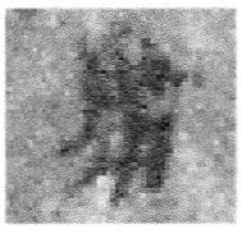

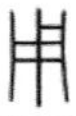

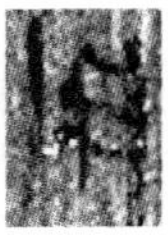

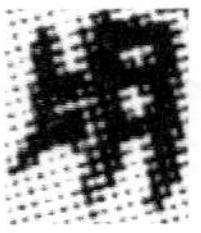

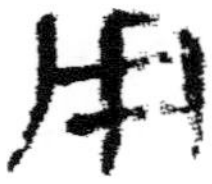

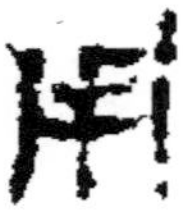

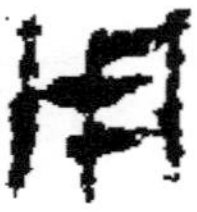

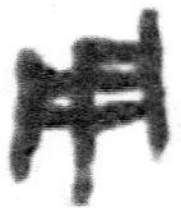

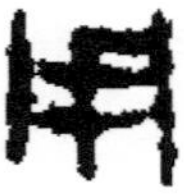

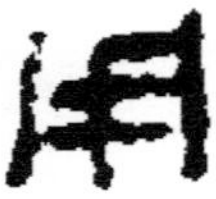

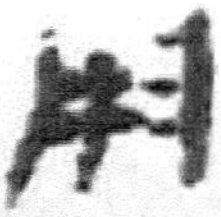

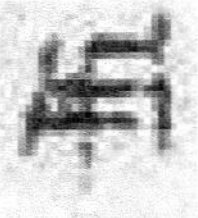

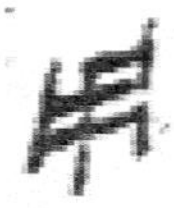

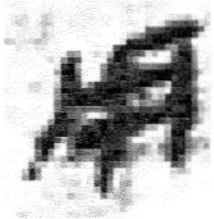

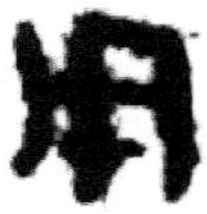

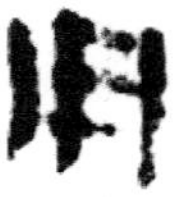

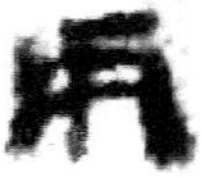

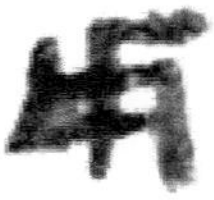

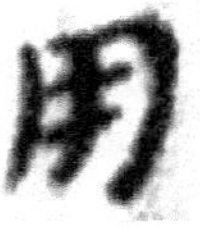

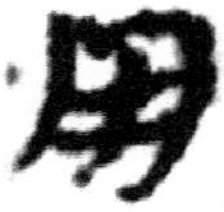

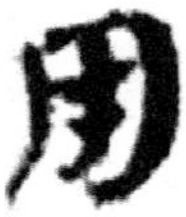

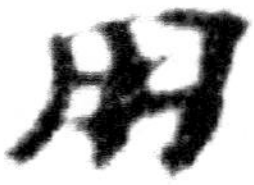

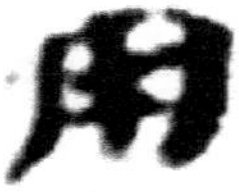

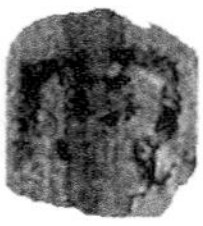

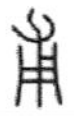

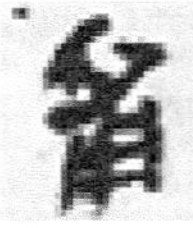

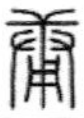

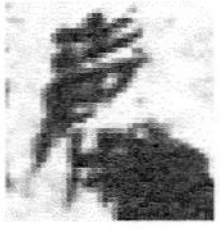

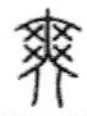

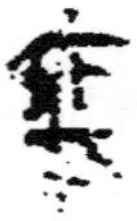

卷四	目		眏	眽	瞻	䁱
	張脈・2	陰乙・5	馬養・216	張脈・41	馬合・16	里・8-1042
	張脈・6	馬候・3		胱	馬天・31	
	張脈・18	馬胎・7		陰甲・9		
	張脈・40	馬十・66		陰甲・15		
	張脈・51	馬十・79		陰甲・21		
	張引・90	馬合・12		陰甲・27		
	張引・90	馬天・11		陰甲・33		
	張引・99	馬天・27		馬脈・1		
	馬足・6	武・16				
	陰甲・19	武・84甲				

盾

盾

張引・56

馬養・116

睥

馬十・21

睆

張脈・40

⿰目那

馬五・51

瞙

陰甲・29

相

相

張引・103

張引・104

張引・105

張引・112

馬五・16

馬五・259

馬養・64

馬十・86

馬合・5

馬禁・2

馬禁・8

自		皆				魯
張引・104	馬禁・7	張脈・56	馬五・24	馬合・31	武・79	里・8-258
張引・109	武・54	張引・34	馬五・253	北漢・2978	武・82 甲	
馬五・124	武・85 甲	張引・48	馬養・113	老・109	武・82 甲	
馬五・346	武・85 乙	張引・59	馬養・127	敦・1060	武・83 甲	
馬養・190		張引・85	馬房・16	敦・2012	武・92 乙	
馬胎・34		馬足・4	馬房・22	武・9	尚・181	
馬十・57		馬足・12	馬胎・3	武・17		
馬十・68		馬足・26	馬十・64	武・29		
馬天・14		馬五・4	馬合・4	武・58		
肩貳・1		馬五・15	馬合・26	武・62		

武・42

者

里・8-1040
里・8-1221
里・8-1363
周方・315
周方・376
北秦・4-248
張脈・35
張脈・41
張脈・54
張脈・55

張脈・57
張脈・61
張引・19
張引・52
馬足・8
馬脈・1
馬五・7
馬五・12
馬五・13
馬五・56

馬五・57
馬五・66
馬五・105
馬五・300
馬五・379
馬五・388
馬五・464
馬去・4
馬養・64
馬養・80

馬養・94
馬養・114
馬房・41
馬射・13
馬胎・14
馬胎・20
馬十・50
馬十・56
馬十・83
馬十・86

馬十・91
馬合・21
馬合・24
馬合・25
馬天・42
馬天・45
武・12
武・17
武・45
武・85 甲

敦・563B
武・49
武・84 乙

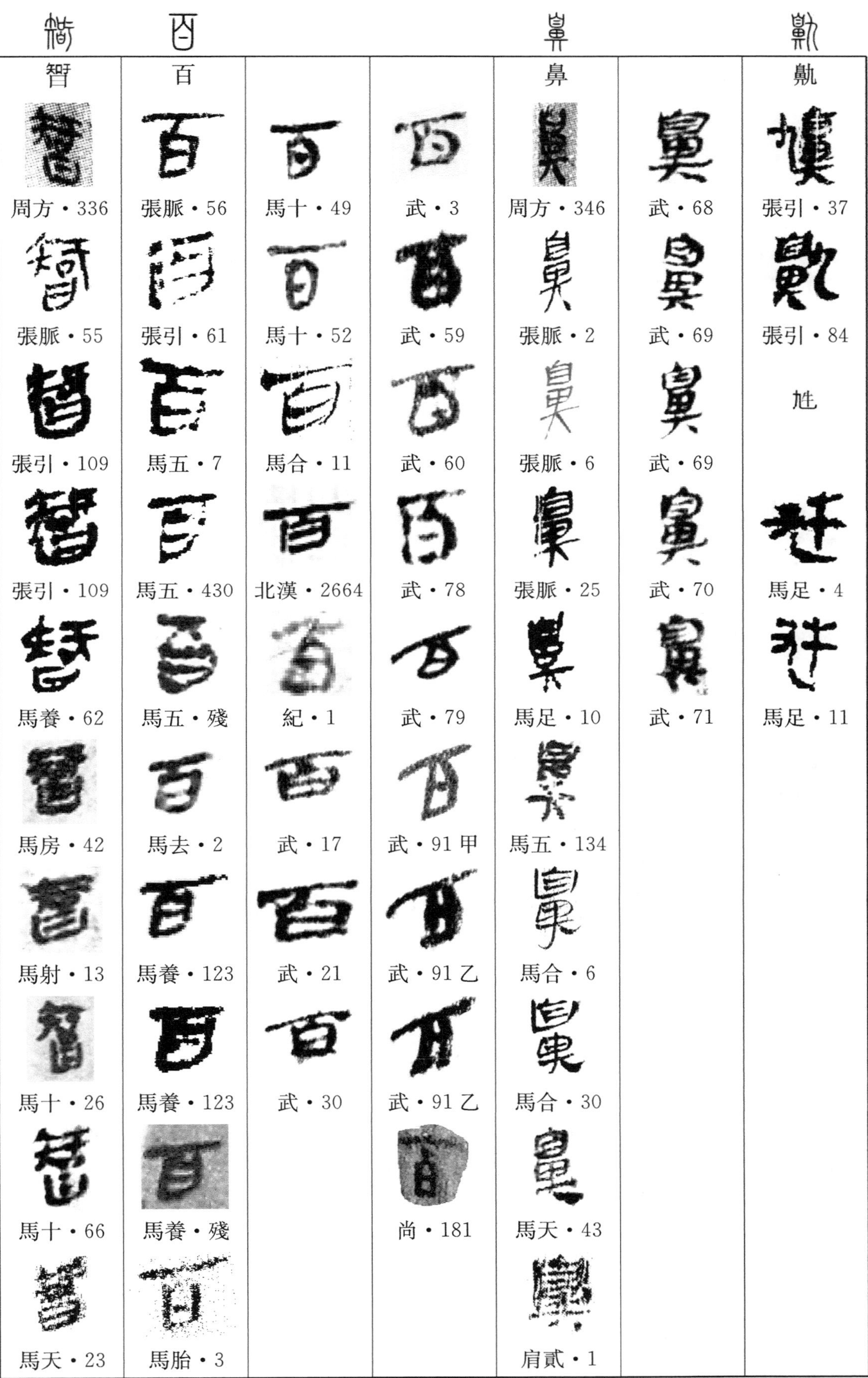
智
周方・336
張脈・55
張引・109
張引・109
馬養・62
馬房・42
馬射・13
馬十・26
馬十・66
馬天・23
百
張脈・56
張引・61
馬五・7
馬五・430
馬五・殘
馬去・2
馬養・123
馬養・123
馬養・殘
馬胎・3
馬十・49
馬十・52
馬合・11
北漢・2664
紀・1
武・17
武・21
武・30
武・3
武・59
武・60
武・78
武・79
武・91 甲
武・91 乙
武・91 乙
尚・181
鼻
周方・346
張脈・2
張脈・6
張脈・25
馬足・10
馬五・134
馬合・6
馬合・30
馬天・43
肩貳・1
武・68
武・69
武・69
武・70
武・71
齅
張引・37
張引・84
⿺九生
馬足・4
馬足・11

羽	翟	翁	羿	翕	翟隹	雉
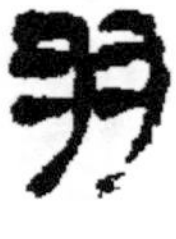 馬五・54	馬五・289	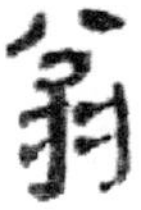 馬十・94	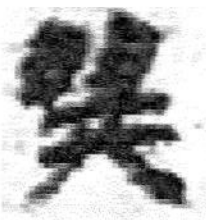 馬射・4	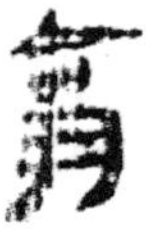 張引・9	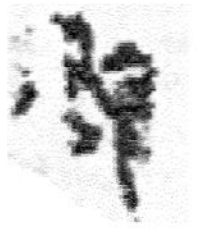 馬養・175	馬五・338
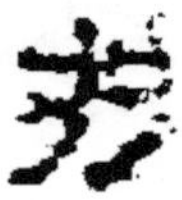 馬五・227				馬十・50		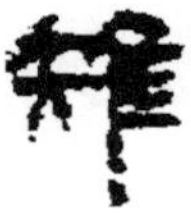 馬五・382
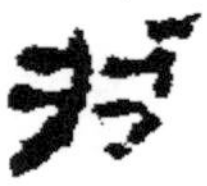 馬五・271				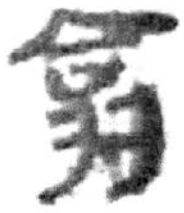 馬十・60		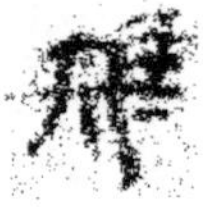 馬胎・5
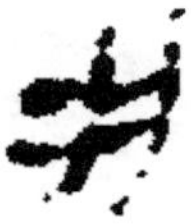 馬五・338				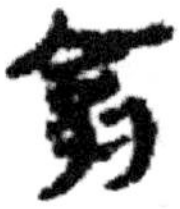 馬十・64		
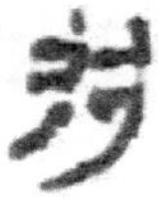 馬五・412				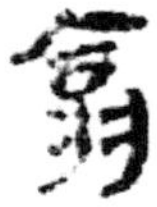 馬十・95		
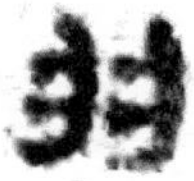 馬十・84				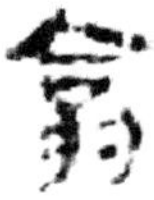 馬十・98		
				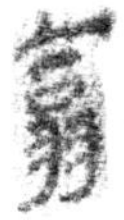 馬天・22		
				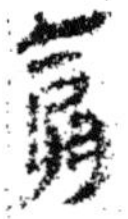 馬天・23		
				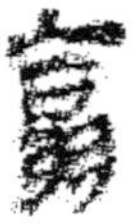 馬天・24		
				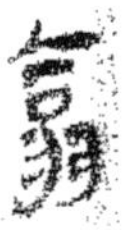 馬天・36		

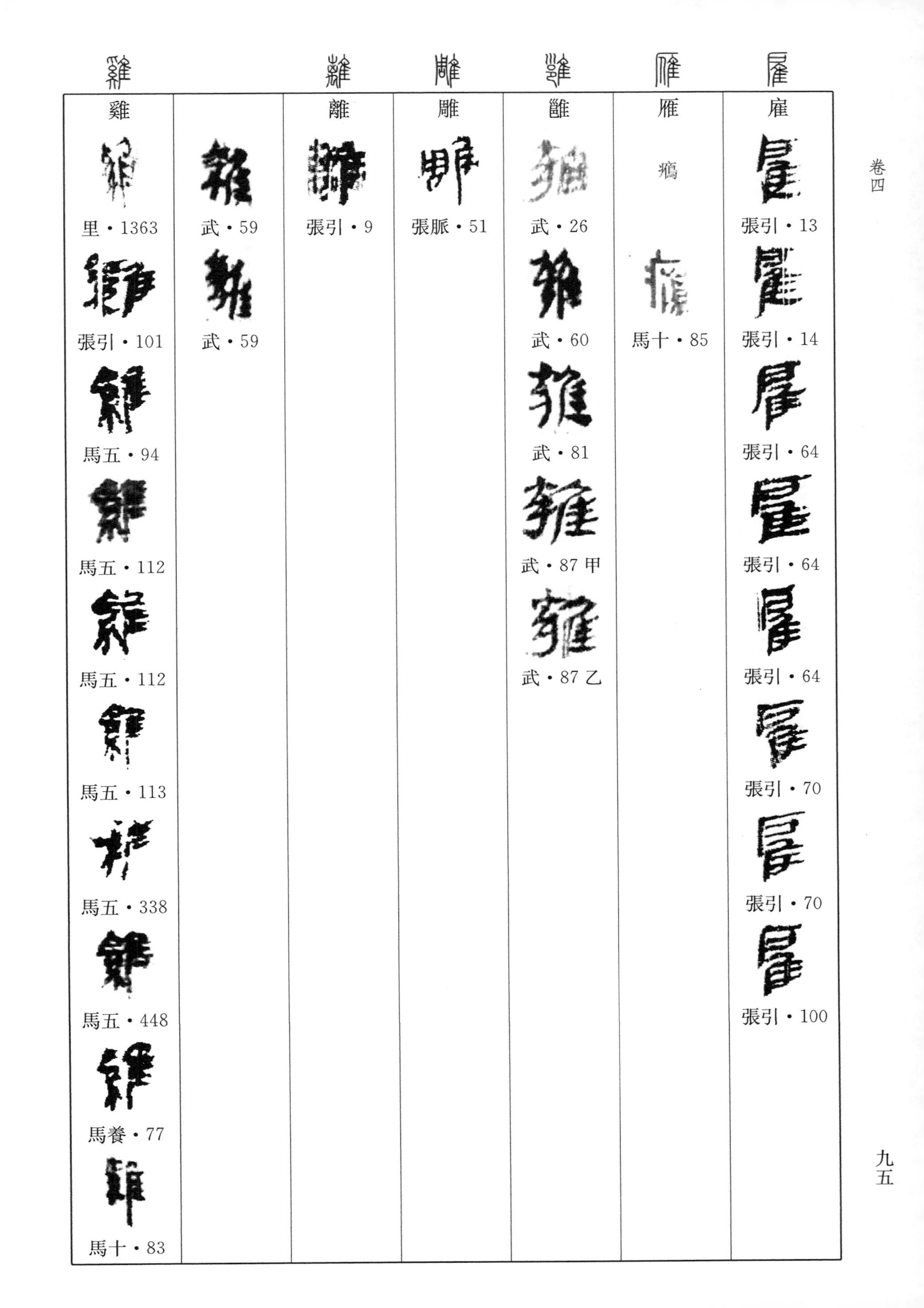

雞		離	雕	雝	雁	雇
里·1363	武·59	張引·9	張脈·51	武·26	鴈	張引·13
張引·101	武·59			武·60	馬十·85	張引·14
馬五·94				武·81		張引·64
馬五·112				武·87 甲		張引·64
馬五·112				武·87 乙		張引·64
馬五·113						張引·70
馬五·338						張引·70
馬五·448						張引·100
馬養·77						
馬十·83						

武・48

武・49

羊

張脈・15

馬五・10

馬五・100

馬五・316

馬五・347

馬五・447

馬胎・8

乖

馬五・213

奮

馬五・58

雌

馬五・271

馬胎・27

雌

馬天・54

武・84乙

武・85乙

武・86甲

雄

里・1363

馬五・94

馬五・418

馬五・448

馬養・30

馬養・206

馬天・53

羭	羖	羸	羣	美		⿰⺶台
羭	羖	羸	羣	美		
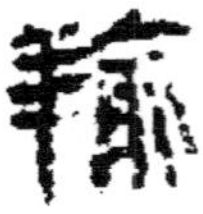 馬五・254	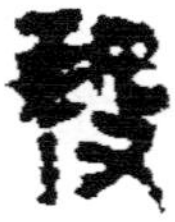 馬五・347	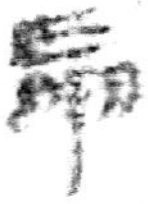 馬天・8	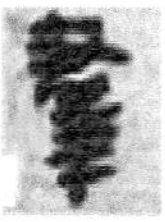 馬養・206	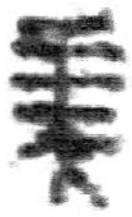 馬五・182	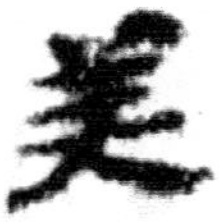 武・45	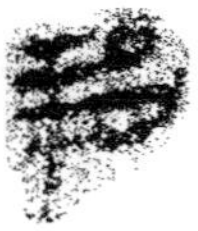 馬養・176
	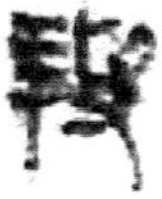 馬五・364		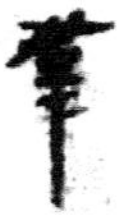 馬十・64	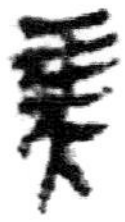 馬五・191		
				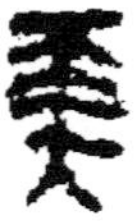 馬五・254		
				馬五・354		
				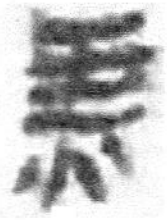 馬養・92		
				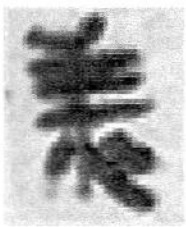 馬養・206		
				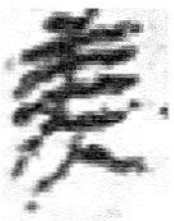 馬房・4		
				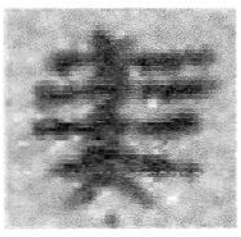 馬胎・11		
				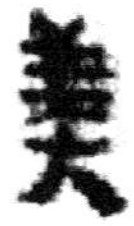 馬十・52		
				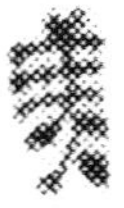 阜萬・W019		

瞿	靃	烏	鷬		鶴	鴰
武・10	馬五・200	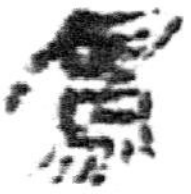 馬五・125	𩀚 難（或體）	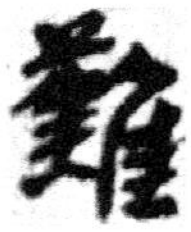 武・84 甲	鸖	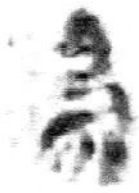 馬十・86
		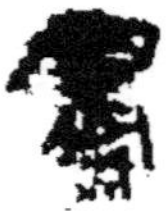 馬五・126	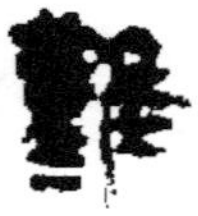 馬五・45		馬導・25	
		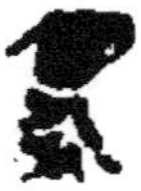 馬養・37				
		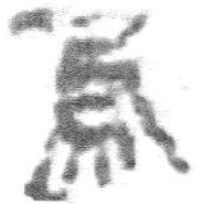 馬養・89				
		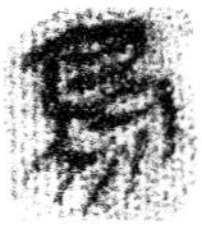 馬房・8				
		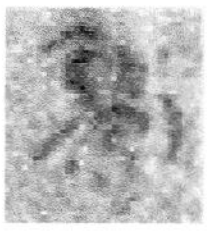 馬胎・21				
		馬十・14				
		紀・13				

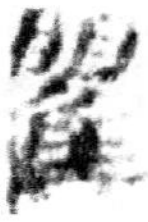

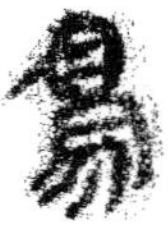

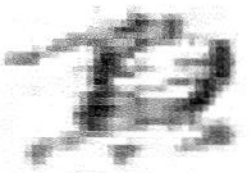

張脈・17

張引・48

馬足・5

陰甲・16

馬五・121

馬養・201

馬十・72

馬禁・1

馬天・1

老・346

烏

馬五・272

馬五・294

馬五・357

馬五・423

馬養・9

馬養・155

馬養・173

馬胎・27

敦・2012

於

（古文）

武・3

武・79

鳴

張脈・8

張脈・11

張脈・15

馬十・12

馬十・90

轂

馬養・57

鸛

馬導・44

鴡

雎

馬五・286

馬五・287

馬五・294

馬五・297

馬五・303

馬五・306

馬五・306

馬天・18

再	棄		畢	焉	舄	
里·8-1766	張脈·25	武·38	張脈·60	張引·103	馬養·104	居·1
張引·105	張引·2			張引·109	䧿 䧿（篆文）	武·3
馬五·57	馬五·49			馬五·52	馬五·204	武·42
馬五·462	馬五·54			馬十·74		武·79
馬房·3	馬養·48			馬十·94		
馬合·28	馬養·180			馬天·22		

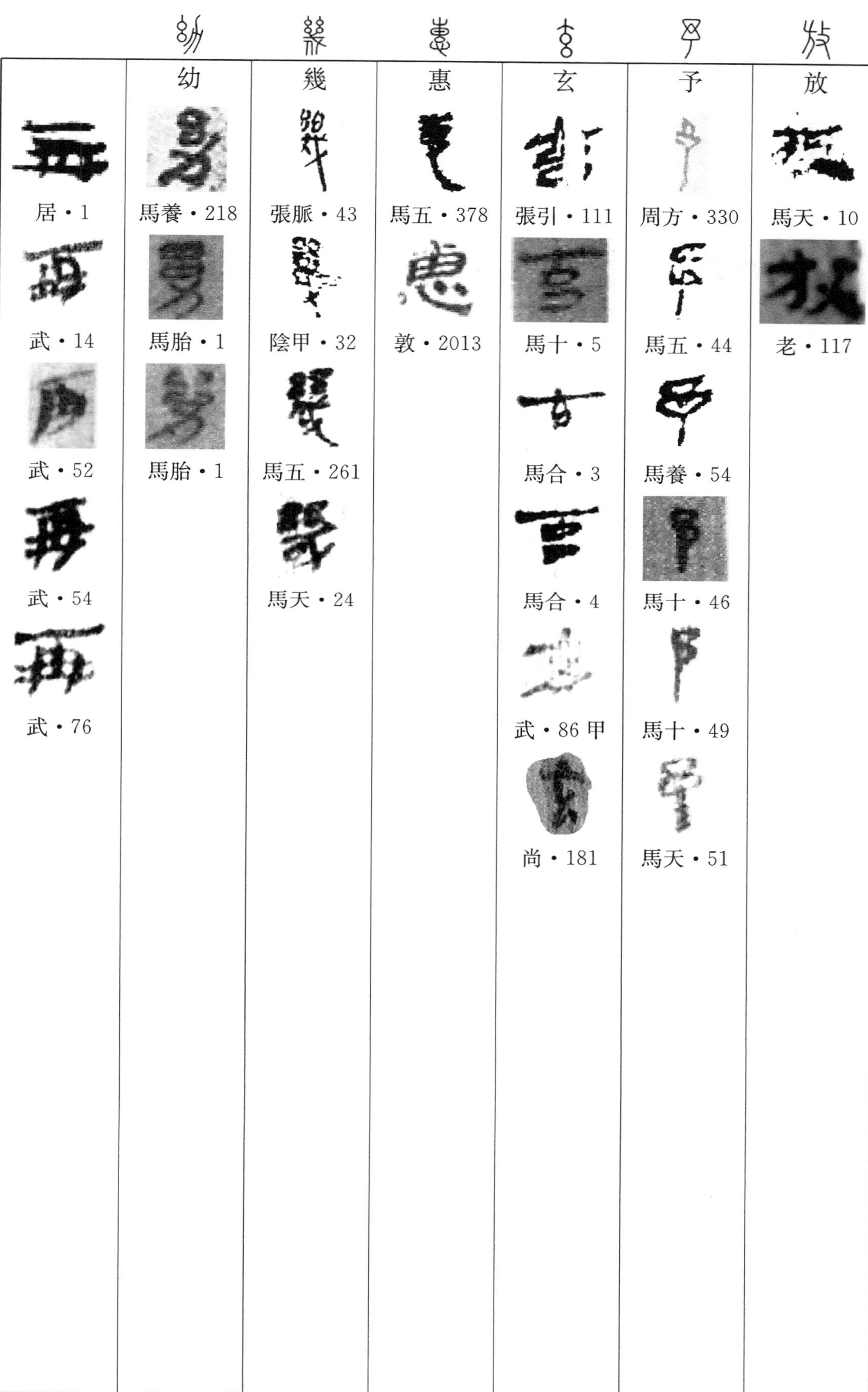

	幼	幾	惠	玄	予	放
居・1	馬養・218	張脈・43	馬五・378	張引・111	周方・330	馬天・10
武・14	馬胎・1	陰甲・32	敦・2013	馬十・5	馬五・44	老・117
武・52	馬胎・1	馬五・261		馬合・3	馬養・54	
武・54		馬天・24		馬合・4	馬十・46	
武・76				武・86甲	馬十・49	
				尚・181	馬天・51	

爰	受	𠭥	殚	殖	死	
張引・78	張引・2	敢	馬五・309	馬五・45	張脈・35	陰乙・11
馬養・202	張引・20	周方・326			張脈・35	馬候・3
馬合・15	馬胎・11	周方・338			張脈・35	馬五・224
馬天・31	馬十・78	周方・343			張脈・50	馬養・62
	馬十・78	馬五・379			張脈・51	馬十・14
	馬十・90	馬養・192			張引・110	馬十・28
	馬十・90	馬房・殘			馬足・21	馬十・54
	馬合・27	馬射・11			馬足・22	馬天・3
					馬足・23	北漢・2978
					陰甲・22	阜萬・W004

武・22
武・22
武・23
武・23
武・23
武・25
武・69
武・85乙
武・90甲

薨

薨
馬禁・3

別

別
馬五・452
北漢・2978

骨

骨
張脈・29
張脈・29
張脈・41
張脈・53
張脈・54
馬足・5
馬足・31
馬足・33
陰甲・30
陰甲・36

陰乙・16
陰乙・18
馬候・1
馬五・284
馬養・179
馬房・22
馬十・80
馬合・28
馬天・11

武・54
武・82甲

骭

骭
張脈・25
張脈・64
陰甲・9
陰甲・9
陰甲・12
陰乙・4
陰乙・6

體	髀	髕	肉			腜
張脈・53	胼	馬五・258	周方・317	馬五・375	武・31	張引・18
馬五・386	馬導・39	臏	張脈・43	馬五・403	武・69	張引・101
[月豊]		陰甲・9	張脈・51	馬養・109	武・69	
馬五・443			張脈・53	馬養・110	武・85乙	
馬十・23			張脈・54	馬養・127		
馬十・28			馬五・27	馬胎・26		
馬合・4			馬五・27	宍		
馬天・3			馬五・99	尚・228		
馬天・16			馬五・251			
馬天・27			馬五・352			

肌	膚	肫	脣	腎	肺	
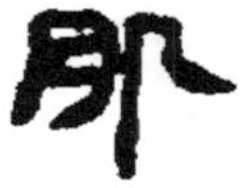 馬養・78	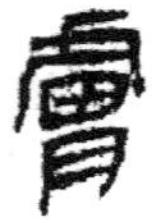 張脈・8	肩貳・1	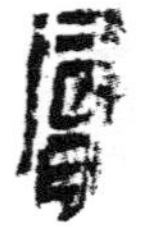 張脈・3	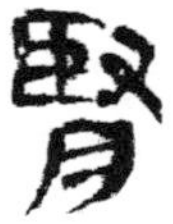 張脈・39	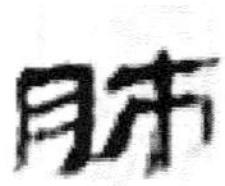 北漢・2978	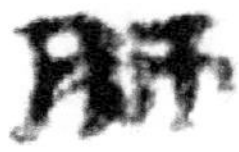 武・21
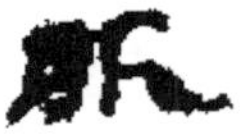 馬天・4	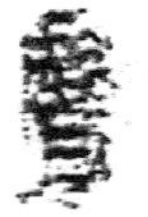 馬候・2		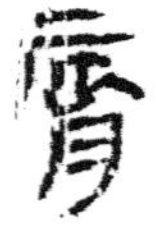 張脈・51	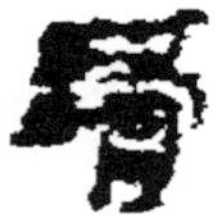 馬五・230		
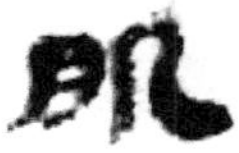 馬天・4	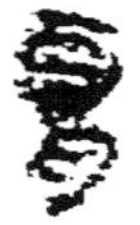 馬五・332		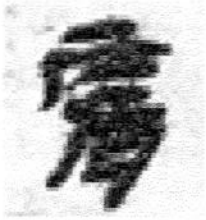 馬房・46	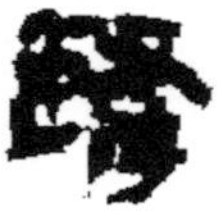 馬五・230		
	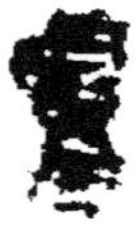 馬五・333		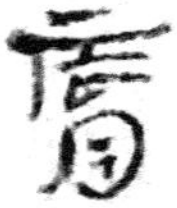 馬合・31	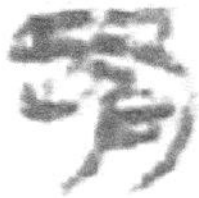 馬養・89		
	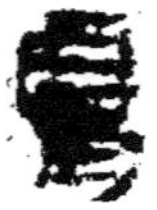 馬五・464		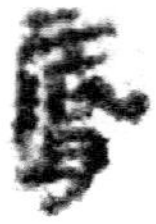 馬天・49			
	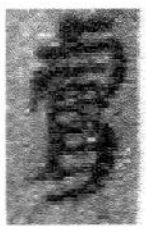 馬十・5					
	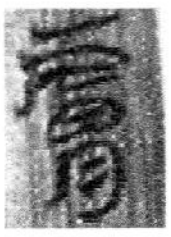 馬合・27					
	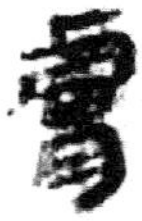 馬天・45					

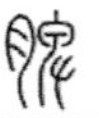

脾	肝	膽	胃			脬
張脈・9	馬足・13	周方・309	張脈・33	馬合・7	武・19	馬五・174
張脈・18	馬足・14	馬五・239	張脈・33	馬合・14	武・46	馬五・186
陰甲・7	馬房・12	馬五・259	張脈・55	馬天・5		馬五・275
馬合・12	北漢・2978	馬五・336	張脈・60	⿰月胃		
		馬五・429	張引・27	陰乙・10		
			陰甲・20			
			馬脈・5			
			馬胎・3			
			馬十・6			
			馬十・80			

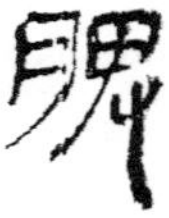

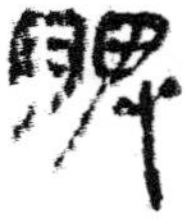

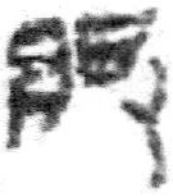

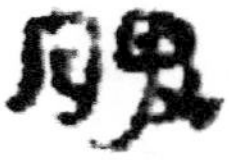

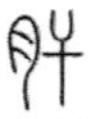

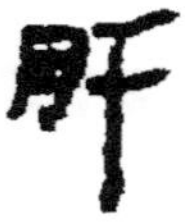

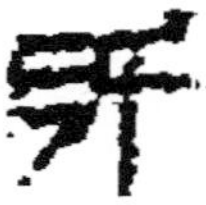

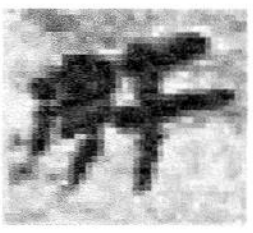

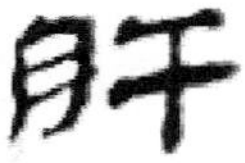

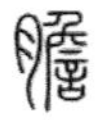

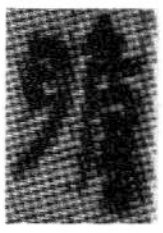

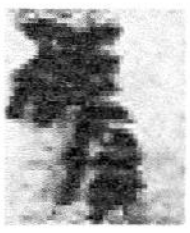

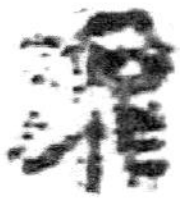

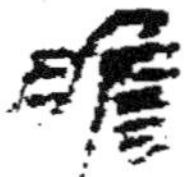

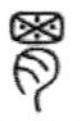

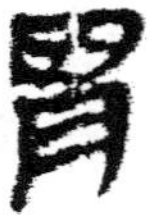

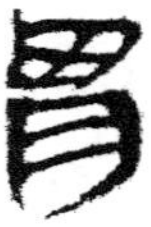

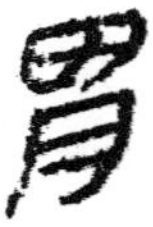

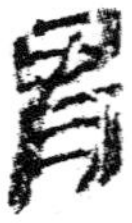

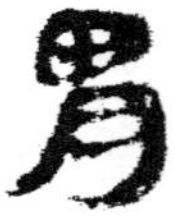

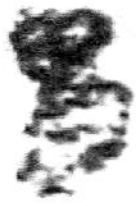

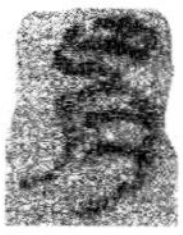

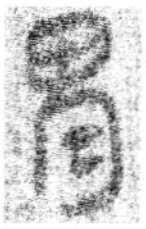

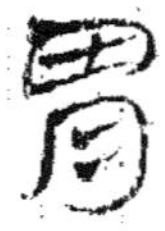

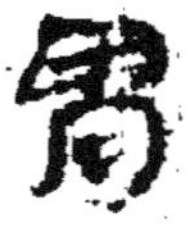

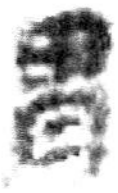

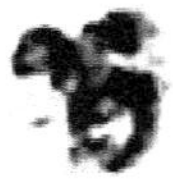

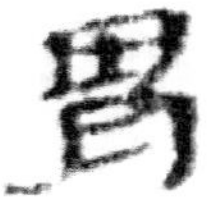

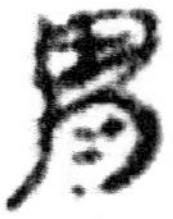

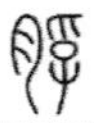

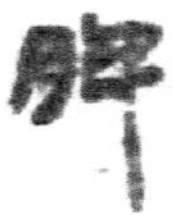

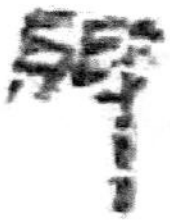

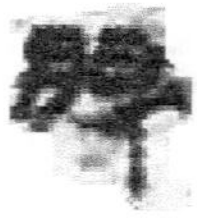

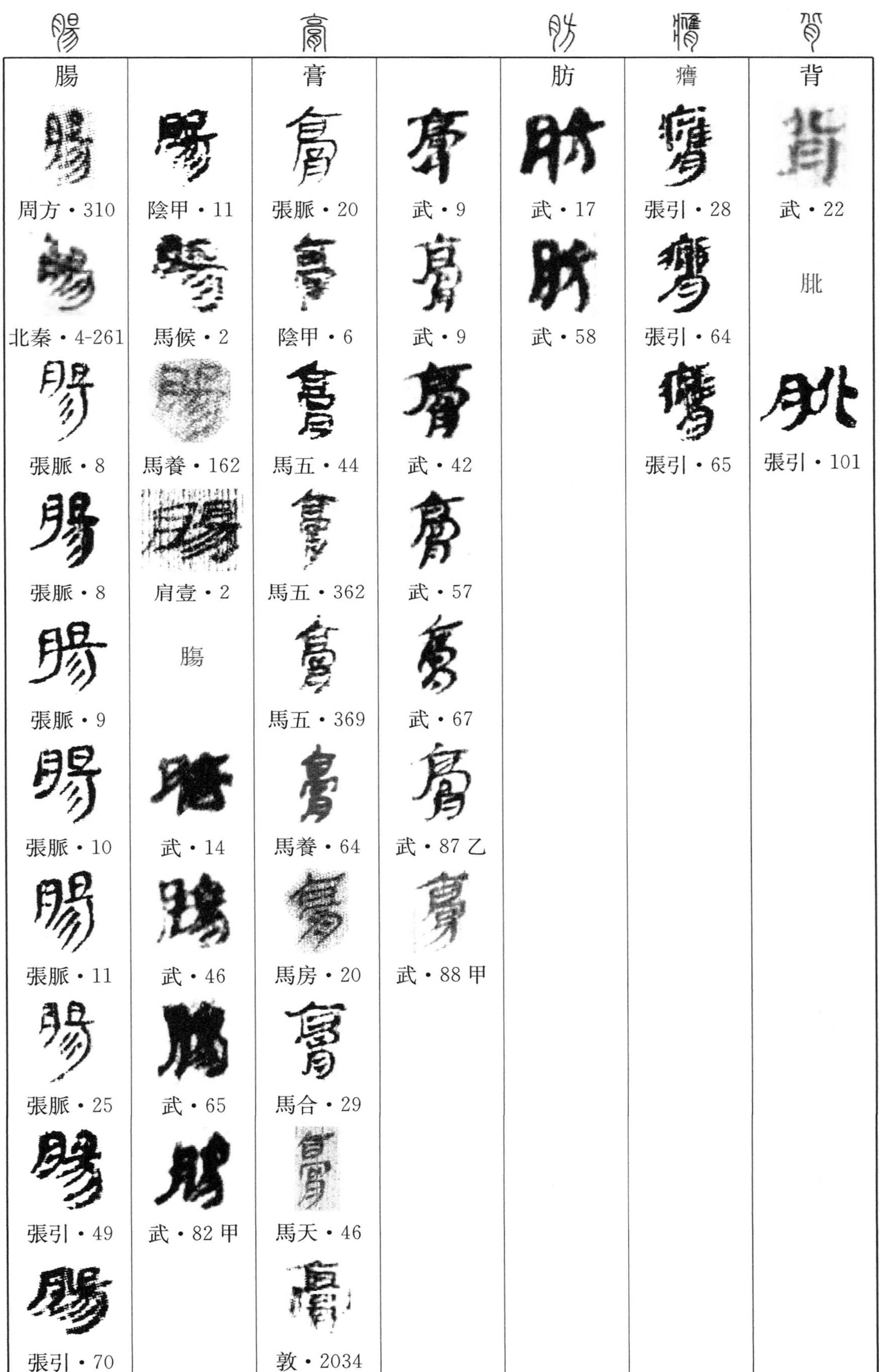
腸
周方・310
北秦・4-261
張脈・8
張脈・8
張脈・9
張脈・10
張脈・11
張脈・25
張引・49
張引・70
陰甲・11
馬候・2
馬養・162
肩壹・2
膓
武・14
武・46
武・65
武・82 甲
膏
張脈・20
陰甲・6
馬五・44
馬五・362
馬五・369
馬養・64
馬房・20
馬合・29
馬天・46
敦・2034
武・9
武・9
武・42
武・57
武・67
武・87 乙
武・88 甲
肪
武・17
武・58
瘠
張引・28
張引・64
張引・65
背
武・22
䏶
張引・101

脅		肩	胠	臂		臑
張脈・20	武・18	肩（俗字）	張脈・19	里・8-1224	張引・71	張脈・27
張脈・20		張脈・27	張脈・25	張脈・27	張引・95	張脈・46
張脈・46		張引・14	張引・101	張脈・29	馬足・30	馬足・25
張引・48		張引・78	陰甲・12	張脈・46	馬足・31	馬足・27
馬足・7		張引・96	馬十・20	張脈・47	陰甲・18	馬足・29
馬足・8		張引・96	馬十・78	張脈・64	陰乙・17	馬足・33
馬足・27		張引・101		張引・27	馬養・49	陰甲・18
馬足・27		馬足・5		張引・28		陰甲・19
陰甲・7		陰甲・14		張引・47		
馬合・12		武・23		張引・68		

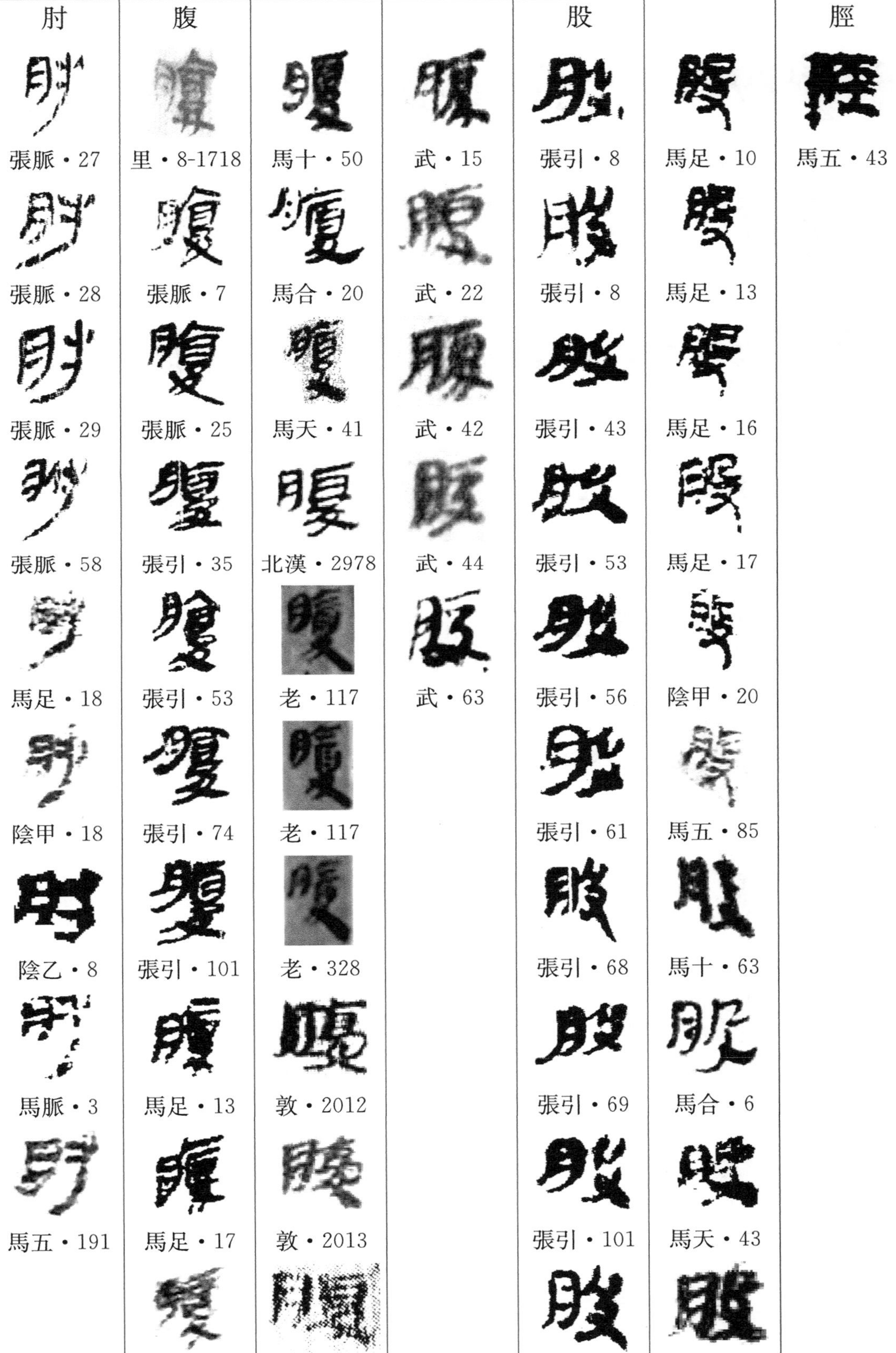
肘
張脈·27
張脈·28
張脈·29
張脈·58
馬足·18
陰甲·18
陰乙·8
馬脈·3
馬五·191
腹
里·8-1718
張脈·7
張脈·25
張引·35
張引·53
張引·74
張引·101
馬足·13
馬足·17
陰甲·13
馬十·50
馬合·20
馬天·41
北漢·2978
老·117
老·117
老·328
敦·2012
敦·2013
肩貳·1
武·15
武·22
武·42
武·44
武·63
股
張引·8
張引·8
張引·43
張引·53
張引·56
張引·61
張引·68
張引·69
張引·101
張引·101
馬足·10
馬足·13
馬足·16
馬足·17
陰甲·20
馬五·85
馬十·63
馬合·6
馬天·43
敦·2013
脛
馬五·43

	胻	腨	肖		脱	胗
武・23	張脈・12	張脈・18	張脈・13	武・47	張脈・18	張脈・8
武・68	張脈・13	張脈・19			張脈・27	
武・84 甲	張引・8	張脈・39			陰甲・15	
	張引・9	陰甲・4			馬養・148	
	張引・10	陰甲・20				
	張引・40	陰甲・28				
	馬足・11					
	馬足・16					
	馬五・336					
	馬五・367					

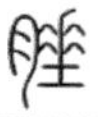 腄	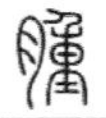 腫	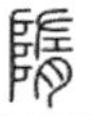 隋	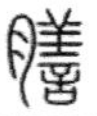 膳	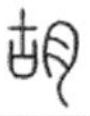 胡		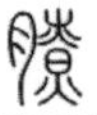 膫
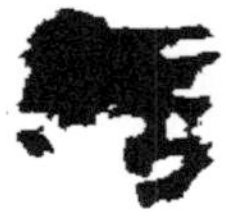 馬五・53	膧	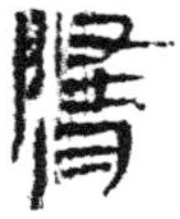 張脈・8	饍	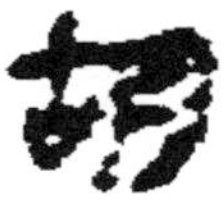 馬五・103	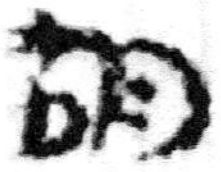 武・3	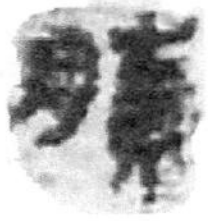 馬五・336
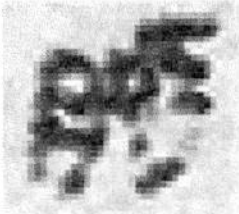 馬養・200	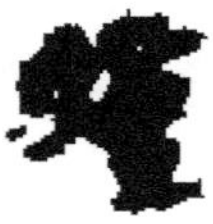 陰乙・5	馬五・241	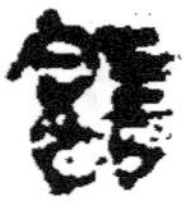 馬五・351	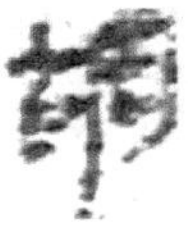 馬五・208	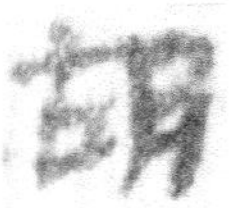 武・37	〈䐗〉
	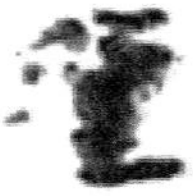 陰乙・8	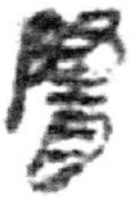 馬五・260	馬五・356	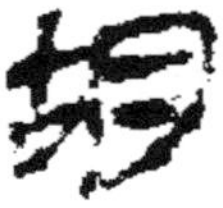 馬五・208	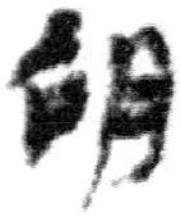 武・79	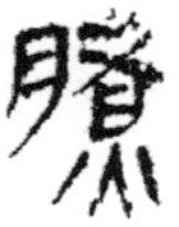 張脈・12
	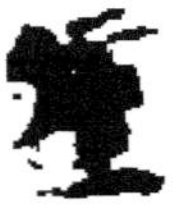 陰乙・9	馬五・338	馬五・359	馬五・220	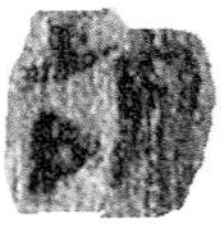 尚・181	
	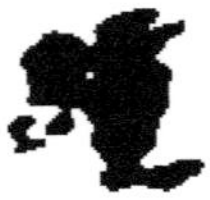 陰乙・15	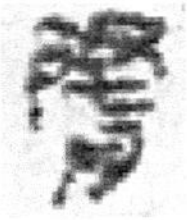 馬養・200	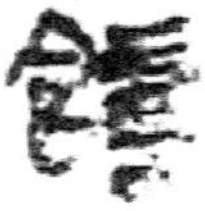 馬五・370			
		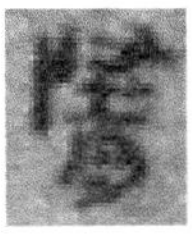 馬胎・4				
		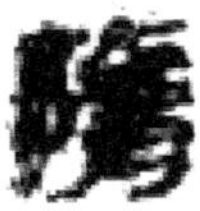 敦・2013				

脂	肒	胥	朐	膞	脩	脯
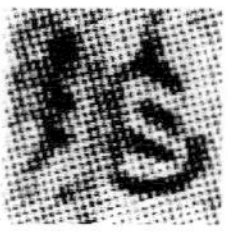 周方・324	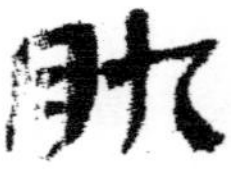 張脈・25	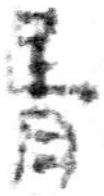 馬十・81	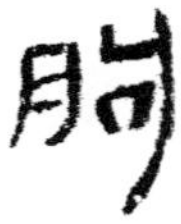 張脈・54	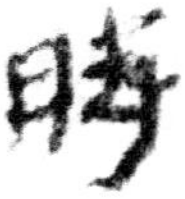 武・88 甲	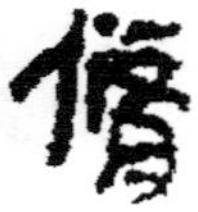 馬五・254	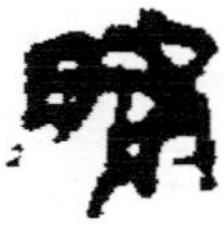 馬養・31
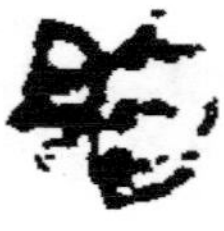 馬五・360	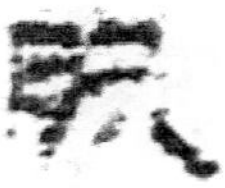 陰甲・12	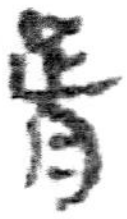 馬十・86	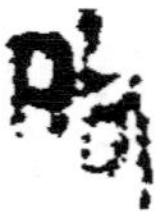 馬五・目	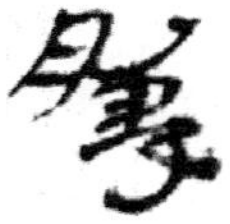 武・88 乙	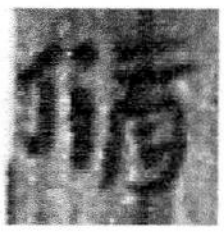 馬合・9	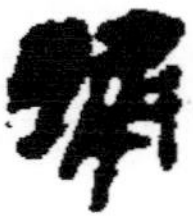 馬養・31
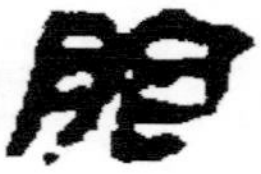 馬養・18	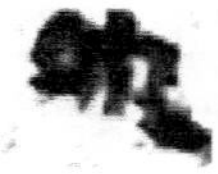 陰乙・6	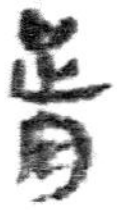 馬十・86	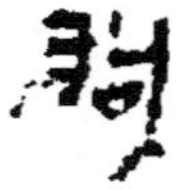 馬五・3		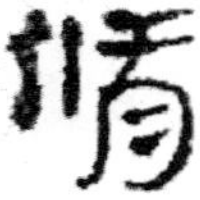 馬合・17	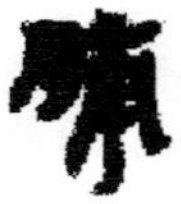 馬養・128
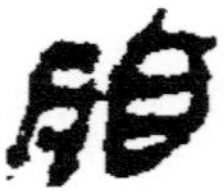 馬養・79			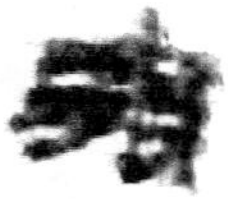 馬五・278		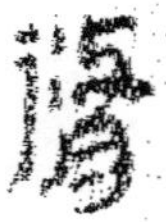 馬天・36	
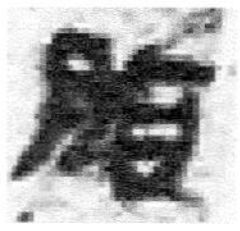 馬養・175						
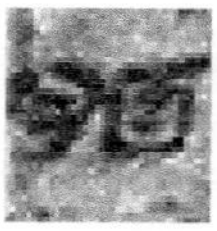 馬房・殘						
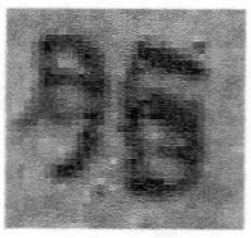 馬胎・4						
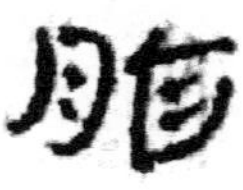 馬合・29						
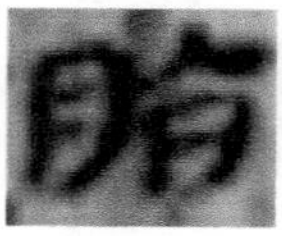 老・109						

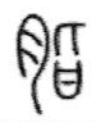

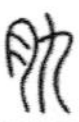

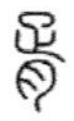

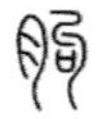

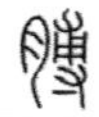

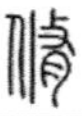

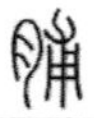

腐

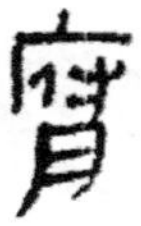

張脈・50

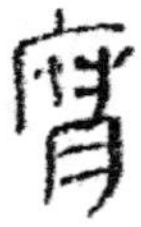

張脈・52

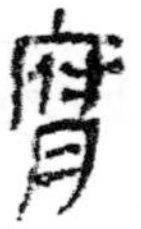

張脈・56

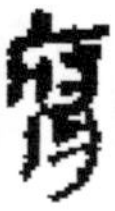

馬十・35

[illegible]

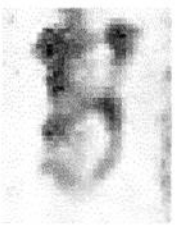

陰乙・6

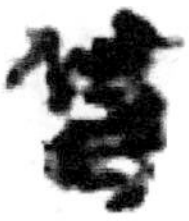

阴乙・14

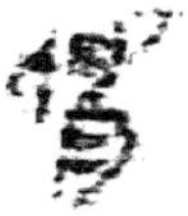

馬候・2

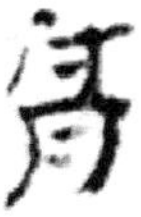

武・69

胕

膠

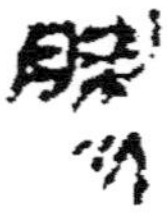

馬五・133

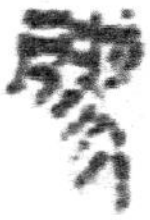

馬五・181

馬五・194

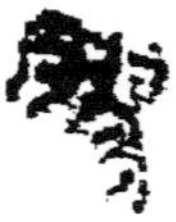

馬五・317

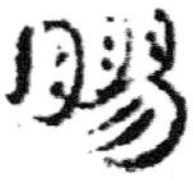

馬合・29

䐜

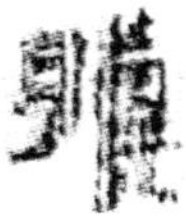

張引・62

腏

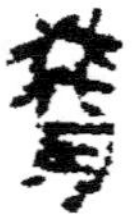

[illegible]

馬五・253

膊

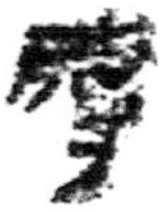

馬足・1

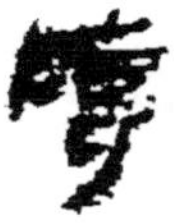

馬足・3

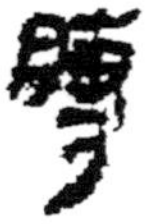

馬足・13

馬足・14

散

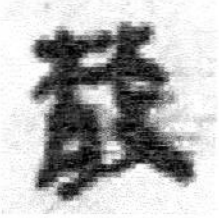

馬十・31

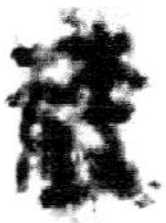

馬十・81

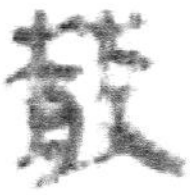

馬十・87

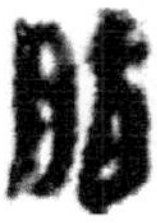

##

武・56

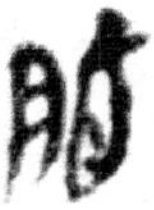

武・82 甲

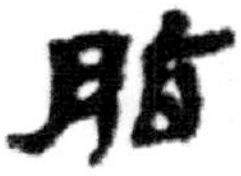

武・85 乙

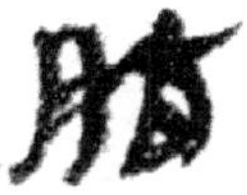

武・87 甲

	⿱冂月	肥		⿰月谷	⿰月最	腩
	⿱冖月	肥				
	⿱龷月				⿱最月	⿰月甚
張引·48		周方·309	武·45	馬足·3		
張引·92	馬五·45	張脈·55	武·77	馬足·13	馬五·231	馬足·6
張引·92	馬五·46	馬五·254		馬脈·3		馬足·8
				⿰谷月		
張引·93		馬五·268				
張引·93		馬五·366		馬足·13		
張引·93		馬五·414				
馬五·369		馬養·51				
		馬養·179				

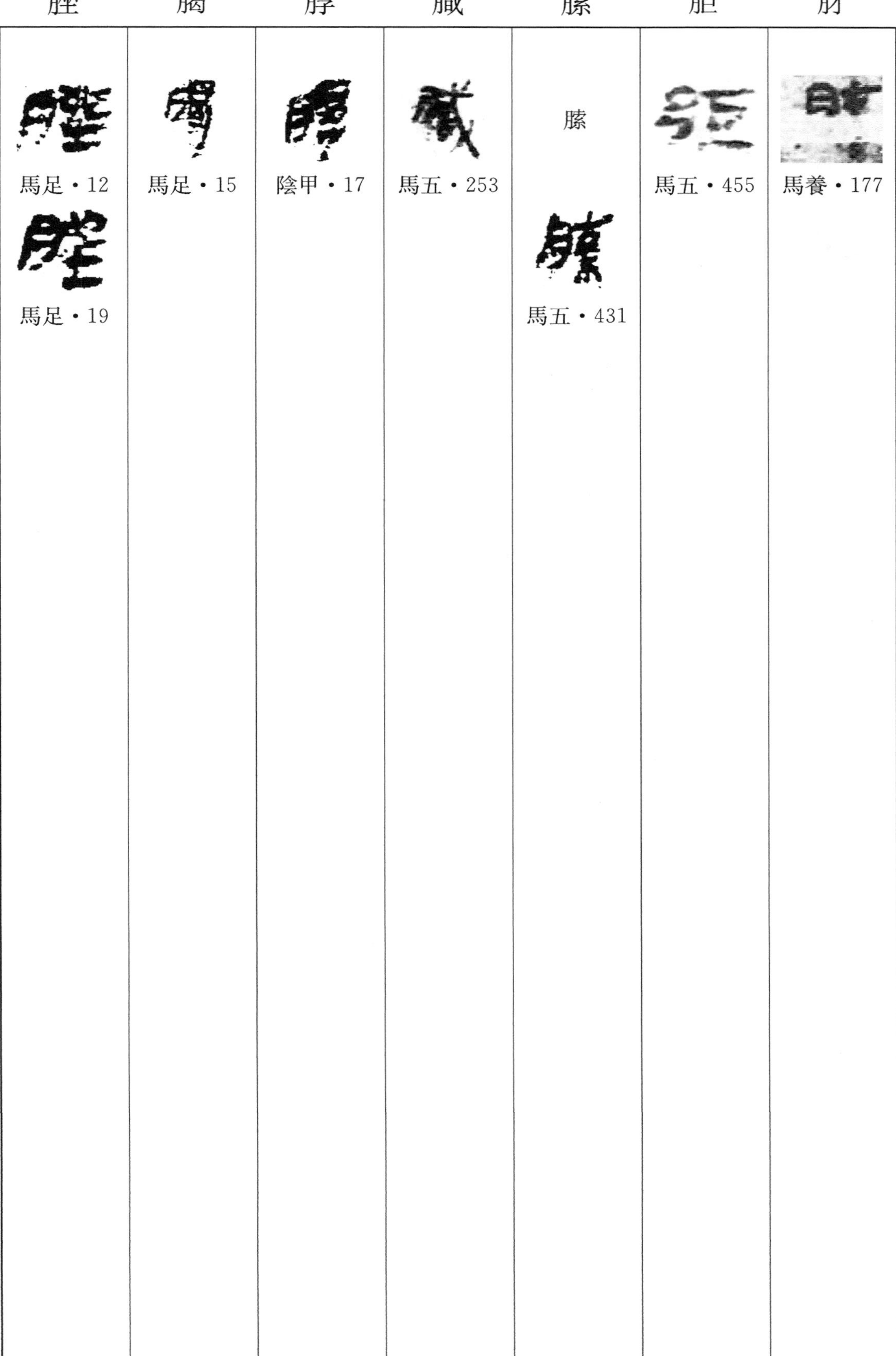

脞	月曷	脝	膱	膝	脏	財
馬足・12	馬足・15	陰甲・17	馬五・253	膝	馬五・455	馬養・177
馬足・19				馬五・431		

肦	⿰月留	胺	胋	脊	筋	
				脊	筋	
武・88甲	馬十・63	敦・1996	馬五・484	張脈・25	張脈・46	馬十・71
武・88乙	馬十・69	宵			張脈・52	馬合・3
		敦・2004			張脈・54	馬合・4
					張脈・55	馬天・45
					張引・11	⿱艹肋
					張引・43	馬合・26
					張引・93	
					張引・99	
					馬足・25	
					馬胎・9	

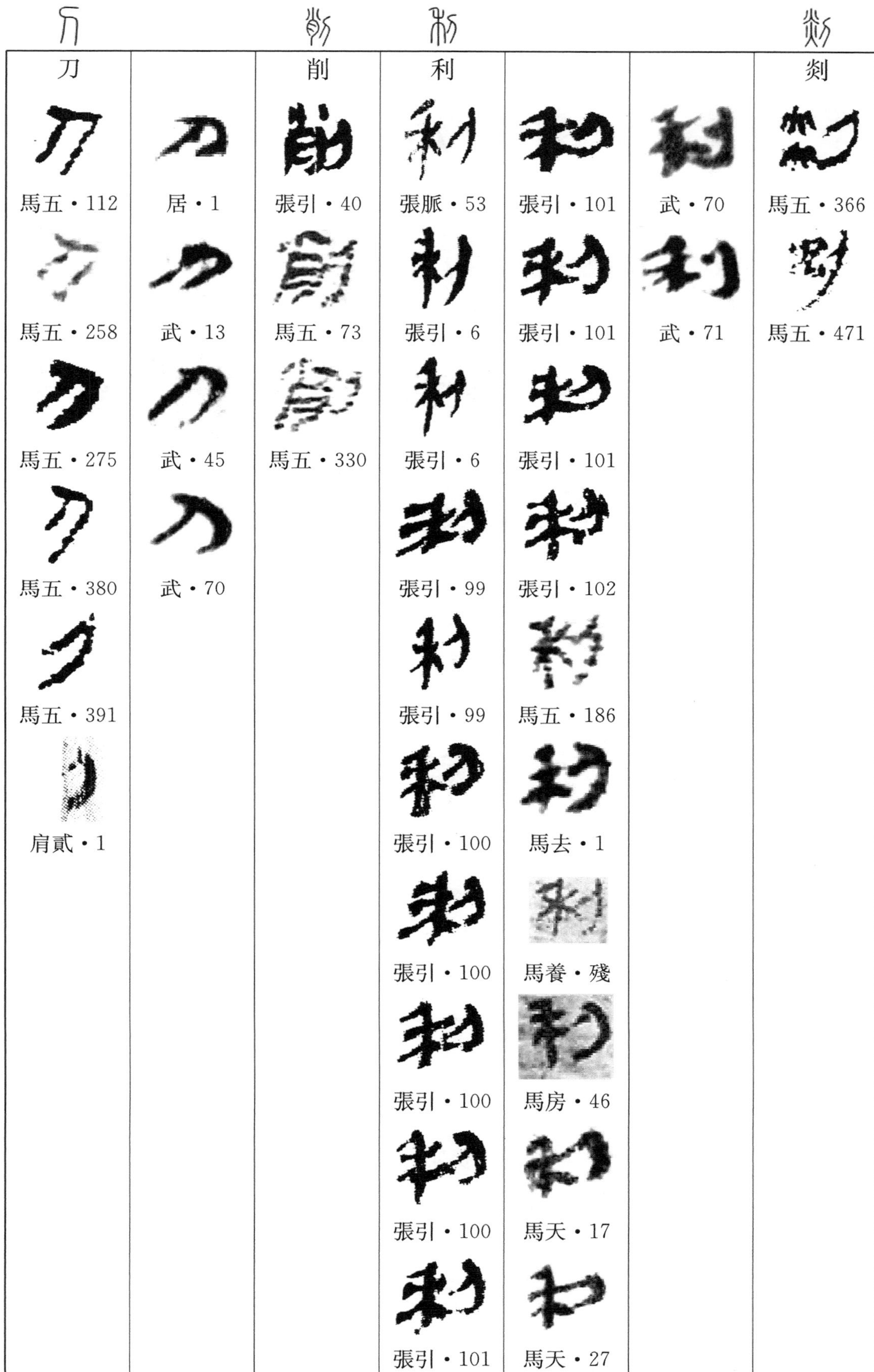
刀
馬五・112
馬五・258
馬五・275
馬五・380
馬五・391
肩貳・1
居・1
武・13
武・45
武・70
削
張引・40
馬五・73
馬五・330
利
張脈・53
張引・6
張引・6
張引・99
張引・99
張引・100
張引・100
張引・100
張引・100
張引・101
張引・101
張引・101
張引・101
張引・102
馬五・186
馬去・1
馬養・殘
馬房・46
馬天・17
馬天・27
武・70
武・71
剡
馬五・366
馬五・471

初		前				則
馬五・147	武・56	里・8-1290	張引・70	馬養・35	武・58	張脈・20
馬五・236		周方・327	張引・96	馬養・91	武・61	張脈・24
馬五・300		周方・342	張引・101	馬養・129	尚・181	張脈・24
		張脈・10	馬足・5	馬房・21		張脈・29
		張脈・20	陰甲・5	馬房・21		張脈・35
		張引・19	馬五・70	馬天・36		張脈・35
		張引・22	馬五・129			張脈・37
		張引・28	馬五・251			張脈・40
		張引・35	馬五・299			張脈・46
		張引・56	馬五・439			張脈・50

		剛	切	刋	刻	剖
張脈・51	陰乙・5	馬養・5	馬五・309	馬五・425	武・79	馬五・258
張脈・55	馬脈・4	⿱冈⿰山刂		馬五・殘		
張脈・57	馬候・3	馬十・99		馬養・65		
張引・14	馬五・31					
張引・92	馬去・1					
張引・93	馬養・198					
張引・112	馬十・18					
陰甲・5	馬十・25					
陰甲・20	馬十・97					
陰甲・32	馬天・4					

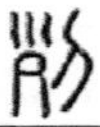

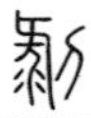

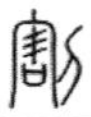

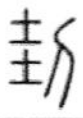

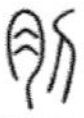

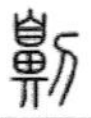

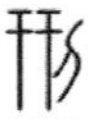

列	剝	割	封	刖	劓	刑
馬候·1	剶	[illegible]	居·1	馬五·380	馬十·88	馬五·350
	周方·317	馬五·380				馬養·127
	馬五·112					馬養·148
	馬五·112					馬射·21
	馬五·259					
	馬五·259					

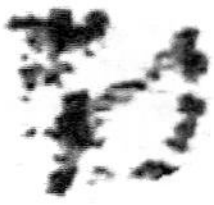

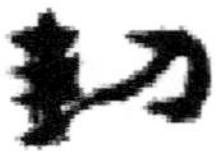

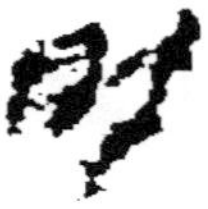

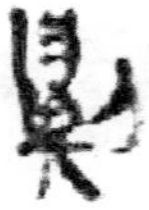

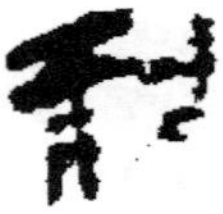

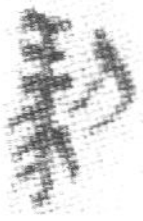

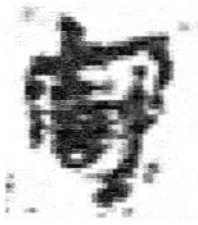

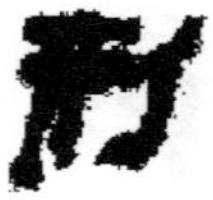

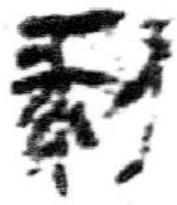

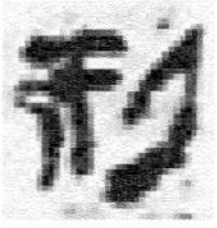

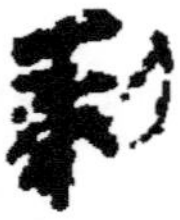

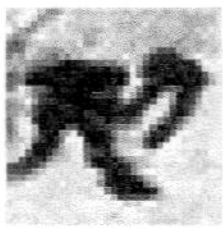

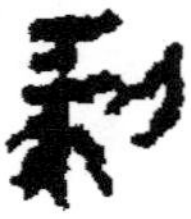

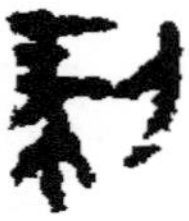

角

張脈・17

陰乙・1

馬五・90

馬五・257

馬五・257

馬養・目

劍

周方・323

創

武・13

武・13

武・13

武・14

武・15

武・52

武・62

武・66

武・87 甲

武・87 乙

刃

馬五・10

馬天・2

劇

張引・108

刺

刾

馬五・265

馬天・41

剌

武・19

武・20

武・20

武・25

刋

武・90 甲

⿰尊刂

馬五・41

⿰酋刂

馬五・378

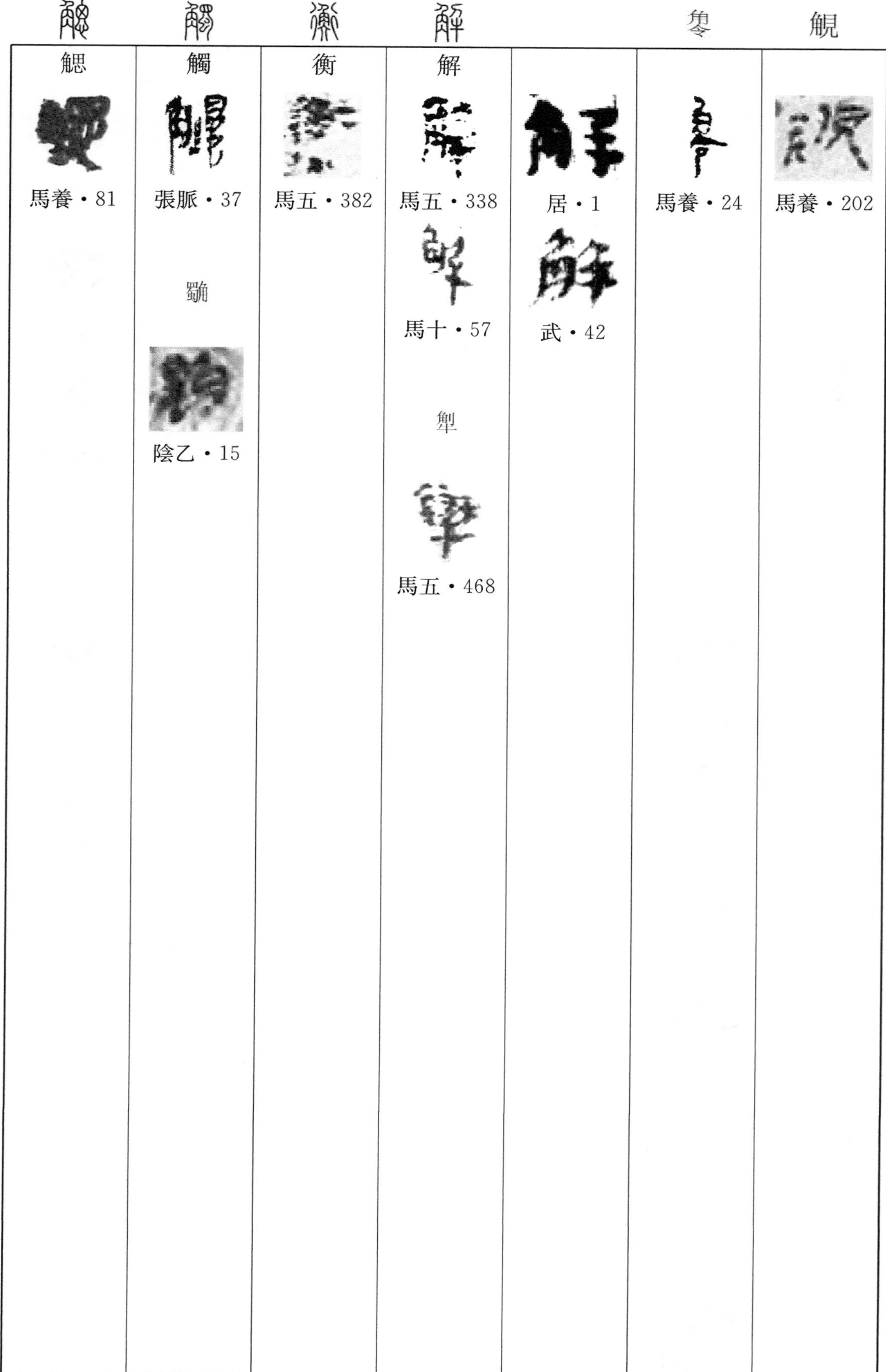

䰟
馬養・81
䚢
張脈・37
𩪮
陰乙・15
衡
馬五・382
解
馬五・338
馬十・57
觧
馬五・468
居・1
武・42
㒼
馬養・24
䚩
馬養・202

卷五

竹	箬	節		籍	籥
馬五・240	馬養・54	里・8-1221	馬養・114	馬五・102	張引・111
馬五・335	馬養・174	張脈・15	馬養・163		馬養・21
馬養・114		張脈・15	馬養・181		馬養・23
		張脈・56	馬養・218		馬養・117
		陰甲・7	馬胎・3		
		馬五・26	馬十・70		
		馬五・424	馬天・33		
		馬卻・1	茚		
		馬養・4	馬合・9		
		馬養・6			

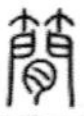

篳

篳

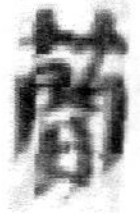

張脈・63

笄

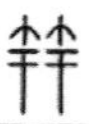

笄

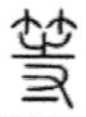

馬五・452

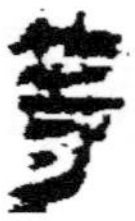

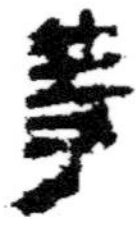

馬天・48

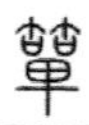

簭

簭

筮

馬五・目

馬五・61

符

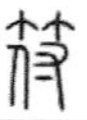

符

馬五・447

馬五・447

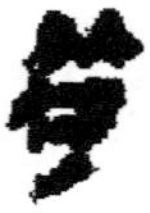

馬養・127

苻

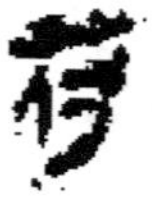

馬養・127

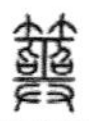

等

等

馬五・24

武・48

馬五・212

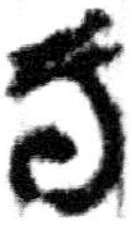

武・56

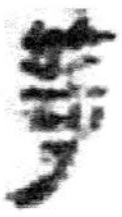

馬五・250

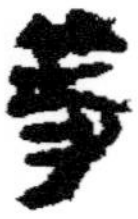

馬五・272

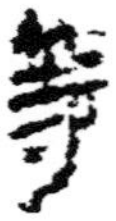

馬五・352

馬五・382

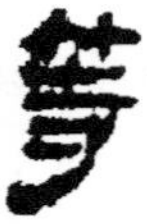

馬養・108

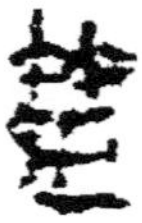

馬養・121

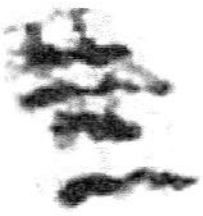

馬養・152

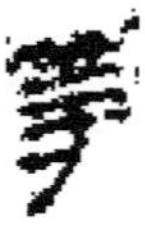

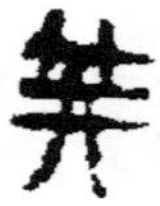

馬房・殘

簡

簡

北秦・4-261

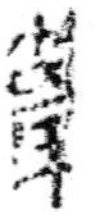

簧

馬五・246

箴

葴

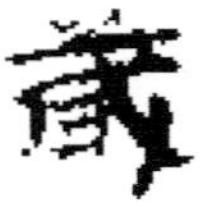

武・19

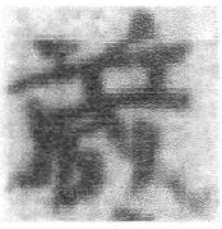

武・19

策

筴

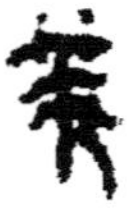

馬五・166

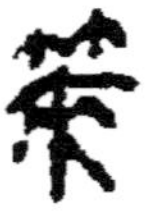

馬養・83

馬養・93

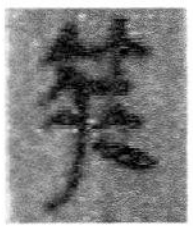

馬十・12

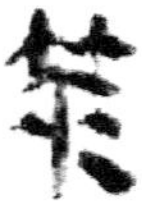

馬十・98

竿

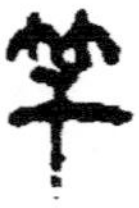

馬養・77

箾

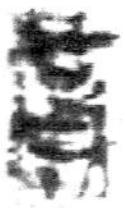

馬五・211

篗

馬五・216

箸

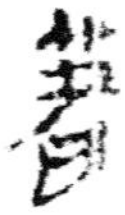

張引・72

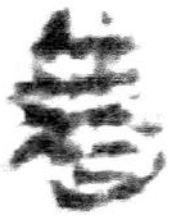

馬五・殘

著

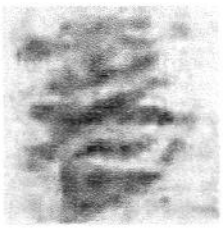

馬五・264

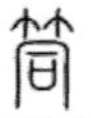 筒	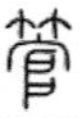 管	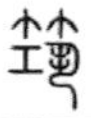 筑	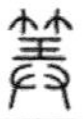 箅	篋	笛	筊
筒	管	筑	箅			
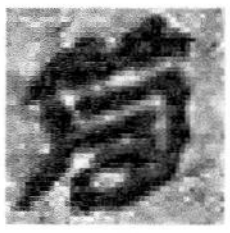 馬房・10 馬房・14	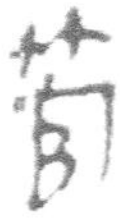 張脈・6	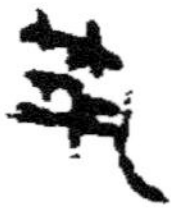 馬五・90	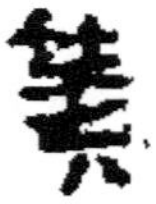 馬五・484	馬五・408	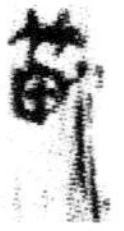 周方・374 馬五・375	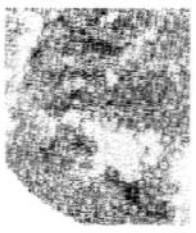 馬導・40

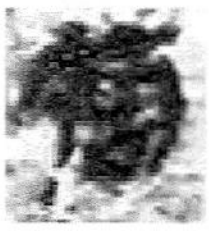

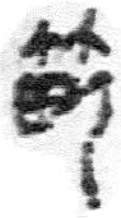

箕					丌	畀
馬五・369	張脈・38	陰乙・9	馬養・154	馬禁・6	張引・49	張引・48
馬五・454	張脈・47	馬脈・4	馬養・176	馬禁・11	北秦・4-261	馬足・20
其（籀文）	張脈・52	馬五・62	馬養・殘	武・5	馬十・33	馬天・9
里・8-1376	張脈・55	馬五・126	馬房・44	武・48	馬十・44	
周方・346	張脈・59	馬五・191	馬射・21	武・49	馬十・52	
張脈・2	張引・41	馬五・409	馬胎・34	武・49	馬十・64	
張脈・3	張引・80	馬養・55	馬十・91	武・49	馬十・71	
張脈・12	張引・92	馬養・74	馬合・8	武・56	馬十・78	
張脈・19	張引・107	馬養・76	馬天・2	武・61	馬十・78	
張脈・29	陰甲・12	馬養・88	老・346	武・84乙	老・156	

左			式	巧	巨	巫
里・8-876	張引・70	馬禁・3	張脈・58	馬十・48	張引・105	馬五・453
周方・341	張引・80	馬禁・9	馬脈・4		陰乙・16	馬十・53
周方・344	張引・88	馬禁・11			陰乙・17	馬十・58
張脈・9	張引・90	武・26				馬十・59
張引・28	張引・95					馬十・59
張引・43	張引・95					
張引・45	馬五・53					
張引・56	馬五・203					
張引・57	馬養・203					
張引・61	馬天・35					

甘		猒	甚		曰	
馬五・1	武・52	陰乙・1	周方・325	武・43	里・8-1057	馬五・66
馬五・23	武・82乙		張脈・20	武・53	周方・332	馬五・103
馬五・117	尚・181		張脈・24	武・62	周方・338	馬五・104
馬養・目			陰甲・26	武・85乙	周方・343	馬五・109
馬十・5			陰乙・3	武・5	北秦・4-028	馬五・111
馬十・29			馬五・35	武・79	張脈・59	馬五・264
馬天・53			馬養・206		張引・10	馬五・390
紀・13			馬十・44		張引・11	馬養・146
			馬天・2		張引・91	馬養・223
			敦・1997		馬五・52	馬房・殘

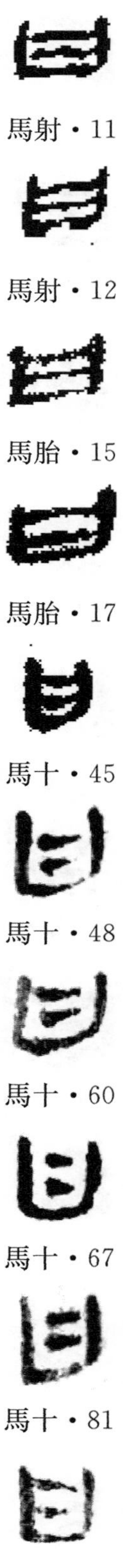

馬射・11
馬射・12
馬胎・15
馬胎・17
馬十・45
馬十・48
馬十・60
馬十・67
馬十・81
馬十・89

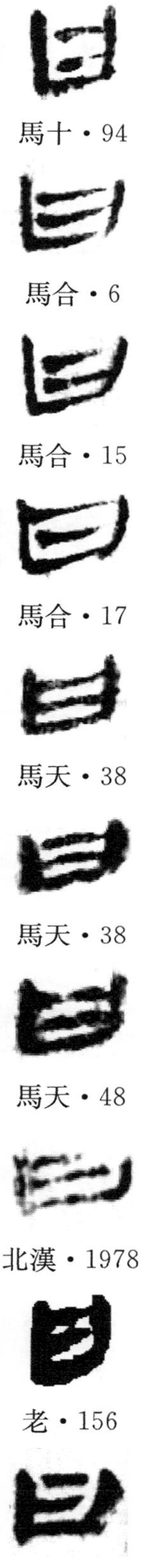

馬十・94
馬合・6
馬合・15
馬合・17
馬天・38
馬天・38
馬天・48
北漢・1978
老・156
武・84甲

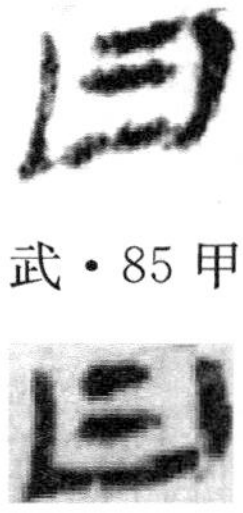

武・85甲
武・85乙

朁

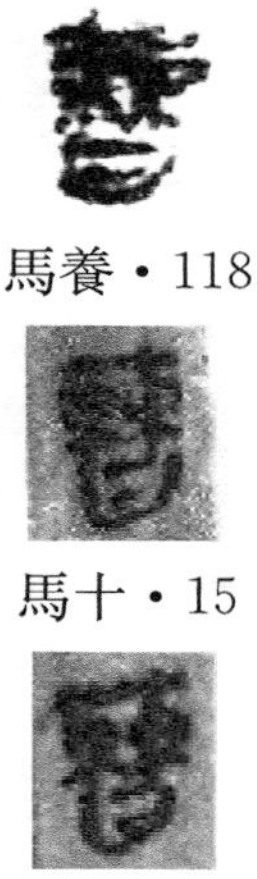

馬養・118
馬十・15
馬十・22

乃

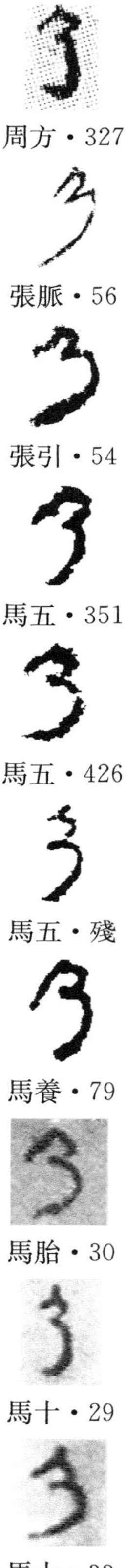

周方・327
張脈・56
張引・54
馬五・351
馬五・426
馬五・殘
馬養・79
馬胎・30
馬十・29
馬十・33

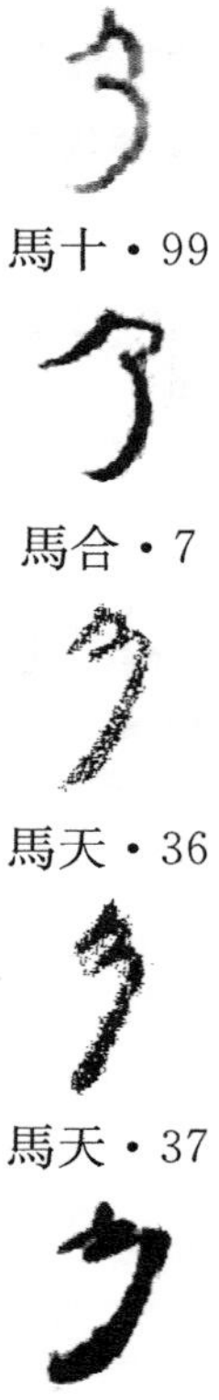

馬十・99
馬合・7
馬天・36
馬天・37
馬天・44

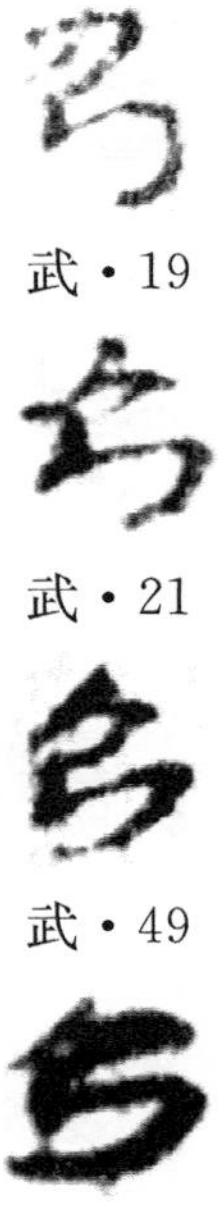

武・19
武・21
武・49
武・70

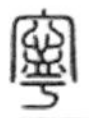

寧	可		奇	于	平	
馬十・73	周方・340	羅・39正	馬十・7	陰乙・1	馬五・405	武・21
寕	張脈・7	肩壹・2		陰乙・3	馬養・48	武・84乙
敦・2052	馬足・23	武・25		陰乙・4	馬十・92	
	陰乙・16	武・64		陰乙・14	馬十・97	
	馬五・126			陰乙・16	馬合・22	
	馬養・50				馬天・38	
	馬十・17				馬天・42	
	馬天・11					
	北漢・2978					
	老・213					

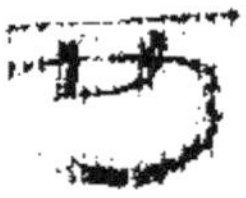

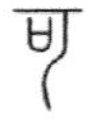

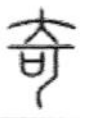

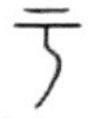

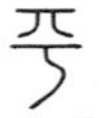

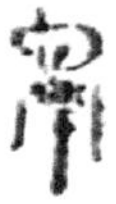

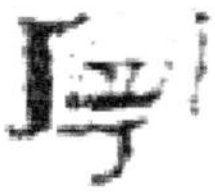

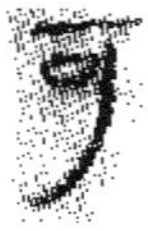

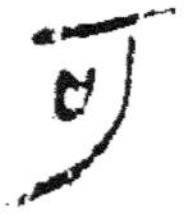

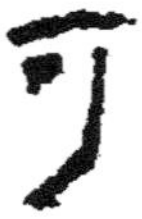

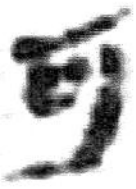

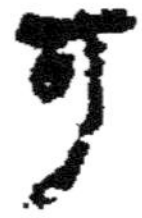

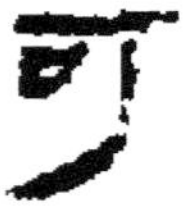

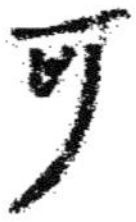

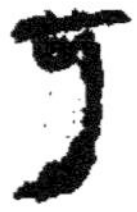

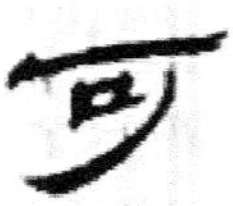

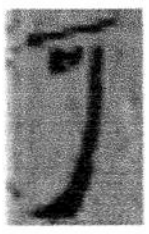

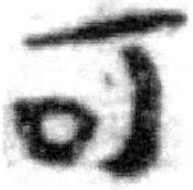

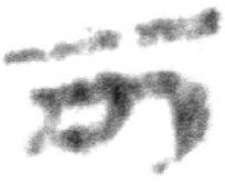

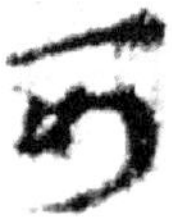

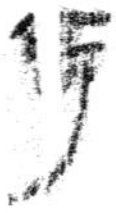

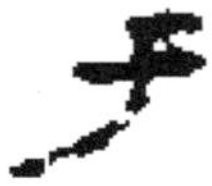

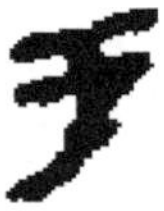

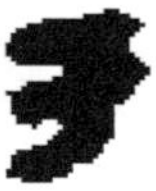

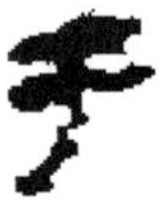

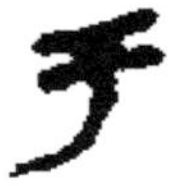

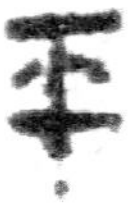

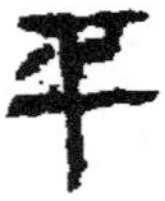

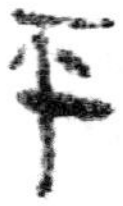

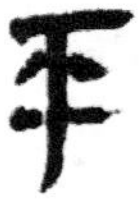

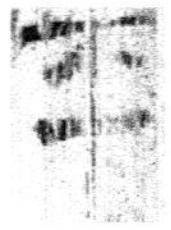

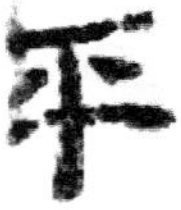

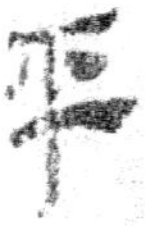

嘗	喜	彭	鼓		豆	
馬五・36	張脈・24	張脈・44	馬五・169	馬天・54	馬足・2	武・56
馬五・65	張引・107	張引・1			武・18	武・69
馬五・136	張引・107	馬十・48			武・29	
馬五・302	張引・108	馬十・48			武・31	
馬五・372	陰甲・10					
馬五・440	馬十・46					
馬五・451	馬十・53					
馬養・193						

虞	虖	虐	虎	虒	盂	盛
馬五・52	張引・33	陰乙・4	張引・26	馬五・196	馬五・95	周方・309
	張引・77		張引・64			周方・341
	張引・97		張引・64			馬五・52
	張引・104		張引・64			馬養・4
	張引・105		張引・100			馬養・52
	張引・105		馬五・380			馬養・72
	張引・109		馬合・15			馬房・41
	馬十・48					馬十・11
	馬十・89					馬十・13
	馬天・7					武・16

益			醯	盆	盧	⿱有皿
周方・310	武・71	監	馬五・127	馬足・8	馬五・68	馬五・279
張脈・29	武・89 甲	馬五・115	馬五・202	陰甲・34	馬五・264	馬五・280
張脈・57		馬五・287	馬五・229	馬合・2	馬五・360	馬五・281
張脈・58		馬養・127	馬五・249		馬五・372	馬五・281
張引・2		馬養・殘	馬五・260		馬五・376	馬五・281
張引・5		盜	馬五・356		馬五・422	馬五・281
張引・53		馬五・326	馬五・388		馬五・423	
張引・98		溢	馬養・51		馬五・431	
馬五・24		武・58	馬養・128		武・11	
馬五・174			馬房・35			

去	盇		盡	盈		
周方·329	馬天·12	馬房·51	里·8-1620	里·8-1629	武·65	馬五·297
張脈·57		馬十·49	張脈·13	張脈·13		馬養·目
張引·34		馬天·50	張脈·13	張脈·13		馬養·14
張引·109		敦·1997	馬五·55	張脈·51		馬養·36
馬五·98		武·35	馬五·93	張脈·53		馬養·151
馬五·102		武·49	馬五·172	馬五·186		馬養·殘
馬五·107			馬五·187	馬十·17		馬十·80
馬五·357			馬養·91	馬合·27		馬天·14
馬五·387			馬養·93	馬天·33		馬天·18
馬五·460			馬養·129	老·117		老·156

馬養·目

馬養·47

馬養·61

馬養·78

馬房·10

馬十·53

馬禁·8

馬天·15

敦·2001

武·17

武·61

武·71

武·69

武·80乙

武·82甲

武·89乙

血

周方·319

北秦·4-248

張脈·9

張脈·10

張脈·41

馬候·3

馬五·13

馬五·261

馬五·351

馬養·132

馬房·殘

馬射·21

馬胎·7

馬十·68

馬合·27

馬天·36

北漢·2664

老·117

敦·2013

武·9

武·50

武·63

武·69

衄

武·64

洏

馬足·4

馬足·11

盥

膿

（俗字）

武·68

武·69

⿰月盥

馬脈·4

馬脈·5

⿱林大

馬五·266

主		音	丹		青	
張脈・19	陰甲・17	馬五・2	周方・377	武・11	馬五・51	老・213
張脈・25	陰甲・19	馬五・6	馬五・130	武・50	馬五・92	老・196
張脈・29	陰甲・21	馬五・24	馬五・328	武・86甲	馬五・115	居・8
張脈・41	陰乙・8	馬五・60	馬養・61		馬五・116	
張脈・47	陰乙・17	馬五・98			馬五・261	
張脈・50	馬脈・9	馬五・185			馬五・264	
張脈・64	敦・2001	馬五・216			馬五・202	
陰甲・12		馬五・451			馬五・21	
		馬養・殘			馬五・16	
					馬五・32	

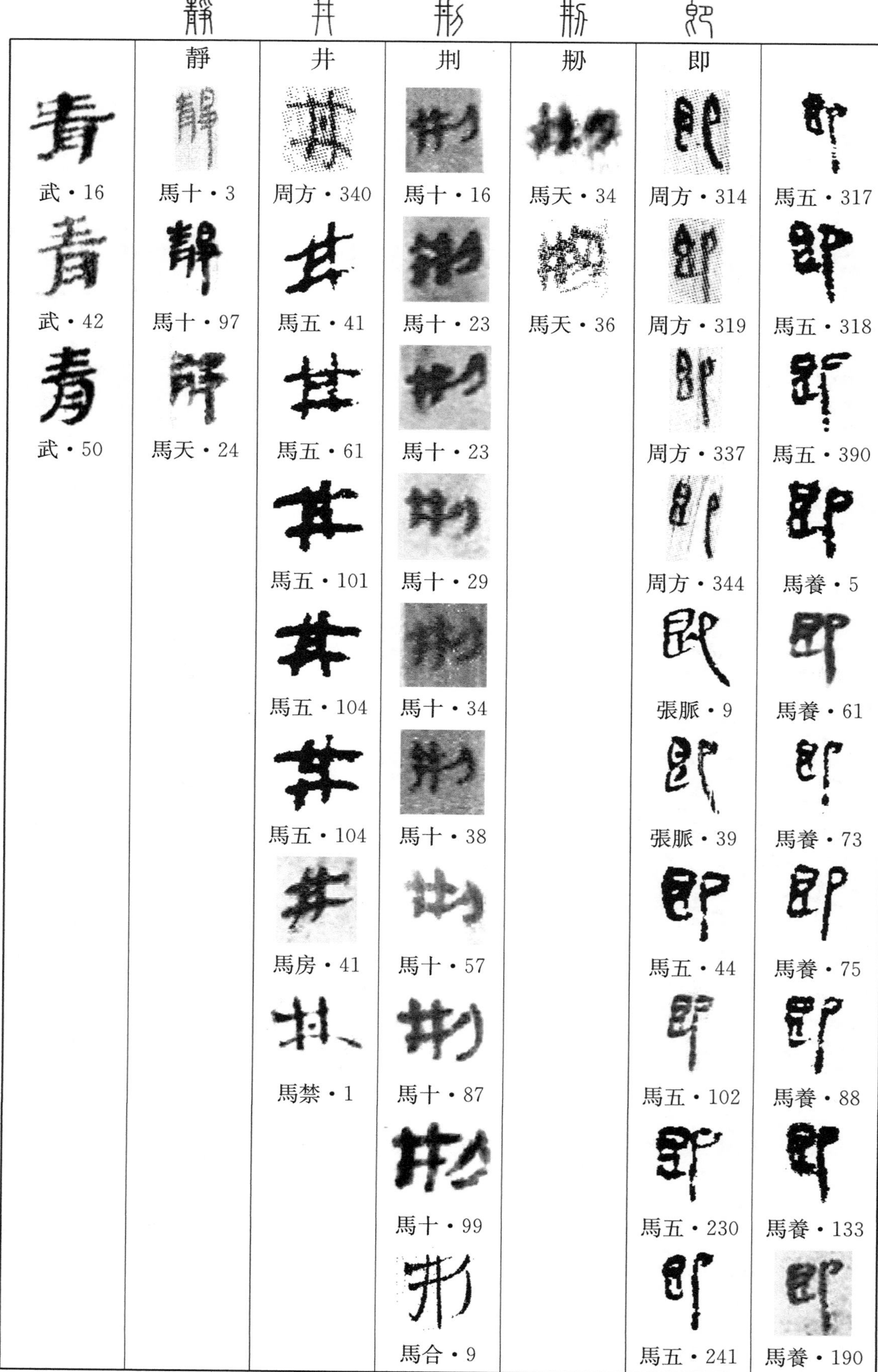

	靜	井	𠛬	刱	即	
武·16	馬十·3	周方·340	馬十·16	馬天·34	周方·314	馬五·317
武·42	馬十·97	馬五·41	馬十·23	馬天·36	周方·319	馬五·318
武·50	馬天·24	馬五·61	馬十·23		周方·337	馬五·390
		馬五·101	馬十·29		周方·344	馬養·5
		馬五·104	馬十·34		張脈·9	馬養·61
		馬五·104	馬十·38		張脈·39	馬養·73
		馬房·41	馬十·57		馬五·44	馬養·75
		馬禁·1	馬十·87		馬五·102	馬養·88
			馬十·99		馬五·230	馬養·133
			馬合·9		馬五·241	馬養·190

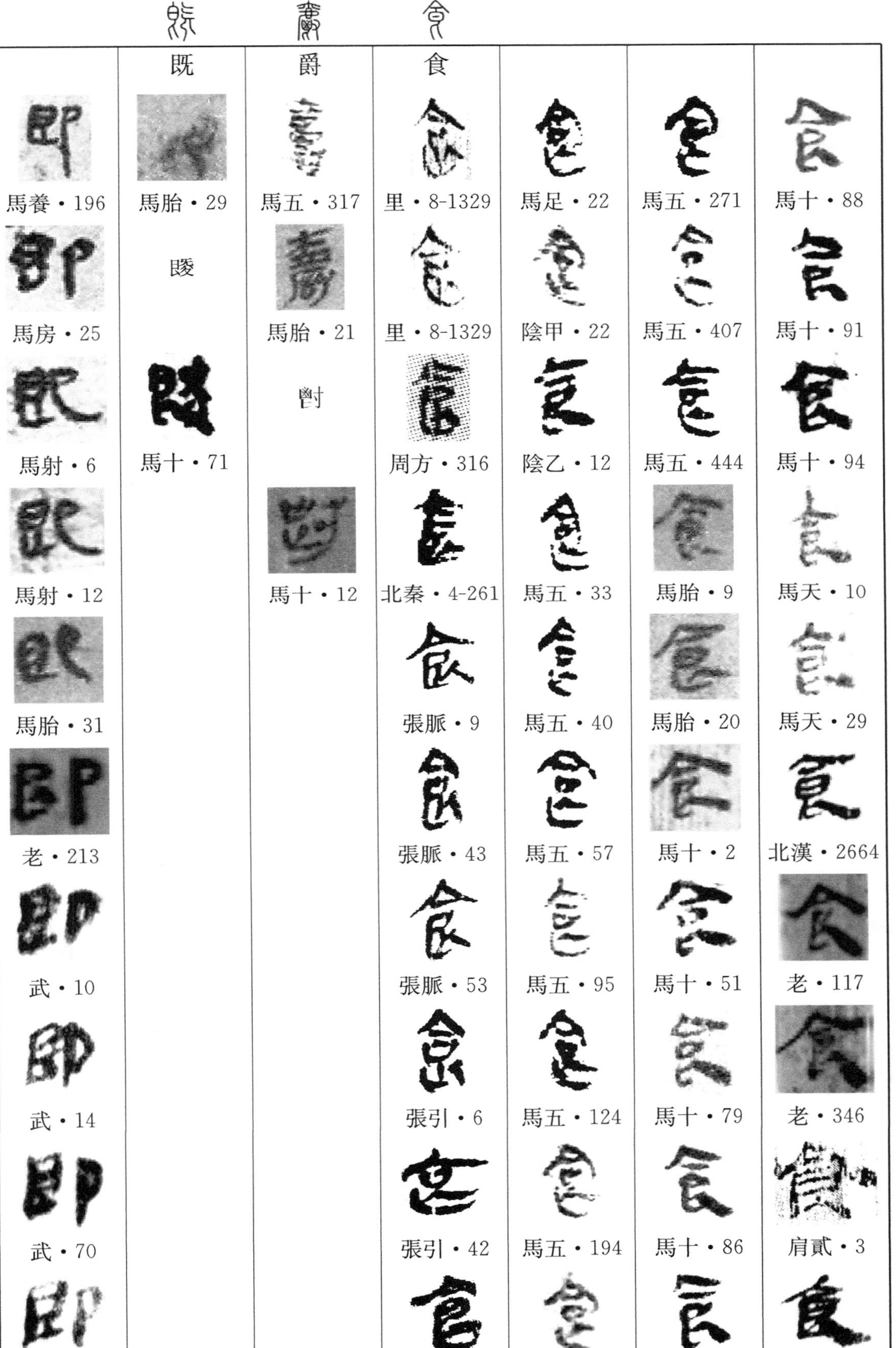

即	既	爵	食	食	食	食
馬養・196	馬胎・29	馬五・317	里・8-1329	馬足・22	馬五・271	馬十・88
馬房・25	䁐	馬胎・21	里・8-1329	陰甲・22	馬五・407	馬十・91
馬射・6	馬十・71	尌	周方・316	陰乙・12	馬五・444	馬十・94
馬射・12		馬十・12	北秦・4-261	馬五・33	馬胎・9	馬天・10
馬胎・31			張脈・9	馬五・40	馬胎・20	馬天・29
老・213			張脈・43	馬五・57	馬十・2	北漢・2664
武・10			張脈・53	馬五・95	馬十・51	老・117
武・14			張引・6	馬五・124	馬十・79	老・346
武・70			張引・42	馬五・194	馬十・86	肩貳・3
武・80乙			張引・103	馬五・251	馬十・86	武・29

	飴	餅	養		飯	
武・45	紀・13	馬五・5	張脈・3	居新・9	張引・53	肩貳・2
武・61			張脈・15	武・15	張引・53	武・8
武・76			馬五・259	武・73	張引・53	武・81
武・82乙			馬養・50	武・84甲	馬五・434	武・84乙
			馬十・51		馬養・105	
			馬合・4		馬養・112	
			馬合・24		馬養・131	
			馬天・53		馬養・165	
			武・85乙		馬養・177	
					馬房・殘	

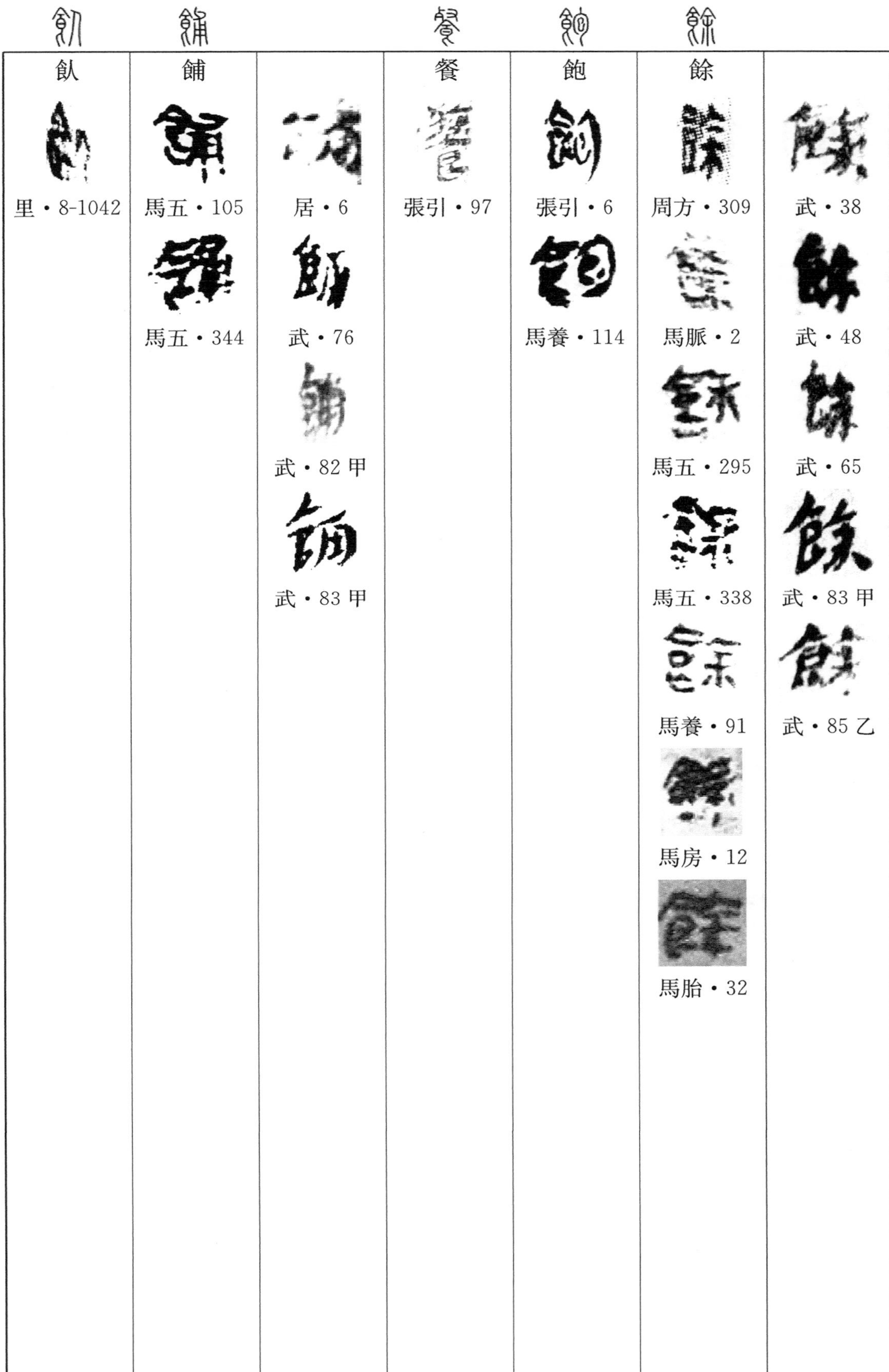

飤	餔		餐	飽	餘	
里・8-1042	馬五・105	居・6	張引・97	張引・6	周方・309	武・38
	馬五・344	武・76		馬養・114	馬脈・2	武・48
		武・82甲			馬五・295	武・65
		武・83甲			馬五・338	武・83甲
					馬養・91	武・85乙
					馬房・12	
					馬胎・32	

館	饐	飢	餰	飻	餀	合
館	饐	飢				合
 張脈・27	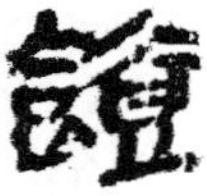 張脈・41	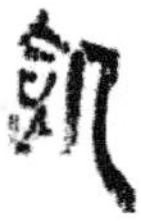 張脈・40	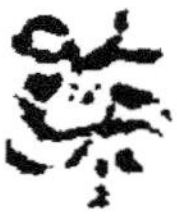 馬五・78	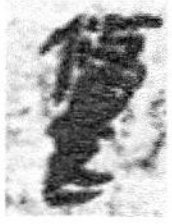 馬養・177	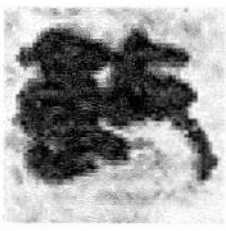 馬射・8	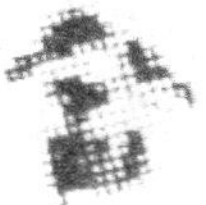 周方・378
	陰甲・31	張引・6				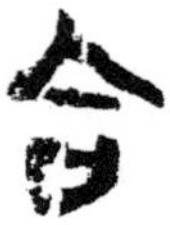 張引・86
		張引・109				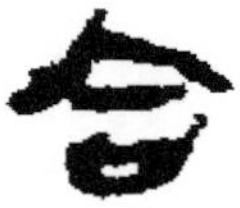 馬五・24
						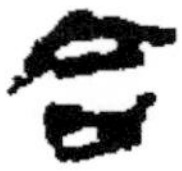 馬五・68
						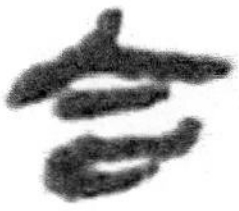 馬養・65
						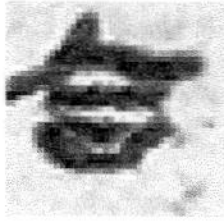 馬養・219
						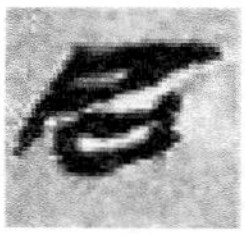 馬房・22
						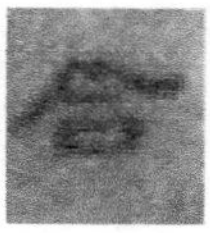 馬胎・1
						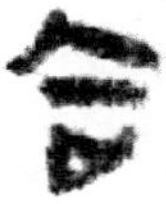 馬十・63
						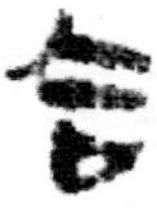 馬十・85

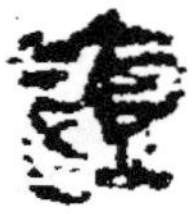

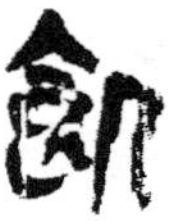

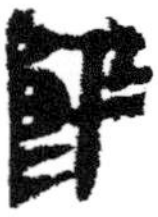

會

馬五・281

馬十・66

舍

馬天・8

馬天・8

武・88 甲

今

馬五・104

馬五・108

馬五・109

馬五・111

馬五・206

馬五・219

馬五・221

馬五・390

馬養・207

馬十・67

侖

張引・111

僉

張引・9

武・4

武・56

武・79

武・82 甲

武・83 甲

武・84 乙

馬合・1

敦・2012

居・10

額・1

武・8

武・29

武・52

武・69

武・81

武・88 乙

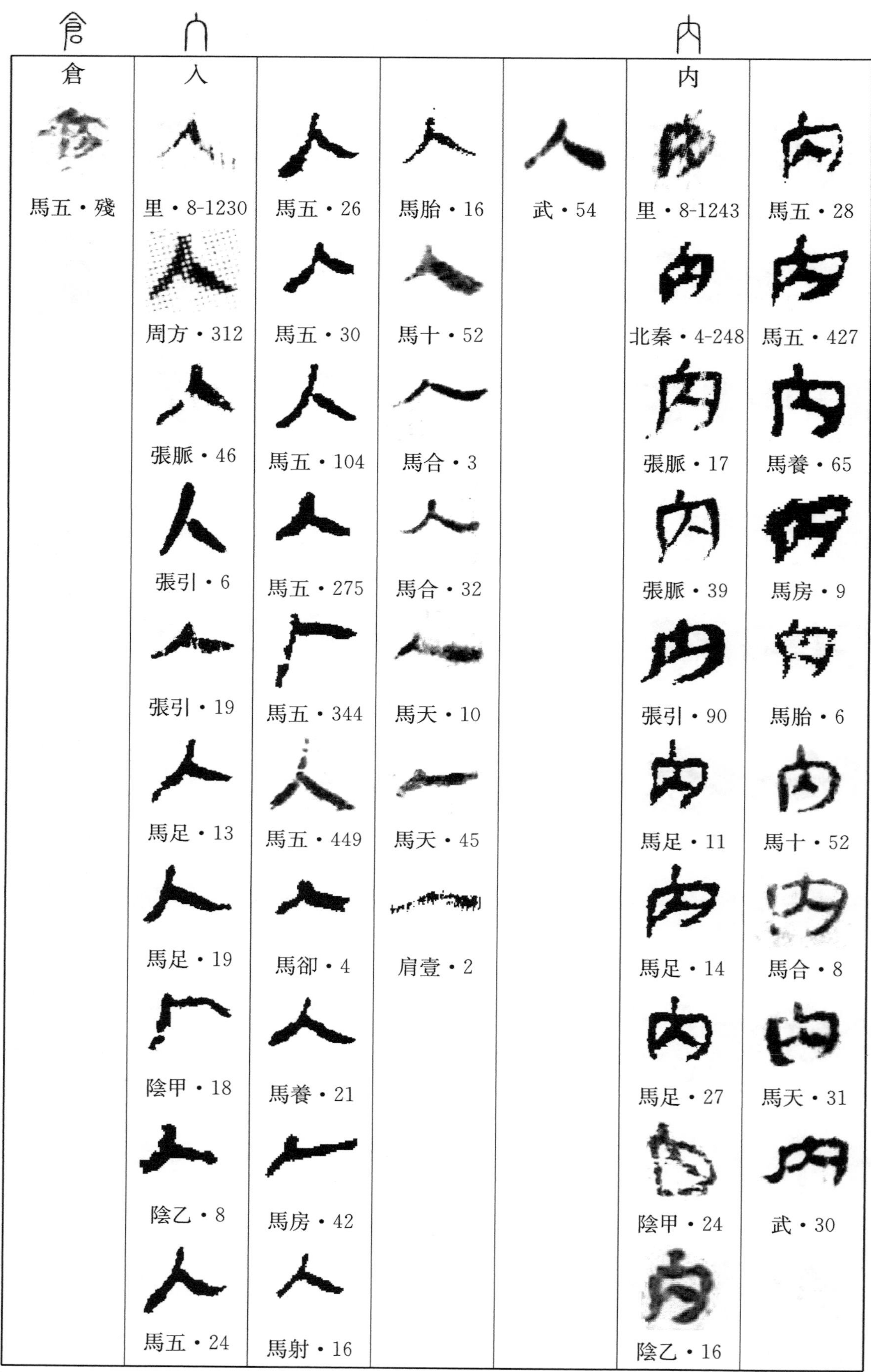

倉	入				內	
馬五・殘	里・8-1230	馬五・26	馬胎・16	武・54	里・8-1243	馬五・28
	周方・312	馬五・30	馬十・52		北秦・4-248	馬五・427
	張脈・46	馬五・104	馬合・3		張脈・17	馬養・65
	張引・6	馬五・275	馬合・32		張脈・39	馬房・9
	張引・19	馬五・344	馬天・10		張引・90	馬胎・6
	馬足・13	馬五・449	馬天・45		馬足・11	馬十・52
	馬足・19	馬卻・4	肩壹・2		馬足・14	馬合・8
	陰甲・18	馬養・21			馬足・27	馬天・31
	陰乙・8	馬房・42			陰甲・24	武・30
	馬五・24	馬射・16			陰乙・16	

缺

馬足・8

陰甲・34

馬養・60

馬合・2

缶

張引・9

張引・9

張引・63

罋

馬五・61

馬五・119

馬五・262

馬五・280

馬胎・21

甕

周方・341

周方・341

䍋

甀

馬房・41

罌

罌

馬養・62

全

馬五・236

馬養・65

馬胎・21

武・15

武・50

武・84乙

矢		䠶		矦		短
周方・324	居新・10	射（篆文）	武・82 甲	馬五・66	武・84 甲	馬十・62
馬五・326	武・48	馬五・227		馬導・35	武・85 甲	
馬五・347		馬五・239		馬天・52		
馬五・359		馬射・5				
馬養・37		馬射・6				
馬房・殘		馬射・11				
馬射・24		馬射・12				
皁萬・W007						

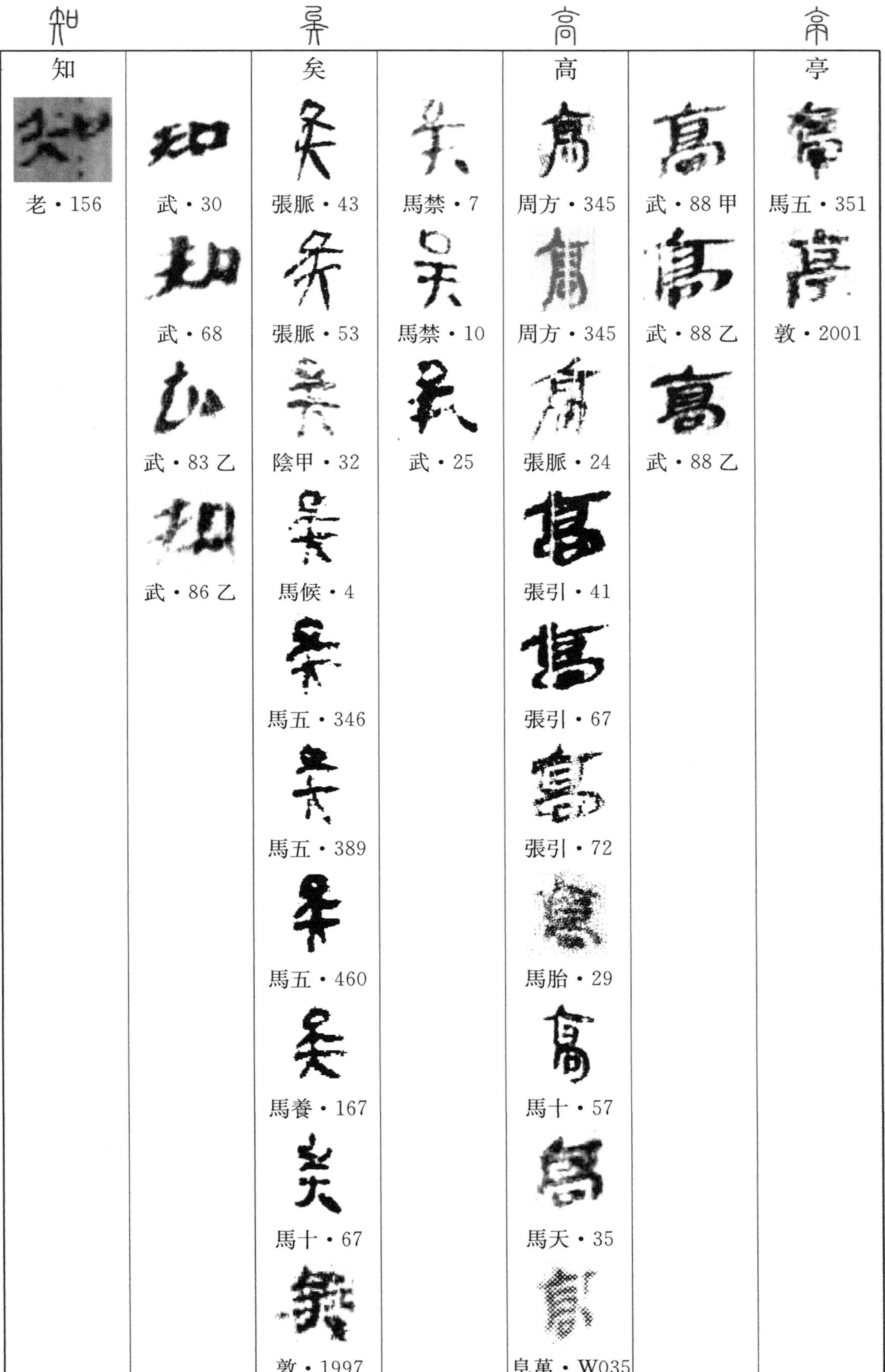

知		矣		高		亭
老·156	武·30	張脈·43	馬禁·7	周方·345	武·88甲	馬五·351
	武·68	張脈·53	馬禁·10	周方·345	武·88乙	敦·2001
	武·83乙	陰甲·32	武·25	張脈·24	武·88乙	
	武·86乙	馬候·4		張引·41		
		馬五·346		張引·67		
		馬五·389		張引·72		
		馬五·460		馬胎·29		
		馬養·167		馬十·57		
		馬十·67		馬天·35		
		敦·1997		阜萬·W035		

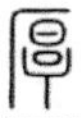

厚

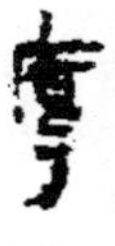

馬五・93

馬五・121

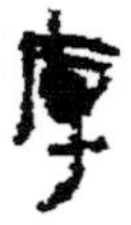

馬五・255

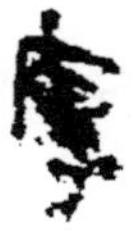

馬五・317

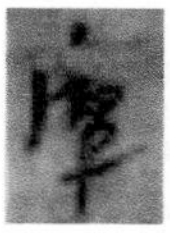

老・109

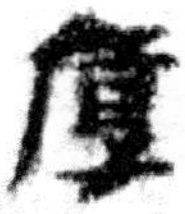

武・42

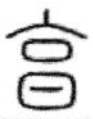

亯

亨

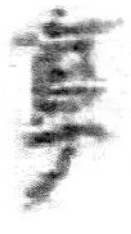

馬五・184

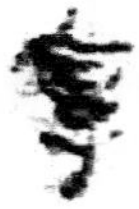

馬五・265

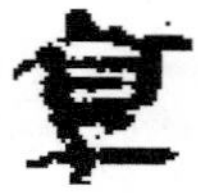

馬胎・20

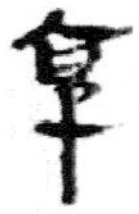

馬十・97

亨

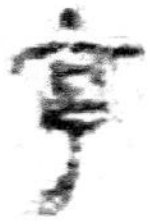

馬五・94

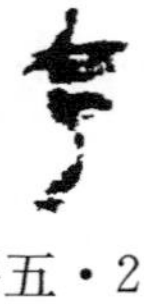

馬五・214

馬五・254

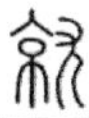

就

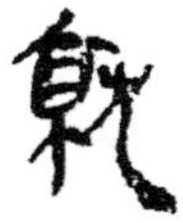

張脈・12

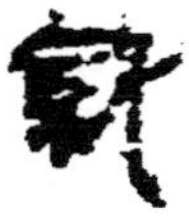

馬五・386

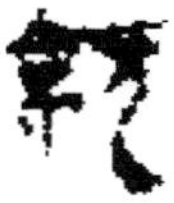

馬養・222

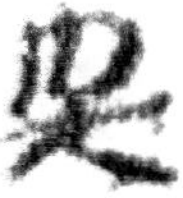

武・60

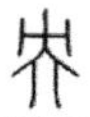

央

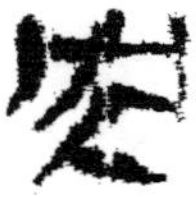

張脈・39

陰甲・28

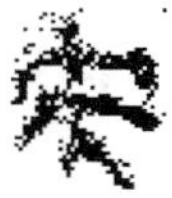

馬胎・7

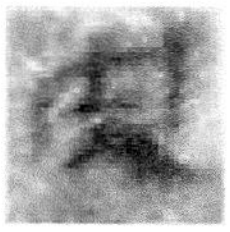

馬十・22

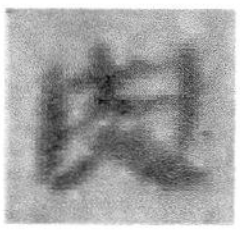

馬十・36

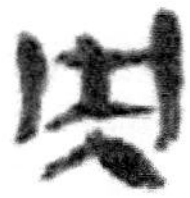

馬十・52

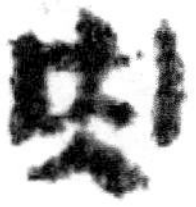

馬十・68

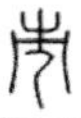

市

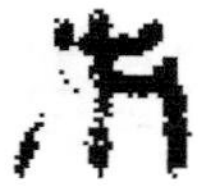

馬胎・29

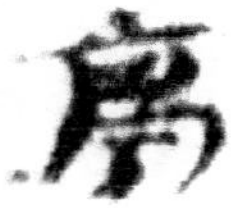

武・70

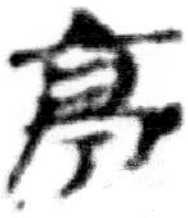

武・71

馬射・10

來

馬養・192

馬房・35

馬十・18

馬天・7

馬天・9

亶

張引・105

馬禁・1

良

張脈・60

馬五・356

馬五・357

馬養・218

馬房・42

馬十・11

敦・1997

武・5

武・16

武・43

武・54

武・62

武・67

武・84 乙

肩壹・3

武・87 乙

畐

馬養・殘

武・83 甲

麥		𪍑	麷	致	夌	夏
里・8-258	武・35	馬養・152	馬十・13	馬養・204	張引・106	張脈・55
馬五・314				馬十・30	馬十・45	張引・1
馬養・28				馬十・99	馬十・49	張引・4
馬養・164				馬合・8	馬天・55	張引・105
馬胎・6				馬天・12		馬五・177
馬天・48				馬天・22		馬五・267
				馬天・33		馬五・388
						馬十・32
						馬十・96
						武・80甲

久

里・8-1290

張脈・43

張脈・58

馬足・4

馬足・12

陰甲・32

馬脈・3

馬五・132

馬五・222

馬房・43

弟

馬射・12

馬天・55

韡

馬五・487

馬五・487

韋

馬五・198

馬御・1

馬養・37

馬養・115

馬養・150

馬養・173

馬養・176

韠

馬十・42

馬十・42

馬十・42

馬十・44

韏

韋

周方・333

敦・563A

居新・2

武・55

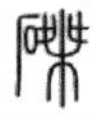

		磔	椉			
			乘			
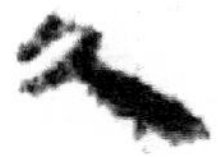 馬十・41	肩壹・3	馬五・53				
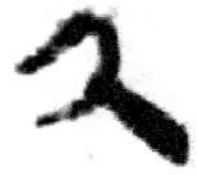 馬十・100	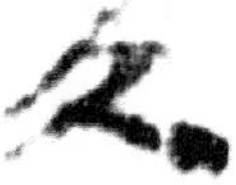 武・23	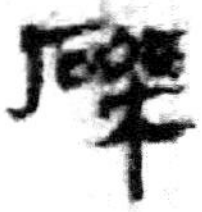 馬合・15	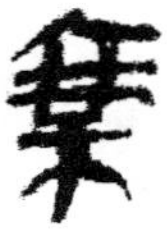 張脈・24			
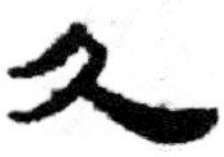 馬合・25	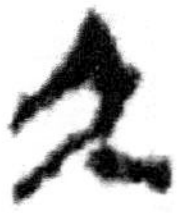 武・82甲		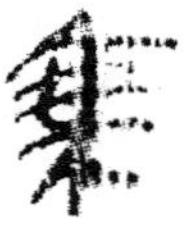 張脈・27			
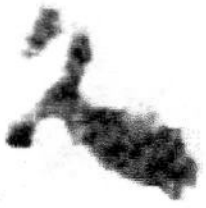 馬天・55	武・84乙		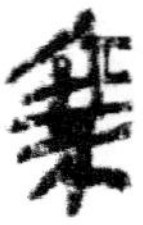 張脈・36			
敦・2012	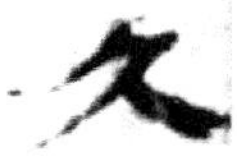 武・90甲		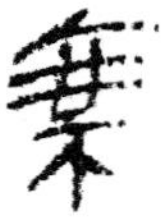 張脈・53			
	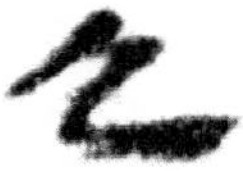 武・79		陰甲・14			
	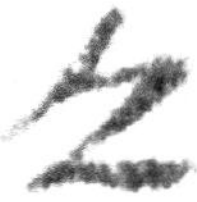 武・84乙		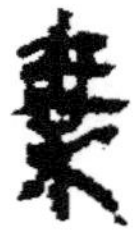 陰甲・18			
			陰甲・24			
			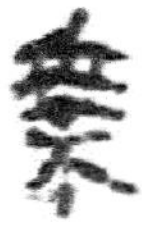 馬五・454			
			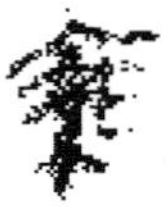 馬胎・5			

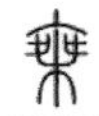

卷六	木			杏	李	
	周方·316	馬五·398	武·49	馬五·21	馬五·34	敦·563B
	張脈·24	馬養·54		阜萬·W018	馬五·199	
	張引·40	馬導·35		阜萬·W019	馬五·357	
	張引·52	馬射·13		額·1		
	陰甲·11	馬胎·5				
	陰乙·5	馬胎·9				
	馬五·73	馬十·1				
	馬五·201					
	馬五·231					
	馬五·343					

桃		亲	桂		杜	
周方・313	武・4	武・33	馬五・67	敦・2012	馬五・408	武・85 乙
馬五・238	武・79		馬五・360	居・1	馬養・48	
馬五・427			馬五・382	居・9	馬天・53	
馬五・452			馬五・417	武・3		
馬養・92			馬五・451	武・11		
馬養・94			馬養・113	武・31		
馬房・5			馬養・127	武・44		
老・213			馬房・9	武・46		
			馬房・18	武・82 乙		
			北漢・2600	尚・181		

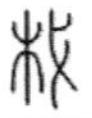

杙	柀	梓	椅	椆	楑	柍
馬五・231	馬養・60	馬五・315	馬養・82	周方・377	馬十・34	馬五・149
馬五・232						
馬五・232						

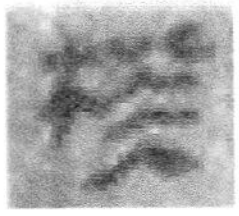

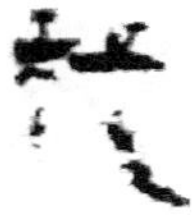

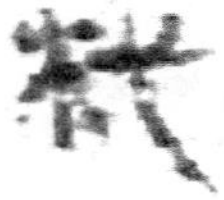

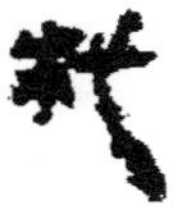

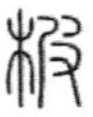

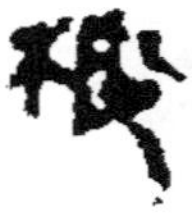

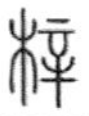

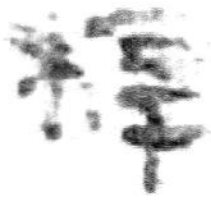

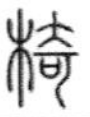

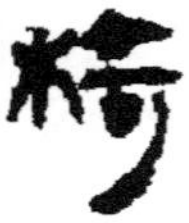

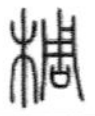

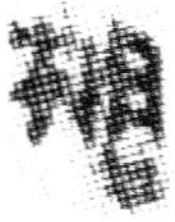

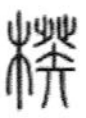

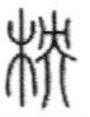

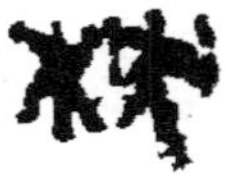

桔		柞	枸	橿	楊	柳
馬養・149	敦・2000	馬五・380	馬天・38	里 8-1221	馬養・81	馬五・279
馬養・173	居新・4		馬天・41	馬養・殘	馬養・83	馬養・64
紀・13	武・3			桓		
	武・3			馬養・125		
				敦・1177 按:“橿”的省寫。这倆字形用作“薑”的異體。		

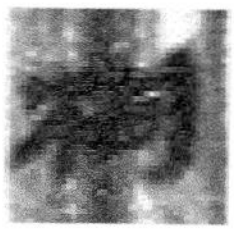

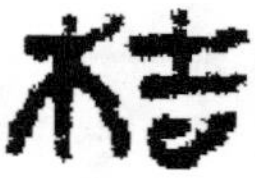

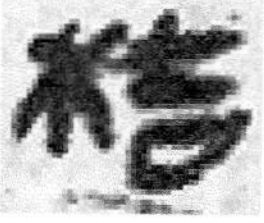

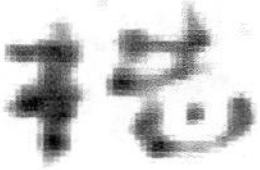

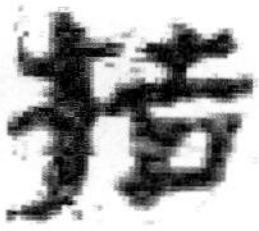

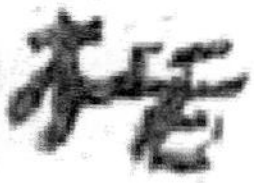

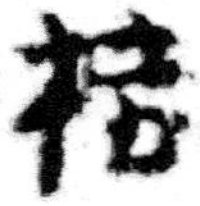

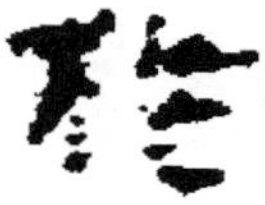

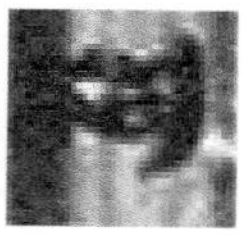

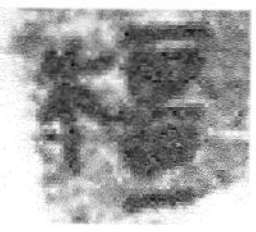

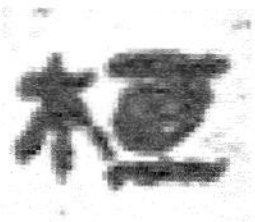

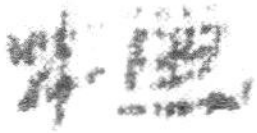

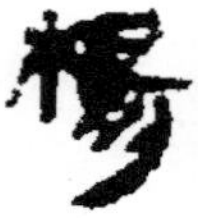

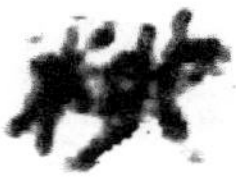

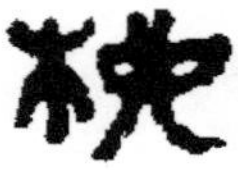

枳	欋	柜	槐	榖	杞	檀
馬五・452	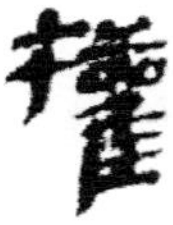 張引・45	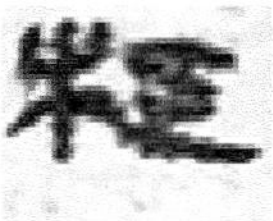 馬射・4	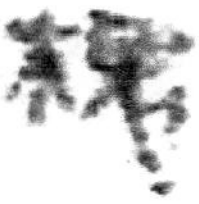 馬五・436	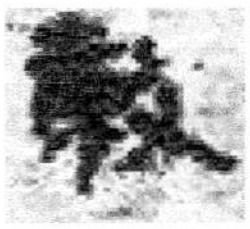 馬房・9	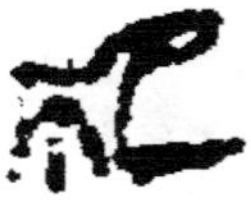 馬五・73	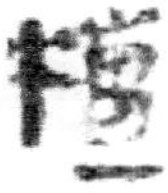 馬十・86
	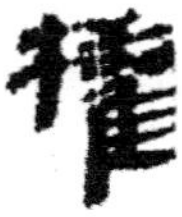 張引・46		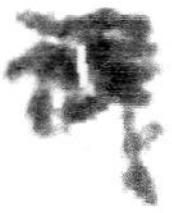 馬五・殘	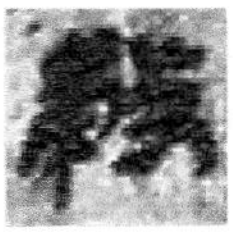 馬房・11		
			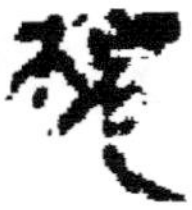 馬養・144			

柘	梧	榮	桐	榆		梗
馬天・31	武・59	馬五・51	馬五・358	馬五・417	敦・564	馬養・149
		馬十・17	馬五・375	馬房・9	敦・1177	馬養・173
		武・20	馬養・82			馬養・174
		武・20				紀・13

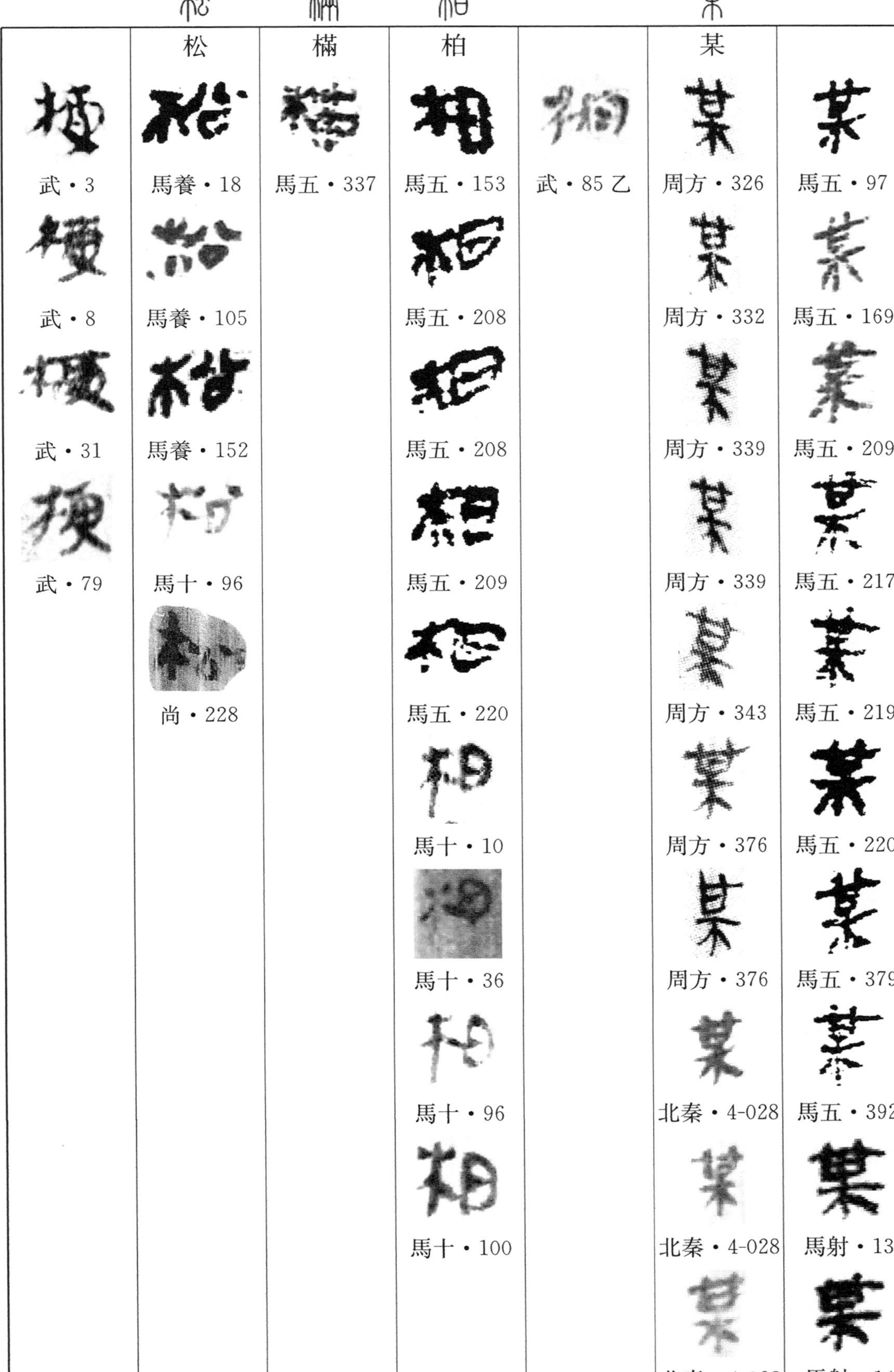

	松	樠	柏		某	
武・3	馬養・18	馬五・337	馬五・153	武・85乙	周方・326	馬五・97
武・8	馬養・105		馬五・208		周方・332	馬五・169
武・31	馬養・152		馬五・208		周方・339	馬五・209
武・79	馬十・96		馬五・209		周方・339	馬五・217
	尚・228		馬五・220		周方・343	馬五・219
			馬十・10		周方・376	馬五・220
			馬十・36		周方・376	馬五・379
			馬十・96		北秦・4-028	馬五・392
			馬十・100		北秦・4-028	馬射・13
					北秦・4-028	馬射・14

樹	本	朱		根		末
馬五・288	周方・315	馬五・192	武・85 乙	馬五・25	敦・564	里・8-1620
	張脈・39	馬胎・4	武・91 甲	馬五・399	武・84 乙	張脈・45
	馬五・63	馬胎・6	武・91 甲	馬養・65		陰甲・35
	馬五・76	北漢・2600		阜萬・W038		馬五・8
	馬五・109	北漢・2600				馬五・57
	馬五・252	阜萬・W035				馬五・252
	馬五・459	老・109				馬五・258
	馬養・85					馬五・459
	馬養・111					馬養・168
	武・71					馬十・30

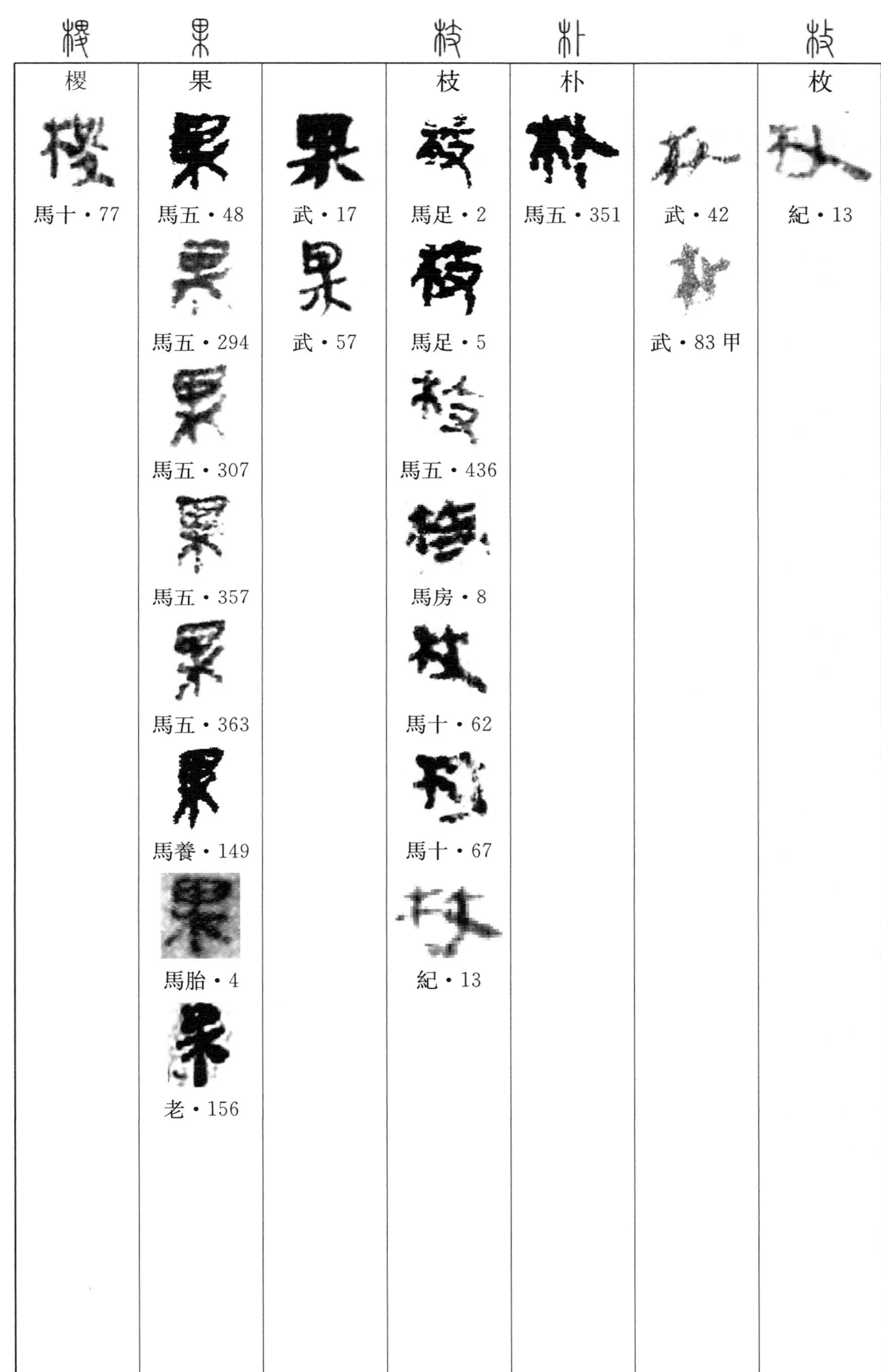

櫻	果		枝	朴		枚
馬十・77	馬五・48	武・17	馬足・2	馬五・351	武・42	紀・13
	馬五・294	武・57	馬足・5		武・83甲	
	馬五・307		馬五・436			
	馬五・357		馬房・8			
	馬五・363		馬十・62			
	馬養・149		馬十・67			
	馬胎・4		紀・13			
	老・156					

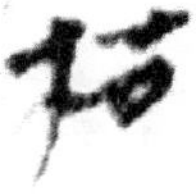

	枯	橈	榣	柖	梃	
武・79	里・8-1221	馬十・63	張引・34	馬十・58	馬五・17	武・44
	馬五・382		張引・87			武・44
	馬養・169		張引・88			武・47
	馬天・151		張引・101			武・47
			馬十・29			武・80 甲
			馬十・57			武・80 甲
			馬天・36			武・87 甲
						武・88 乙
						武・88 乙

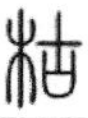

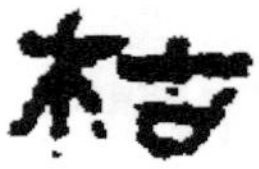

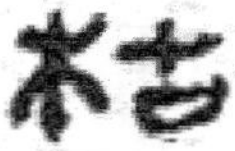

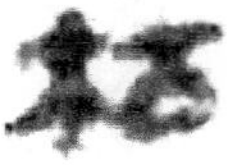

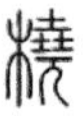

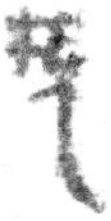

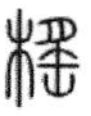

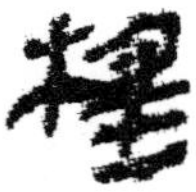

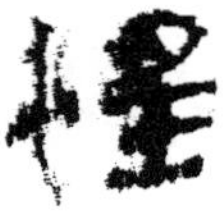

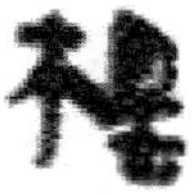

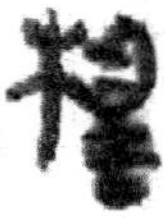

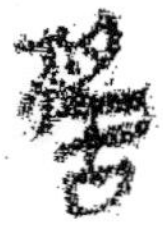

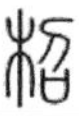

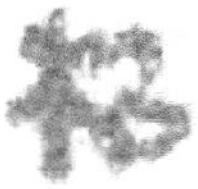

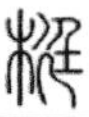

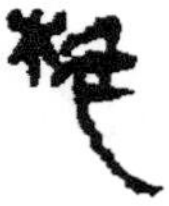

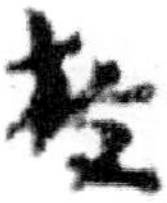

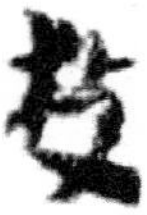

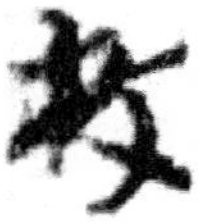

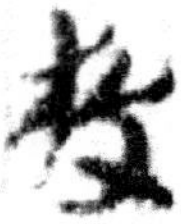

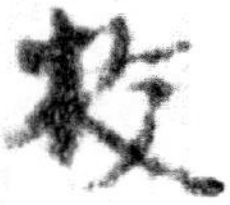

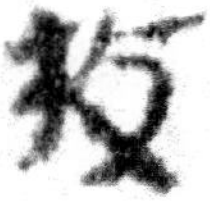

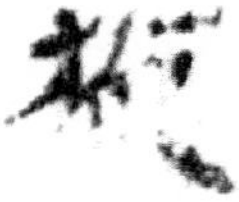

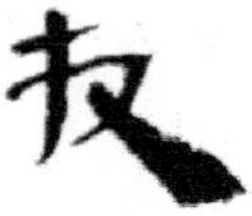

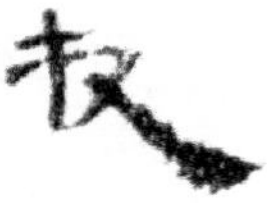

柱	極	築	材	⿰木㡿	柔	樸
張脈・54	張引・25	馬五・219	馬五・330	陰甲・31 按:“柝”異體。	馬養・殘	敦・563A
馬五・380	張引・29	馬五・220	馬十・47			
	張引・32	馬五・220				
	張引・51					
	張引・67					
	張引・80					
	張引・84					
	馬養・90					
	馬十・68					
	馬合・32					

	桷	樓	楗	楃	橦	桯
武・68	馬合・15	武・84 乙	馬十・100	馬十・3	馬五・210	肩貳・1
		武・88 乙				

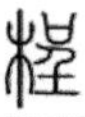

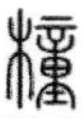

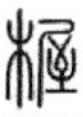

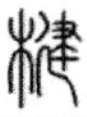

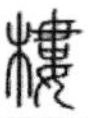

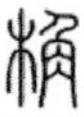

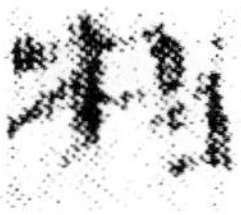

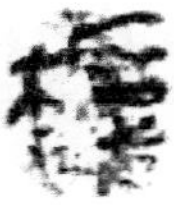

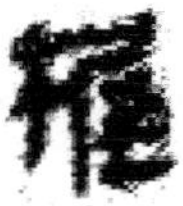

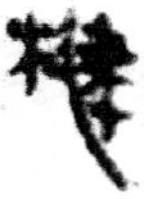

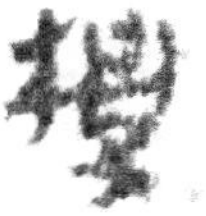

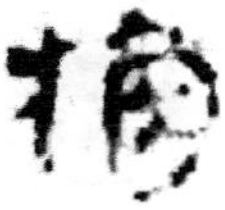

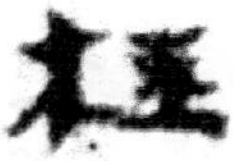

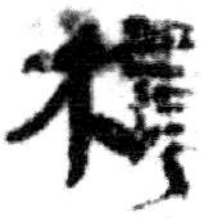

牀		枕	櫛	櫌	杷	杵
馬五・370	馬禁・3	張引・49	馬五・殘	周方・316	張引・41	馬五・208
馬養・45	武・84甲				張引・88	馬五・209
馬養・85						

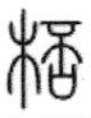

栝		案	⿰木寺	臬	核	椯
武・80乙	馬五・250	張脈・63	馬十・3	馬天・31	樺	馬天・17
杯	居新・10	老・117		馬天・38	馬五・199	馬天・26
周方・338				馬天・42		
周方・341						
周方・341						
周方・342						
周方・342						
周方・344						
周方・344						
周方・379						

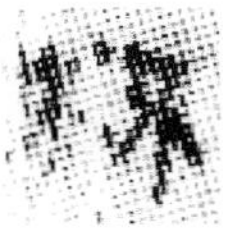

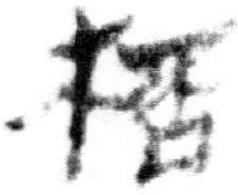

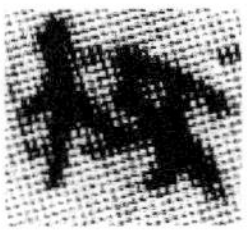

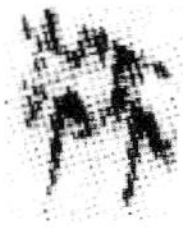

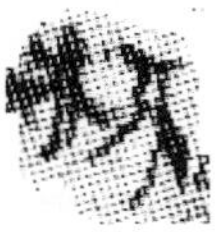

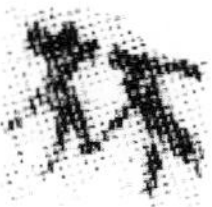

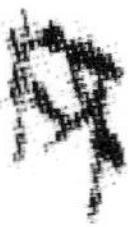

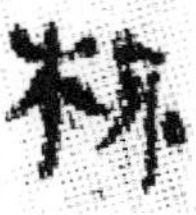

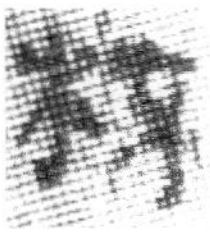

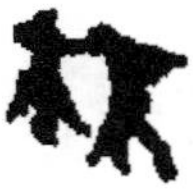

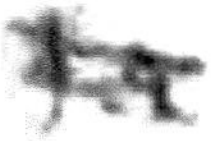

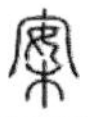

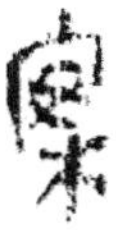

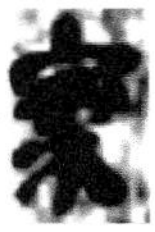

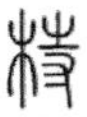

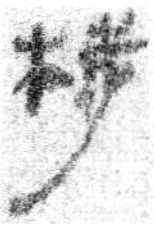

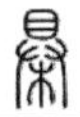

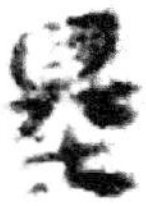

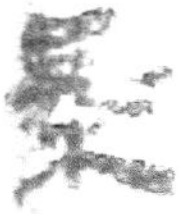

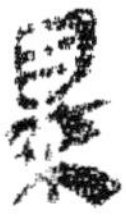

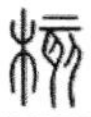

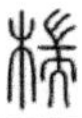

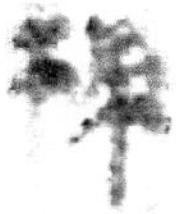

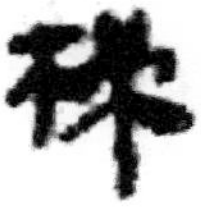

棓		椎		栝	椄	樂
里 8-1397	馬五・449	馬五・213	肩壹・3	居新・10	馬五・231	周方・378
北秦・4-248	馬養・33		武・20		馬十・19	馬五・239
張脈・7	馬養・34		武・20		馬十・22	馬五・299
張引・2	馬養・76				馬十・47	馬養・23
張引・4	馬房・43				馬十・60	馬養・104
馬五・26	馬胎・31				馬十・97	馬合・4
馬五・52					馬天・36	馬天・1
馬五・72						馬天・28
馬五・169						武・9
馬五・249						武・31

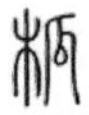

	柎	梁	采		横	柧
武·84 乙	張脈·26	武·46	馬五·28	武·33	武·48	馬射·4
	張引·100		馬五·231	武·61		
	馬足·20		馬五·231			
	馬五·317		馬五·454			
	馬合·15		馬五·471			
	老·109					

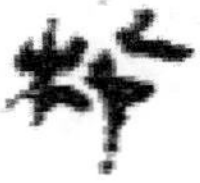

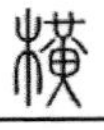

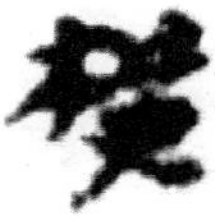

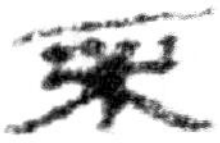

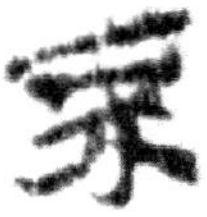

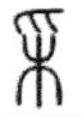

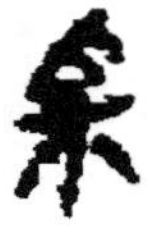

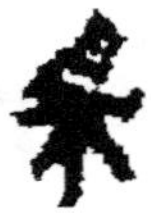

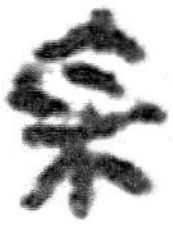

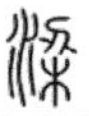

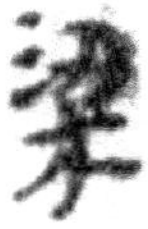

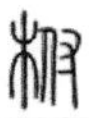

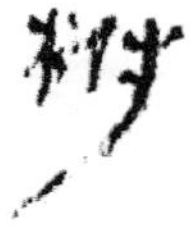

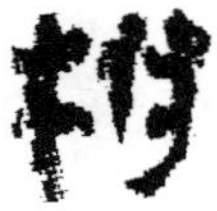

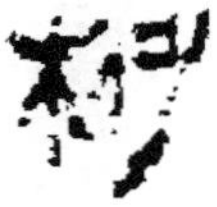

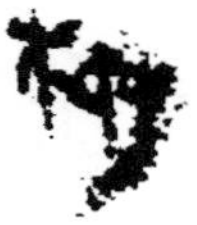

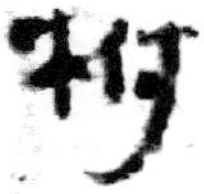

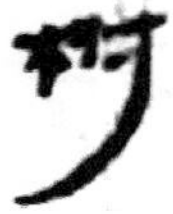

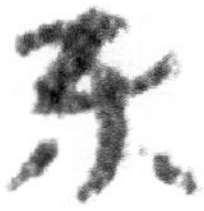

析	休	桓	㯕	棺	櫘	楬
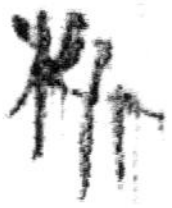 里・8-1221	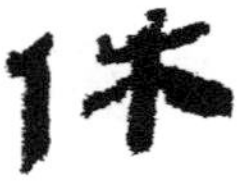 張引・36	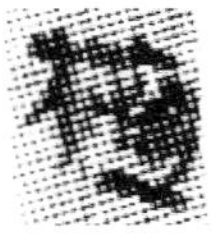 周方・316	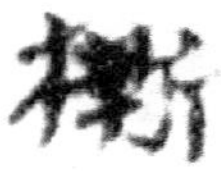 武・68	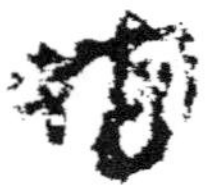 張引・79	蕙	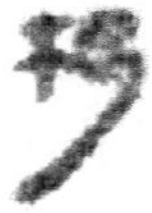 馬天・37
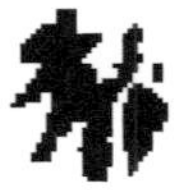 北秦・4-261	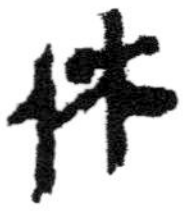 張引・56				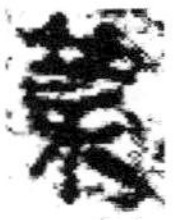 馬五・53	
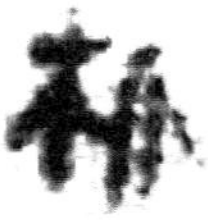 馬五・206	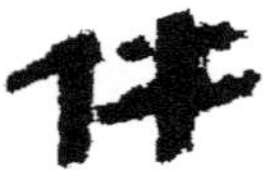 張引・64					
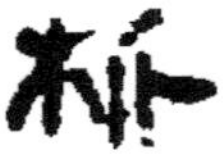 馬養・37	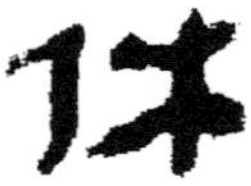 張引・64					
	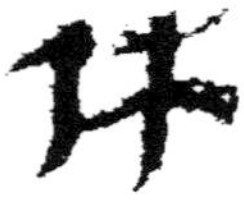 張引・88					
	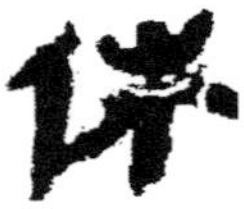 張引・89					
	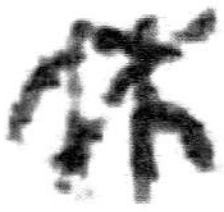 馬五・263					
	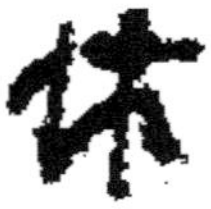 馬五・282					
	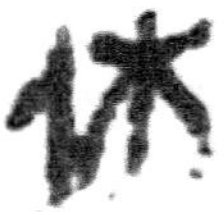 馬養・109					
	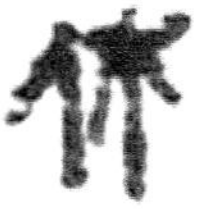 馬養・109					

梟	柣	⿰木突	椁	⿰木食	榙	⿰木茣
梟						
張引·16	張脈·8	張引·14	馬五·145	馬五·380	馬房·13	馬十·2
張引·100		馬十·33				

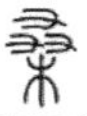

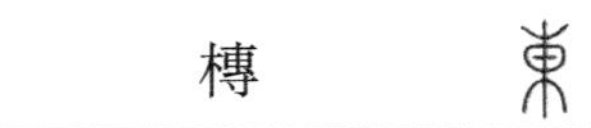

	桑	林		東	榑	椎
	桑	林		東		
武・75	周方・316	武・85乙	馬禁・8	周方・315	馬十・28	馬養・129
	馬五・383		羅・49正	周方・326	馬十・38	
	馬五・412		武・75	馬五・219		
	馬房・8		武・85甲	馬五・436		
				馬五・448		
				馬養・192		

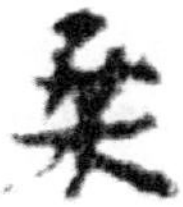

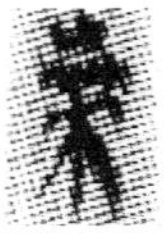

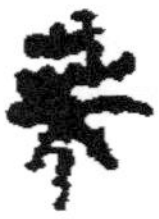

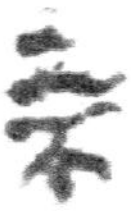

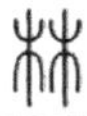

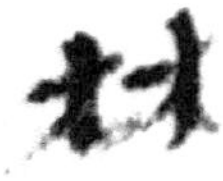

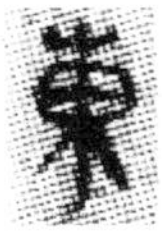

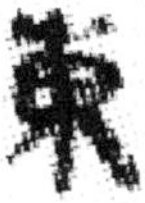

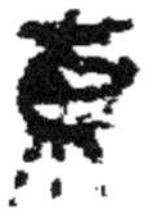

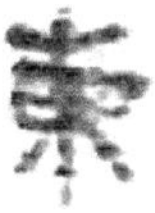

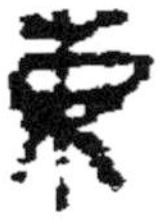

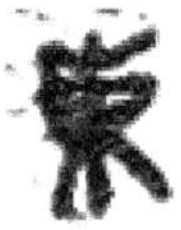

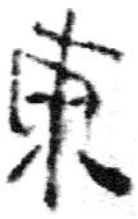

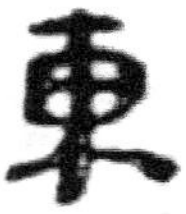

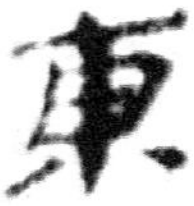

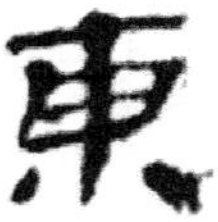

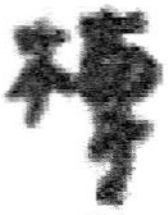

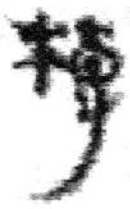

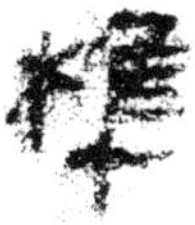

𣞤	才	之				
張脈・20	馬天・7	里・8-1230	張引・33	張引・78	馬脈・8	馬養・88
張脈・40	馬天・33	周方・311	張引・34	張引・92	馬五・5	馬養・114
張引・28		周方・313	張引・41	張引・96	馬五・52	馬養・128
張引・34		北秦・4-028	張引・47	張引・108	馬五・106	馬房・8
張引・69		張脈・17	張引・48	張引・109	馬五・124	馬房・43
張引・74		張脈・39	張引・51	張引・112	馬五・133	馬射・14
馬五・337		張脈・40	張引・53	馬足・5	馬五・242	馬胎・13
馬十・45		張脈・47	張引・56	馬足・10	馬五・326	馬胎・29
		張脈・53	張引・56	陰甲・33	馬去・4	馬十・22
		張脈・64	張引・67	陰乙・17	馬養・32	馬十・26

師　出

			師	出		
馬十・56	馬合・1	武・46	馬十・1	里・8-1230	張脈・29	馬足・19
馬十・67	馬禁・11	武・59	馬十・1	周方・316	張脈・33	馬足・27
馬十・99	老・117	武・62	馬十・7	北秦・4-248	張脈・39	馬足・27
馬天・8	居新・10	武・63	馬十・66	張脈・2	張脈・46	馬足・29
北漢・2978	肩壹・3	武・65	馬十・67	張脈・9	張引・32	馬足・29
阜萬・W019	肩貳・1	武・67	馬十・73	張脈・10	馬足・5	陰甲・33
敦・2013	武・9	武・79		張脈・17	馬足・6	陰乙・16
	武・17	武・85 甲		張脈・20	馬足・10	馬五・11
	武・18	武・87 乙		張脈・22	馬足・13	馬五・12
	武・43	武・88 乙		張脈・27	馬足・16	馬五・13

馬五・21
馬五・31
馬五・32
馬五・111
馬五・267
馬五・267
馬五・276
馬五・278
馬五・309
馬五・318

馬五・412
馬養・74
馬養・75
馬養・90
馬胎・20
馬胎・21
馬十・72
馬合・11
馬天・23
北漢・2664

居・1
居新・10
武・19
武・21
武・49
武・50
武・54
武・70
武・72
武・90甲

索

馬五・目
馬五・45
馬養・49
馬養・178
馬射・13
北漢・2664

武・49

南

周方・337
馬五・96
馬五・106
馬養・196
馬射・14
敦・2004

生

周方・344
張引・106
馬十・17
馬十・23
馬十・37
馬十・38
馬十・45
馬十・49
馬十・52
馬十・53

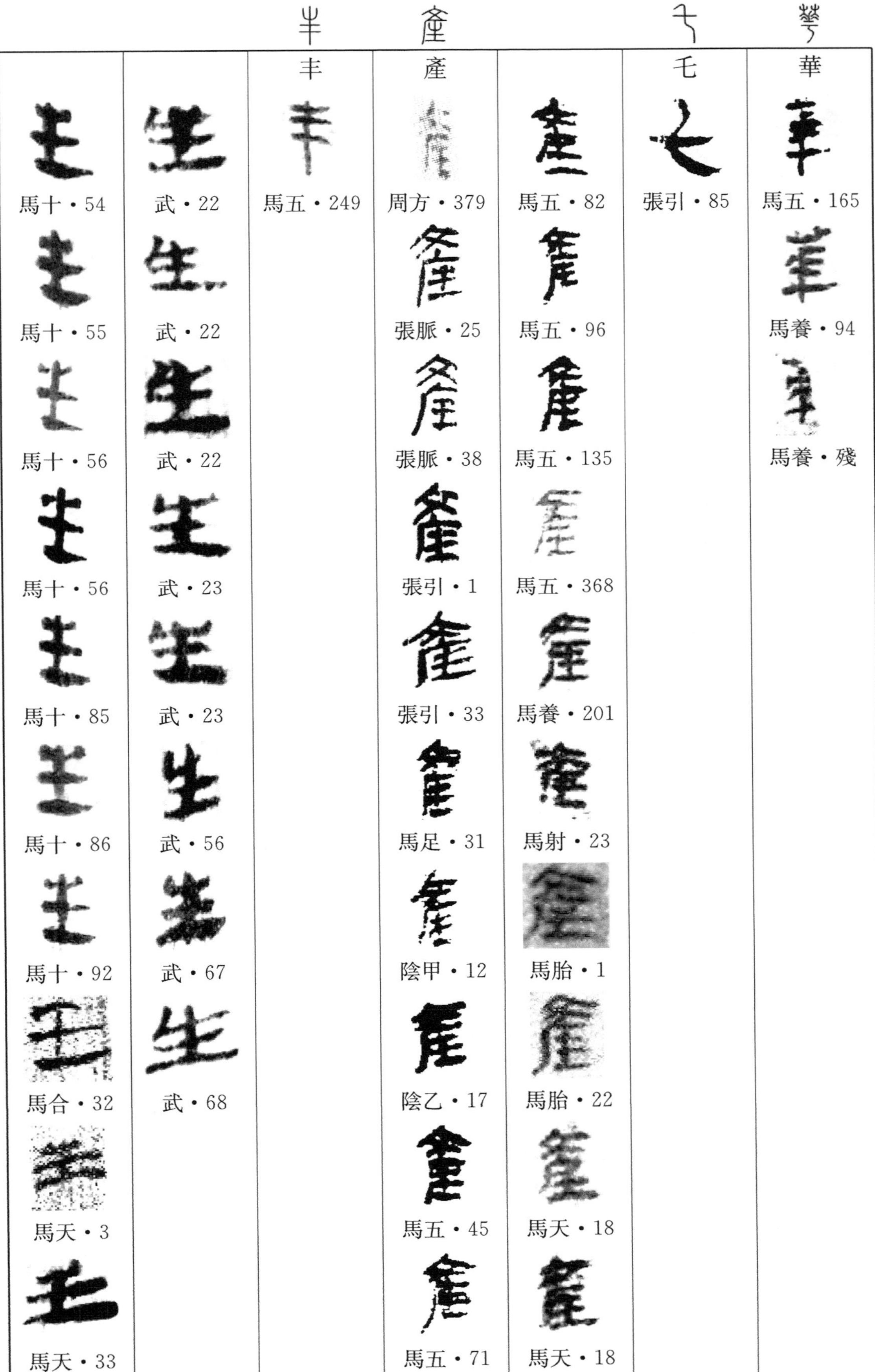
華
馬五・165
馬養・94
馬養・殘
乇
張引・85
產
馬五・82
馬五・96
馬五・135
馬五・368
馬養・201
馬射・23
馬胎・1
馬胎・22
馬天・18
馬天・18
周方・379
張脈・25
張脈・38
張引・1
張引・33
馬足・31
陰甲・12
陰乙・17
馬五・45
馬五・71
丰
馬五・249
武・22
武・22
武・22
武・23
武・23
武・56
武・67
武・68
馬十・54
馬十・55
馬十・56
馬十・56
馬十・85
馬十・86
馬十・92
馬合・32
馬天・3
馬天・33

稽	巢	桼	髤	束	𣗥	橐
			[illegible]		[illegible]	
馬十・2	馬五・目	馬五・390		張脈・54		周方・313
馬十・17	馬五・66	馬五・390	馬五・393	張脈・54	馬五・195	周方・321
馬十・66	馬五・274	馬五・392	馬五・413	馬五・189	馬五・309	張脈・52
	馬五・275	馬五・392	馬養・130	馬五・484	馬養・86	張引・111
	馬五・275	馬五・392		肩壹・3	馬養・181	馬五・60
		馬養・130		武・80甲		馬養・150
		馬養・154		武・88乙		馬養・殘
		馬養・163				馬天・18
		紀・13				武・84甲
						武・85甲

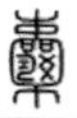 囊	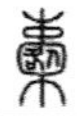 櫜	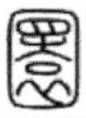 圜	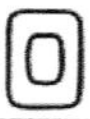 回	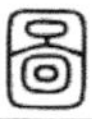 圖	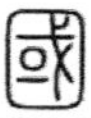 國	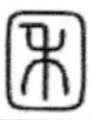 囷
馬五·206	槖	張脈·51	張引·17	馬房·40	馬天·50	馬五·240
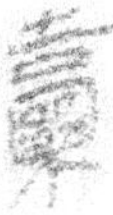 馬房·16	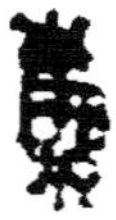 馬候·3	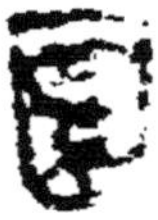 馬五·280	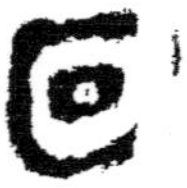 張引·33		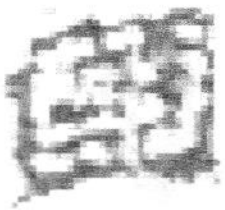 敦·2013	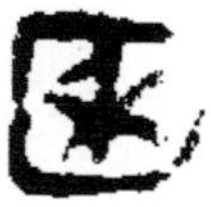 馬養·74
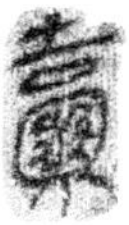 馬房·21		馬五·378				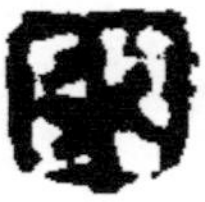 馬養·75
						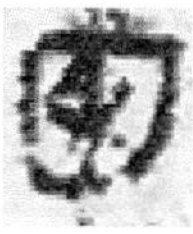 馬養·175
						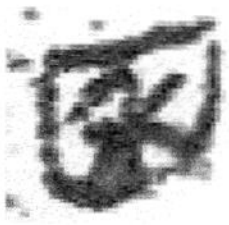 馬養·殘
						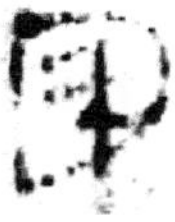 馬合·15
						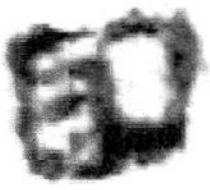 馬天·31

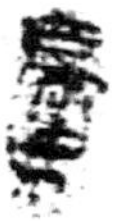

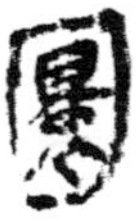

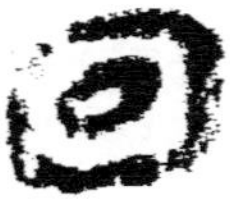

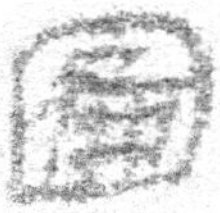

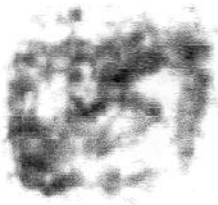

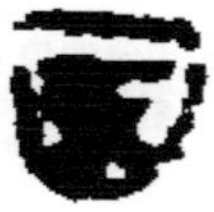

圈	因	固	圍	困	圂	員
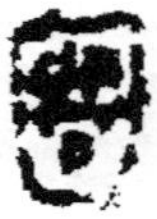 馬五・282	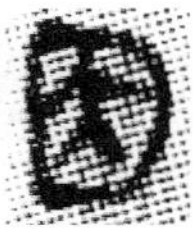 周方・316	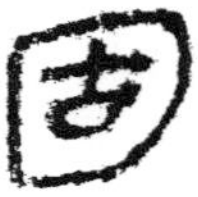 張脈・64	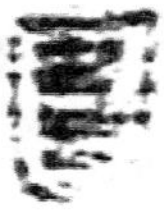 馬五・189	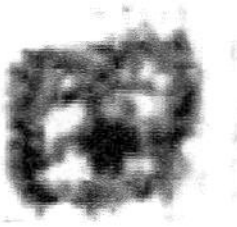 馬天・10	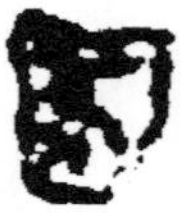 馬五・50	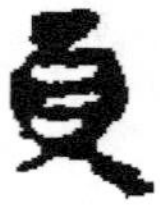 馬去・6
	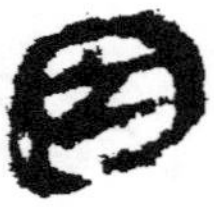 張引・53	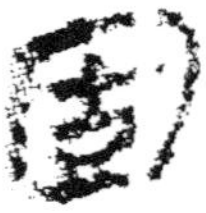 張引・72				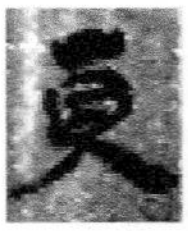 馬十・12
	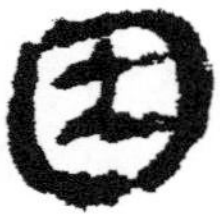 張引・68	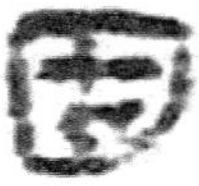 馬五・453				
	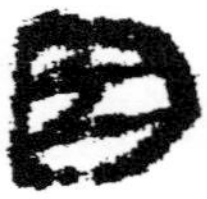 張引・96	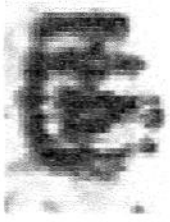 馬養・殘				
	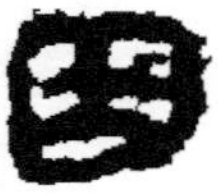 馬五・52					
	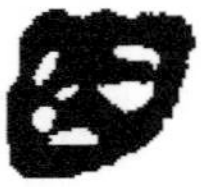 馬養・115					
	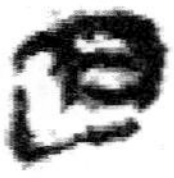 馬房・13					
	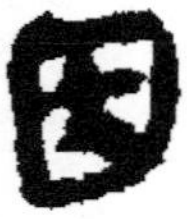 馬十・66					
	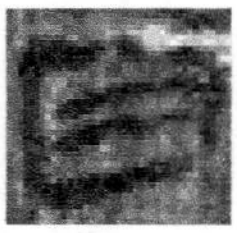 馬合・8					
	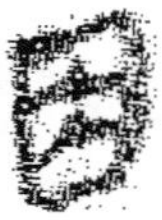 馬天・36					

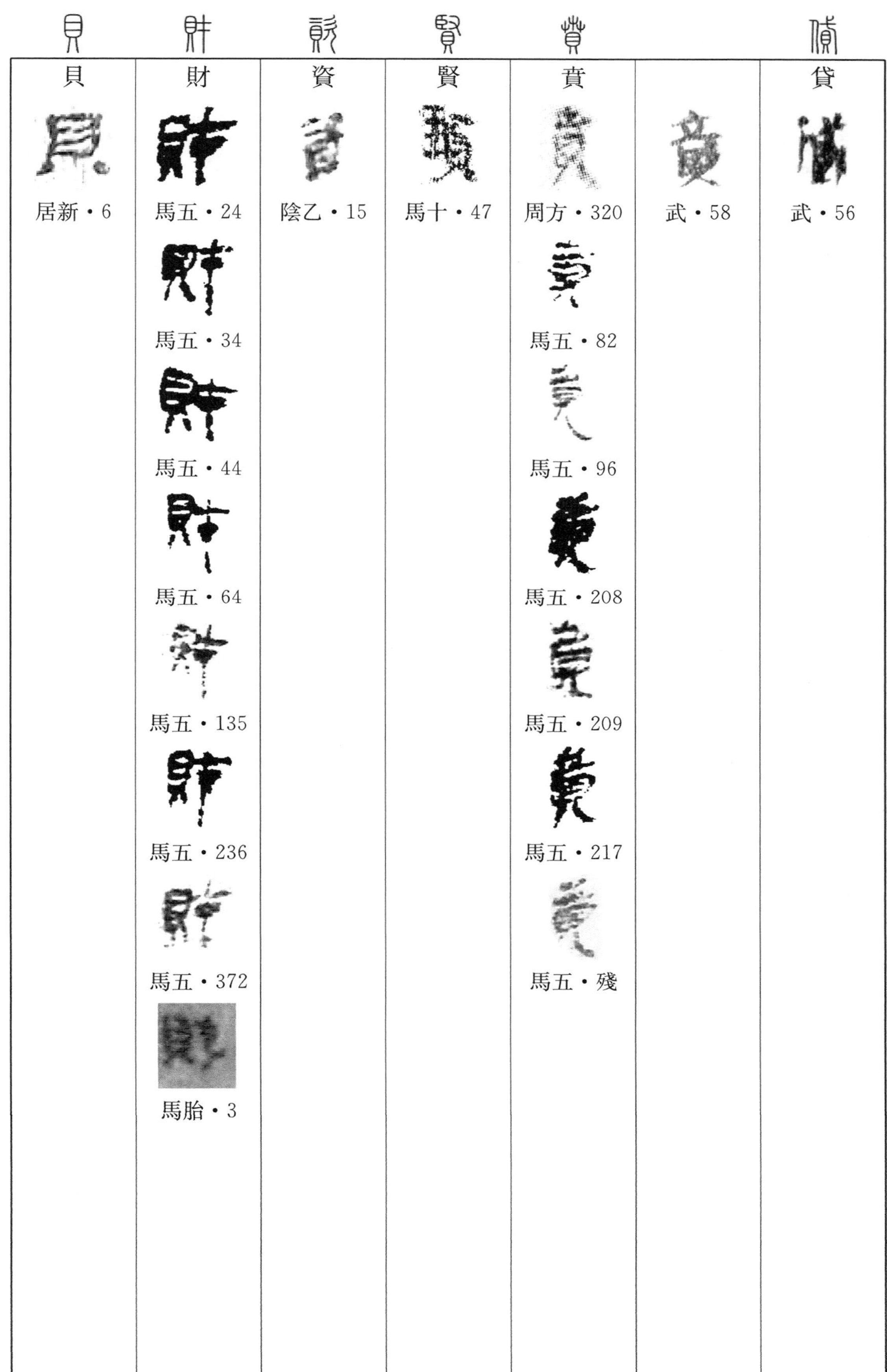

貝	財	資	賢	責		貸
居新・6	馬五・24	陰乙・15	馬十・47	周方・320	武・58	武・56
	馬五・34			馬五・82		
	馬五・44			馬五・96		
	馬五・64			馬五・208		
	馬五・135			馬五・209		
	馬五・236			馬五・217		
	馬五・372			馬五・殘		
	馬胎・3					

貣	贛	賞	贏	負	貳	賓
馬五·412	馬五·182	馬養·221	馬養·34	張引·21	馬天·16	馬十·6
馬五·417	馬養·95	馬天·7	馬十·2	張引·25		馬十·45
	馬房·52		馬十·24			阜萬·W017
			馬天·16			
			馬天·24			

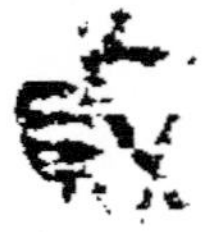

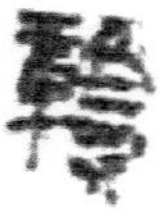

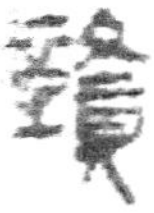

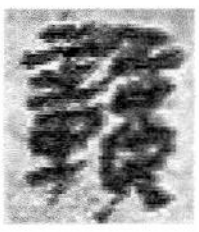

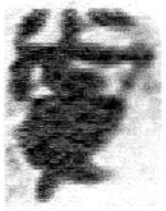

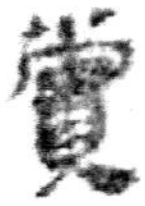

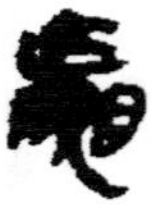

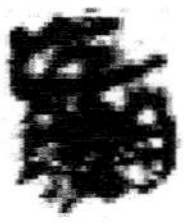

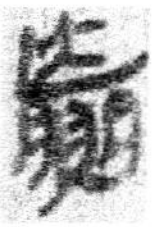

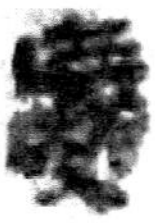

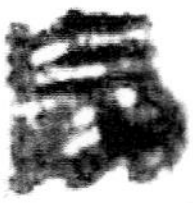

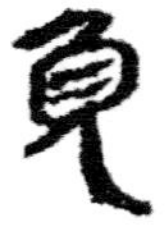

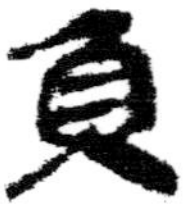

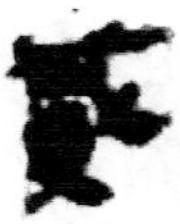

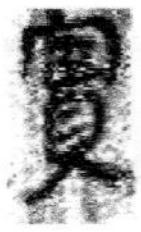

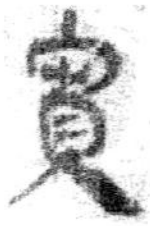

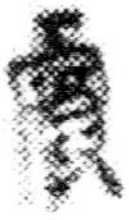

質	費	責	賈	賤	貧	貴
馬去・1	馬天・21	張脈・39	張引・48	張引・108	馬十・62	張脈・56
馬去・1	馬天・27	馬五・326				張引・107
		馬導・24				馬脈・1
		馬合・26				馬十・3
						馬十・42
						馬十・42
						馬十・61

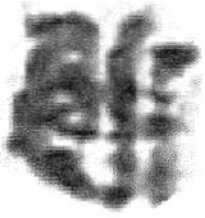

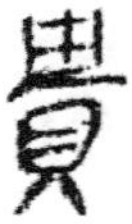

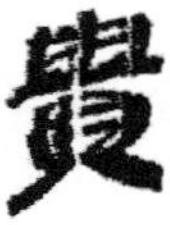

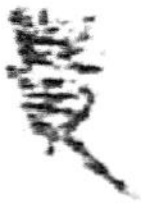

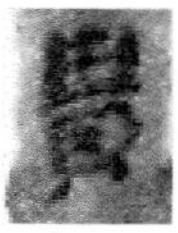

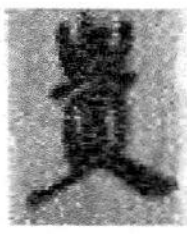

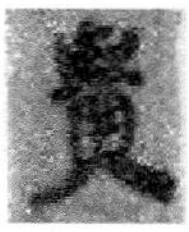

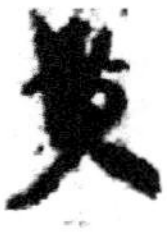

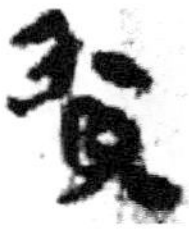

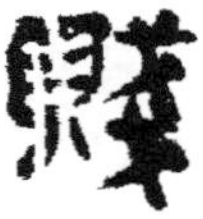

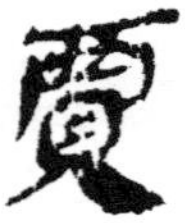

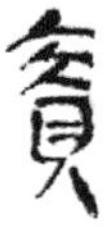

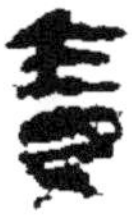

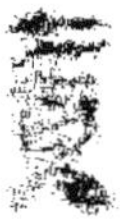

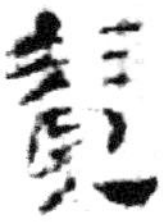

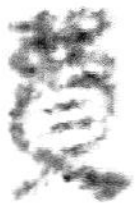

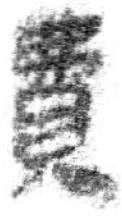

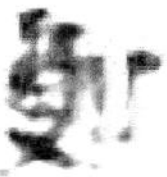

鄉

周方・376

張引・36

馬五・66

馬五・196

馬五・209

馬五・213

馬五・219

馬五・221

馬五・223

馬五・238

鄗

郭

周方・345

馬養・190

邪

馬五・445

馬十・77

馬十・80

馬十・83

馬十・85

都

老・196

邑

馬養・79

馬養・89

⿰貝夭

馬十・82

馬禁・2

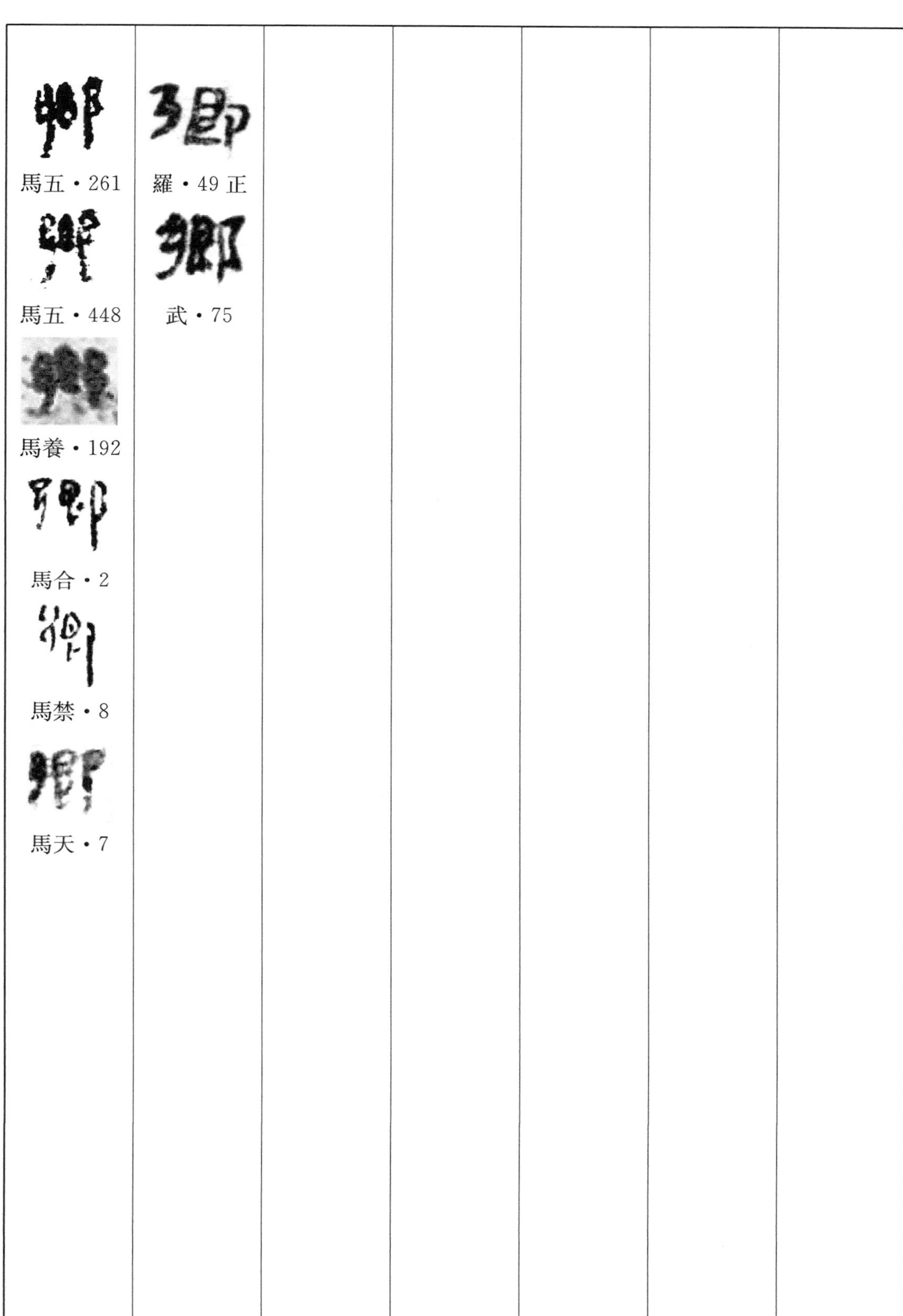

馬五・261

馬五・448

馬養・192

馬合・2

馬禁・8

馬天・7

羅・49正

武・75

日　　時

卷七	日					時
	里・8-1620	馬五・112	馬養・33	馬十・101	肩貳・2	里・8-1766
	周方・329	馬五・177	馬養・90	阜萬・W032	武・22	張脈・15
	張脈・50	馬五・263	馬養・123	敦・2013	武・23	張引・35
	張引・4	馬五・269	馬養・152	居・1	武・83 乙	馬五・33
	張引・6	馬五・269	馬房・42	居・3	武・83 乙	馬五・105
	張引・41	馬五・426	馬房・44	肩伍・3	武・84 甲	馬五・122
	張引・74	馬五・449	馬房・46	武・7	武・84 乙	馬五・251
	馬足・21	馬去・1	馬胎・16	武・30		馬五・259
	馬五・32	馬去・4	馬十・88	武・31		馬五・259
	馬五・105	馬養・19	馬十・97	武・45		馬五・347

昫	晉	昭	昧	早		
張引·30	周方·372	馬十·94	馬十·5	武·71	武·47	馬五·399
張引·33	馬射·14	馬十·101		皁	武·58	馬養·88
張引·104				敦·2000	武·71	馬養·164
張引·105						馬房·40
張引·105						馬房·46
張引·105						馬胎·22
張引·109						馬十·18
張引·112						馬合·32
馬去·1						馬天·23
馬天·43						武·85乙

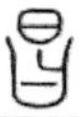

昌

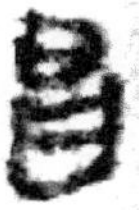

馬十・80

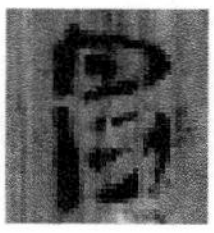

老・196

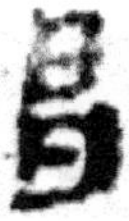

武・84 乙

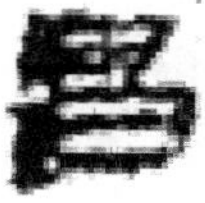

敦・2012

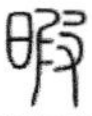

暇

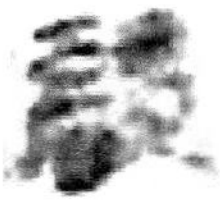

馬去・3

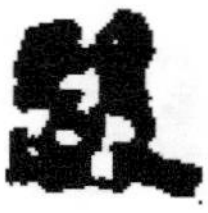

馬去・5

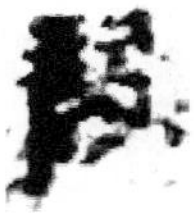

馬去・8

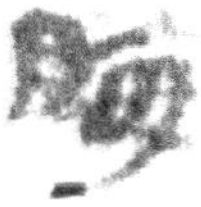

武・90 乙

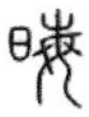

晦

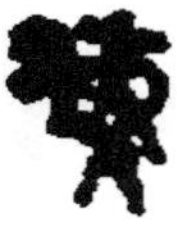

馬五・104

馬五・104

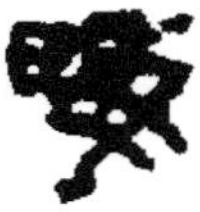

馬五・105

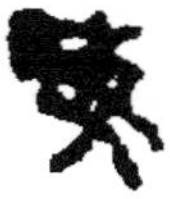

馬五・106

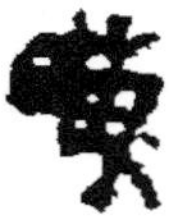

馬五・108

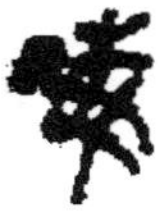

馬五・111

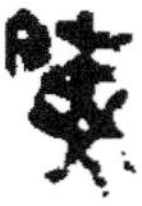

馬五・111

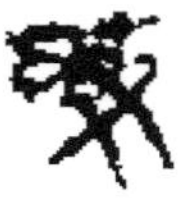

馬養・188

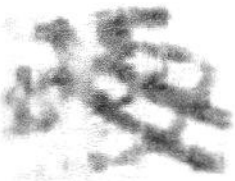

馬十・91

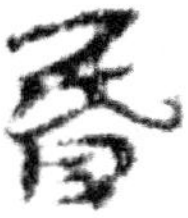

武・64

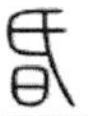

昏

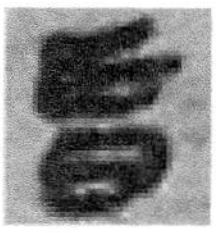

馬養・210

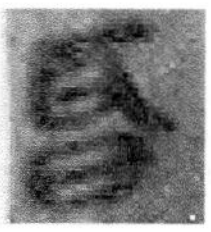

馬天・36

昬

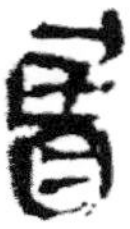

張引・2

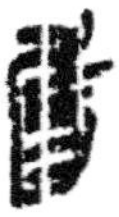

張引・4

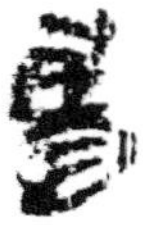

張引・7

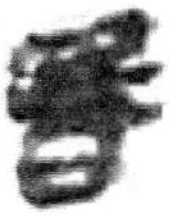

馬去・3

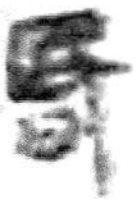

馬去・6

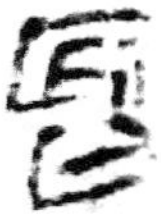

馬合・26

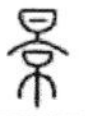

景

馬五・189

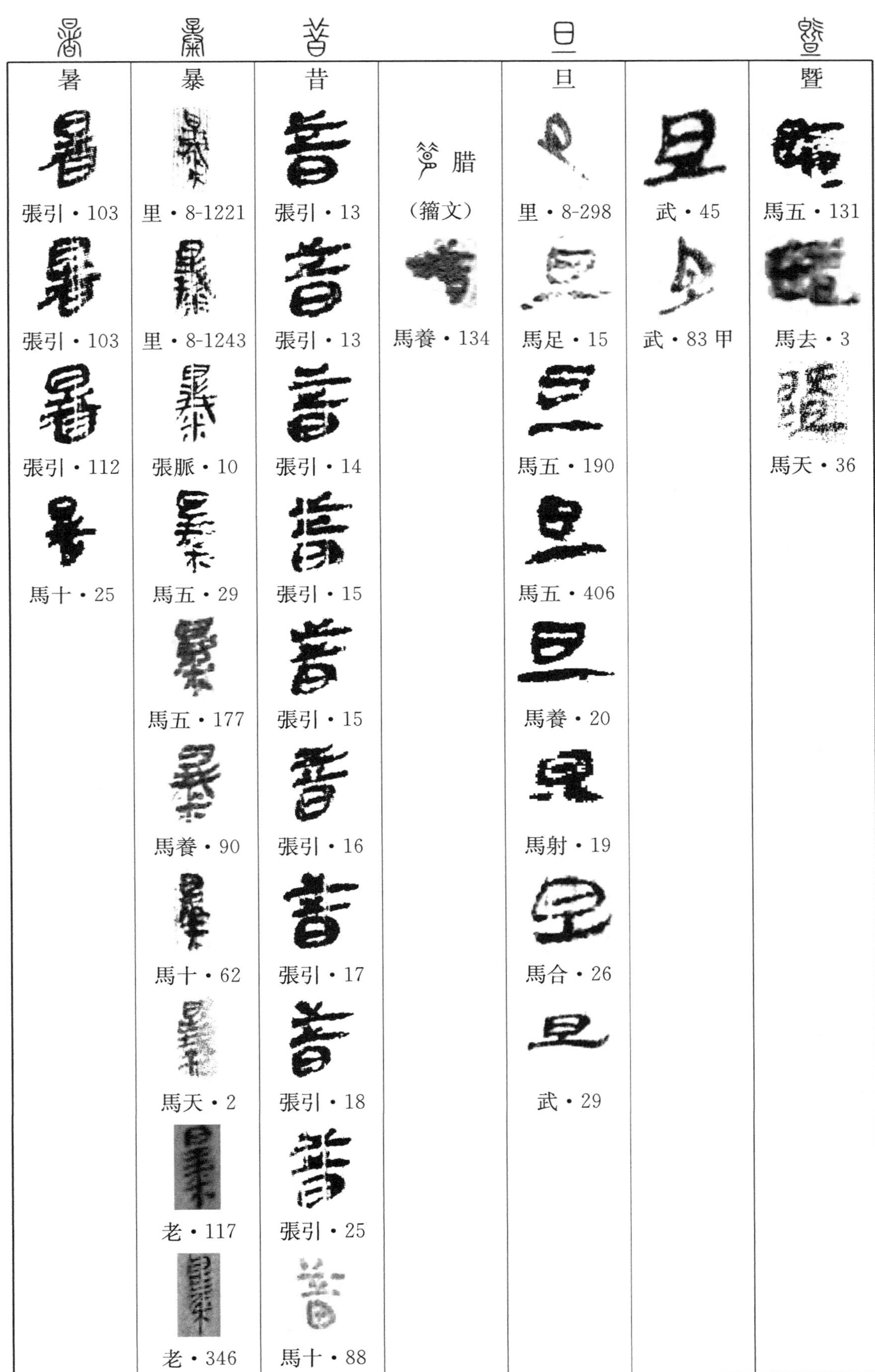

暨		旦		昔	暴	暑
馬五・131	武・45	里・8-298	䐜 腊（籀文）	張引・13	里・8-1221	張引・103
馬去・3	武・83甲	馬足・15	馬養・134	張引・13	里・8-1243	張引・103
馬天・36		馬五・190		張引・14	張脈・10	張引・112
		馬五・406		張引・15	馬五・29	馬十・25
		馬養・20		張引・15	馬五・177	
		馬射・19		張引・16	馬養・90	
		馬合・26		張引・17	馬十・62	
		武・29		張引・18	馬天・2	
				張引・25	老・117	
				馬十・88	老・346	

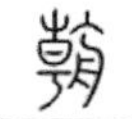 朝	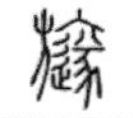 旞	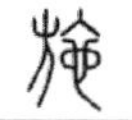 施	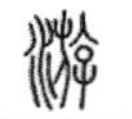 游	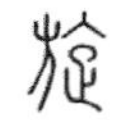 旋	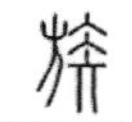 族	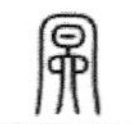 冥
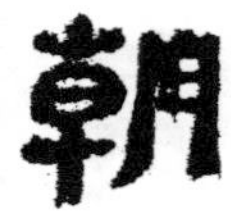 張引・41	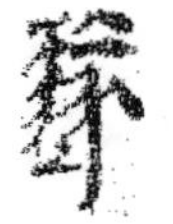 馬天・36	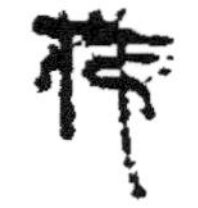 馬五・121	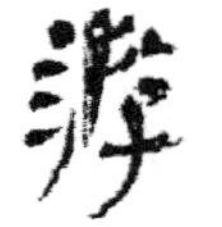 張引・2	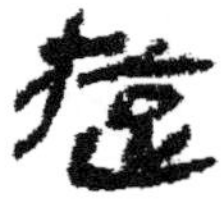 張引・15	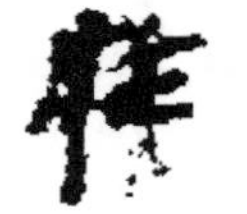 馬五・209	馬五・66
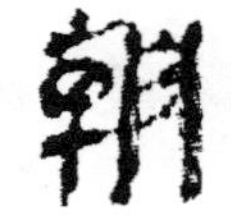 張引・48		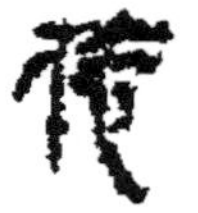 馬五・127	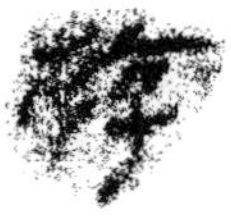 馬養・200	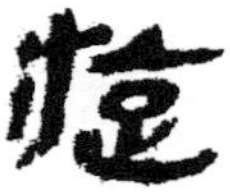 張引・18	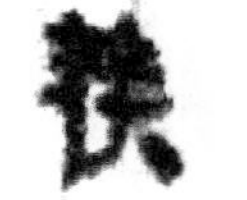 馬十・69	馬五・92
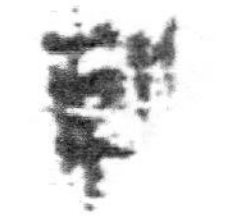 馬五・396		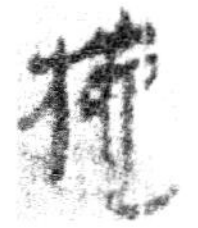 馬十・24	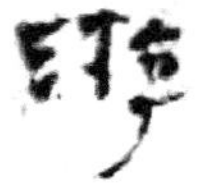 馬合・15	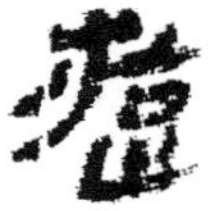 張引・28	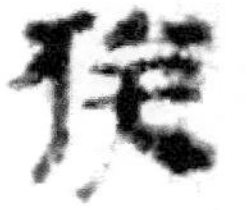 馬天・32	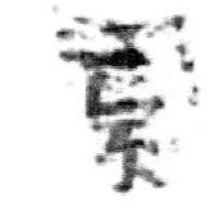 馬五・119
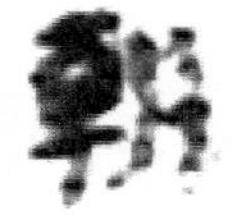 馬去・2		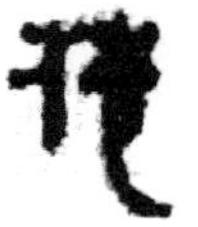 馬十・69		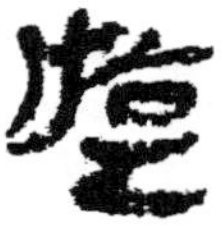 張引・101		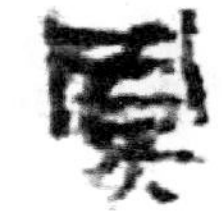 馬五・129
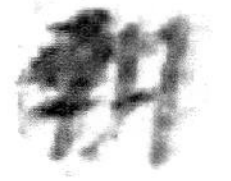 馬去・3						馬五・134
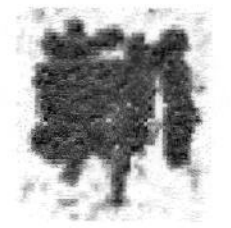 馬養・130						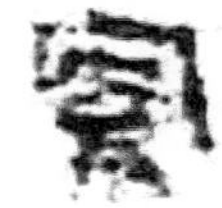 馬五・134
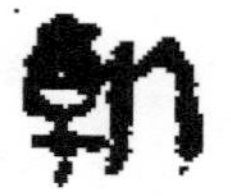 馬射・7						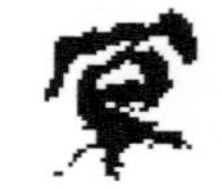 馬胎・2
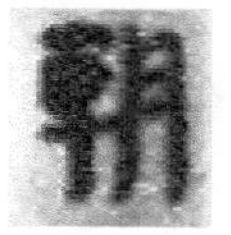 馬十・33						
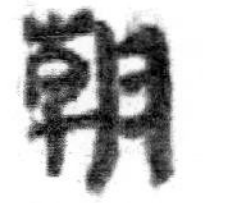 馬十・95						
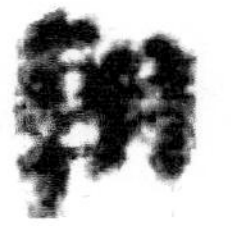 馬天・47						

曐

星（古文）

馬五・329
馬養・192
馬胎・3
馬十・19
馬十・20
馬十・20
馬十・22
馬十・22
武・30

曑

参（或體）

里・8-1369
周方・374
張引・21
馬足・21
馬五・181
馬五・194
馬五・366
馬五・420
馬養・85

馬養・88
馬房・13
馬射・16
馬十・101
敦・2012
肩貳・1

羅・39 背
敦・563B
武・42
武・77
武・82 甲
武・86 甲
尚・181

晨

張脈・21
馬五・196
馬十・99

月

里・8-792
周方・313
北秦・4-248
馬五・104
馬五・105
馬五・106
馬五・111
馬五・125
馬五・329
馬去・1

馬養・37
馬養・63
馬養・206
馬胎・4
馬十・25
馬十・95

	朔	朏	期	有		
武・16	馬五・109	張脈・32	周方・379	里・8-1243	張引・64	馬五・187
武・30	馬五・109	陰甲・19	北秦・4-028	周方・327	張引・70	馬五・252
羅・39 正	馬房・46		馬五・319	張脈・8	張引・109	馬五・254
	武・90 乙		馬十・94	張脈・38	馬足・22	馬五・260
			馬十・95	張脈・41	陰乙・16	馬五・273
				張脈・57	馬候・4	馬五・379
				張脈・64	馬五・26	馬五・383
				張引・4	馬五・42	馬五・386
				張引・61	馬五・91	馬養・16
				張引・64	馬五・104	馬養・87

		明			夕	夜
馬養・109	居新・6	張脈・25	馬十・57	尚・181	馬五・目	張引・2
馬養・146	武・17	馬足・34	馬十・66		馬五・69	張引・42
馬養・192	武・45	陰甲・12	馬十・97		馬五・70	張引・48
馬養・殘	武・61	馬養・35	馬合・13		馬五・194	張引・74
馬胎・20	武・65	馬養・64	馬合・32		馬五・249	馬足・27
馬十・52	武・84 甲	馬房・44	馬天・7	–	馬五・420	馬養・33
馬十・59	武・84 乙	馬胎・7	馬天・15		馬養・130	馬射・10
馬天・9	武・85 甲	馬十・2			馬射・19	馬十・31
老・213	武・85 甲	馬十・50			馬天・43	馬十・91
	武・85 乙	馬十・53				馬合・1

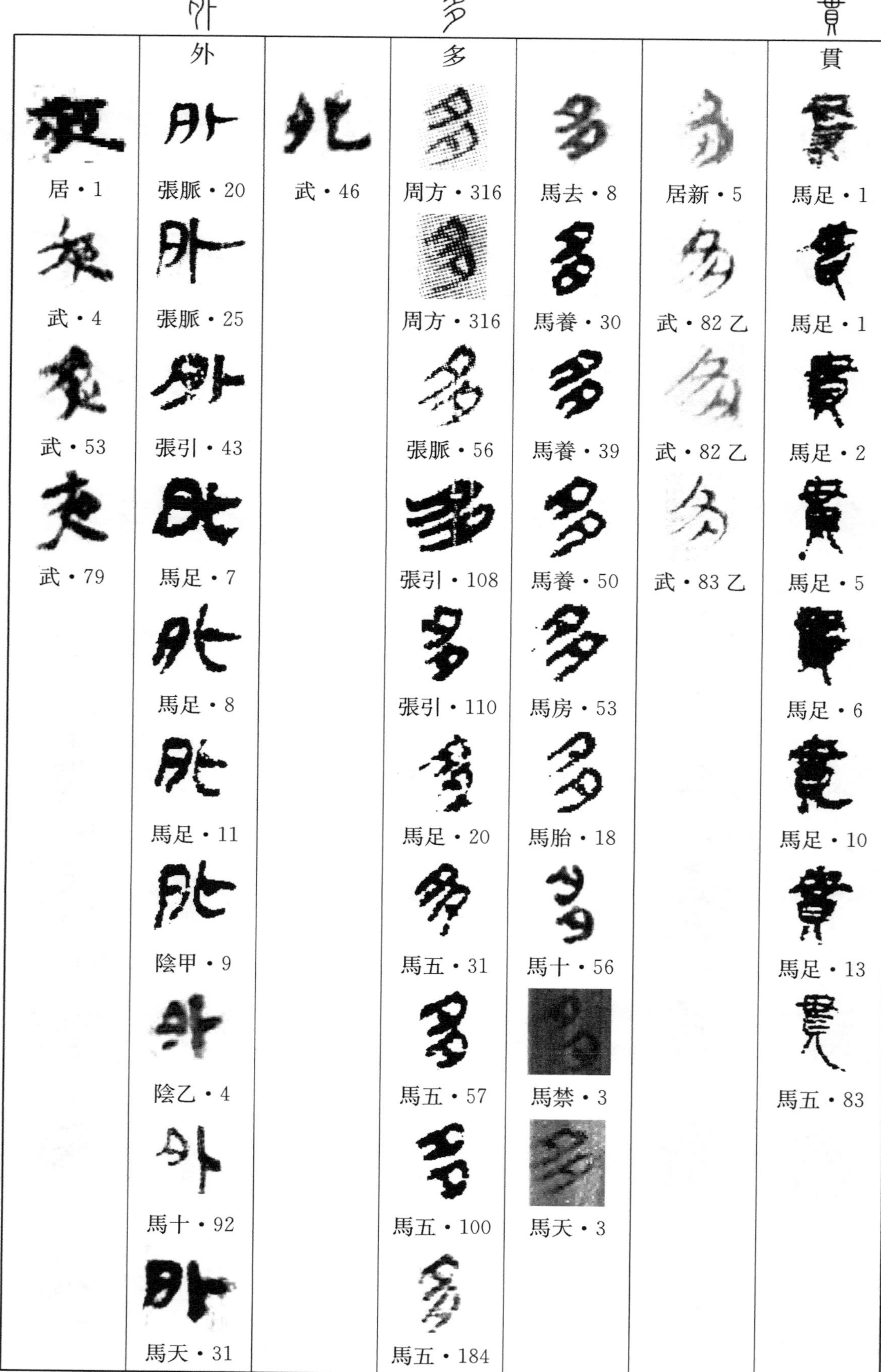

外 多 貫

	外		多			貫
居・1	張脈・20	武・46	周方・316	馬去・8	居新・5	馬足・1
武・4	張脈・25		周方・316	馬養・30	武・82乙	馬足・1
武・53	張引・43		張脈・56	馬養・39	武・82乙	馬足・2
武・79	馬足・7		張引・108	馬養・50	武・83乙	馬足・5
	馬足・8		張引・110	馬房・53		馬足・6
	馬足・11		馬足・20	馬胎・18		馬足・10
	陰甲・9		馬五・31	馬十・56		馬足・13
	陰乙・4		馬五・57	馬禁・3		馬五・83
	馬十・92		馬五・100	馬天・3		
	馬天・31		馬五・184			

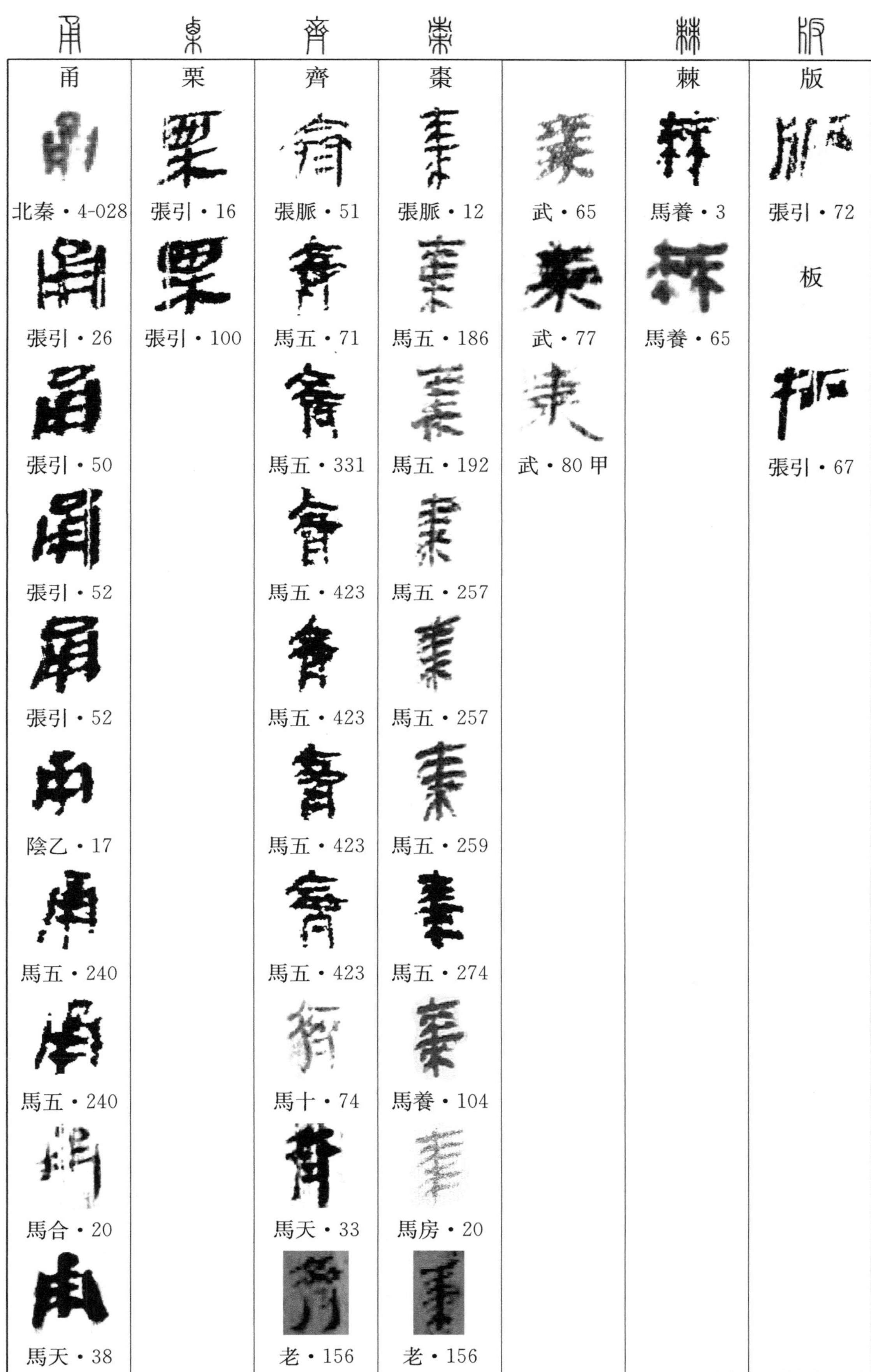

甬	栗	齊	棗		棘	版
北秦・4-028	張引・16	張脈・51	張脈・12	武・65	馬養・3	張引・72
張引・26	張引・100	馬五・71	馬五・186	武・77	馬養・65	板
張引・50		馬五・331	馬五・192	武・80 甲		張引・67
張引・52		馬五・423	馬五・257			
張引・52		馬五・423	馬五・257			
陰乙・17		馬五・423	馬五・259			
馬五・240		馬五・423	馬五・274			
馬五・240		馬十・74	馬養・104			
馬合・20		馬天・33	馬房・20			
馬天・38		老・156	老・156			

牖	鼎	禾	秀	穜	種	稠
張脈・24	馬五・388	馬五・114	⿰禾秀	張脈・25	武・26	馬養・66
陰甲・11		阜萬・W019	馬五・179	張脈・27	武・81	馬養・67
⿰土秀				張脈・37		
馬禁・5				張脈・58		
				馬足・20		
				陰甲・17		
				馬五・205		
				馬五・376		
				馬養・目		
				馬天・18		

稷	秫	稻	稗	移	積	
陰甲・6	馬五・319	北秦・4-261	馬養・74	馬養・223	馬十・18	武・44
	馬十・98	馬養・11		馬十・69	馬十・28	
	朮（或體）	馬養・12		馬十・71	馬十・29	
	居・1	馬胎・6		馬十・91	馬十・56	
	武・8				馬天・8	
					老・117	
					敦・2012	
					敦・2013	

秳	稈	稾	年	穀	稅	稍
馬五・370	馬五・202	周方・315	馬五・91	馬五・371	周方・329	張引・73
	馬五・227	周方・315	馬五・97	馬去・1		馬五・22
		馬五・191	馬五・438	馬養・82		馬五・46
		馬養・141	馬去・2	馬十・81		馬五・95
		藁	馬去・2	馬天・48		馬養・17
		馬五・438	馬十・47	老・156		馬養・167
			馬十・53	敦・2001		馬房・53
			馬十・67			馬胎・22
			馬天・14			
			馬天・28			

	秋	秦		稱	秅	秭
武・65	張脈・53	馬十・94	武・81	張脈・59	張引・100	穧
武・79	張引・1	馬天・26		馬脈・4		張脈・41
	張引・6	馬天・27		馬養・63		
	張引・103	北漢・2870				
	馬五・17					
	馬養・106					
	馬養・116					
	馬十・32					
	馬天・7					

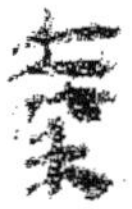

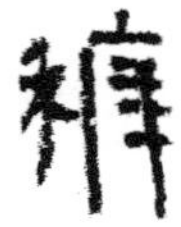

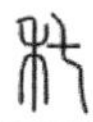

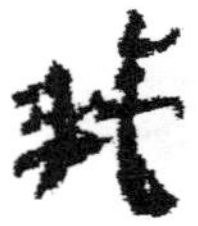

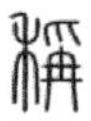

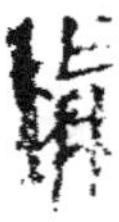

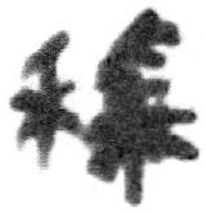

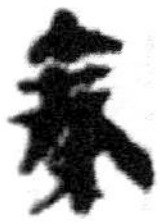

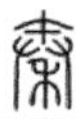

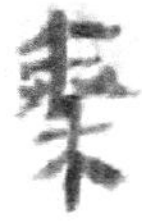

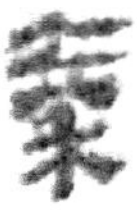

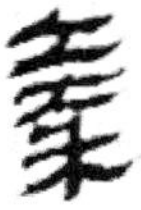

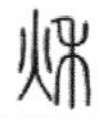

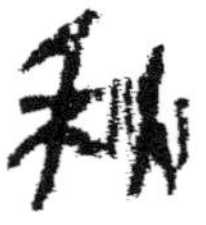

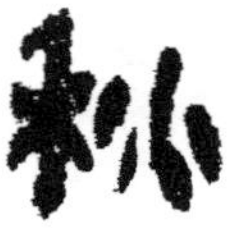

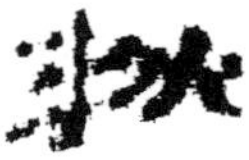

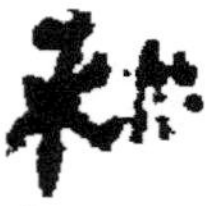

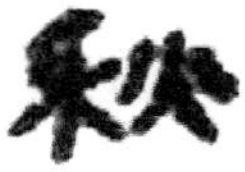

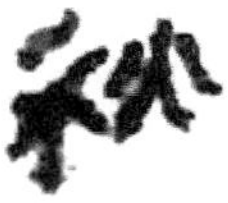

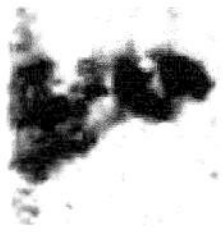

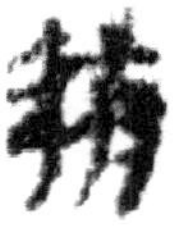

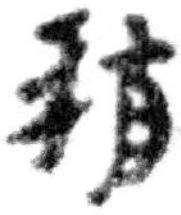

米

米

- 周方・331
- 周方・338
- 周方・338
- 周方・342
- 周方・343
- 北秦・4-261
- 馬五・92
- 馬五・92
- 馬五・283
- 馬五・283

黎

黎

- 馬五・81
- 馬五・360
- 馬五・376
- 馬五・428
- 馬五・431
- 馬天・47

[illegible]

- 馬五・372
- 馬五・423

黍

黍

- 馬五・202
- 馬五・253
- 馬五・254
- 馬五・438
- 馬養・11
- 馬養・166
- 馬房・7
- 馬天・46

兼

兼

- 馬足・5
- 馬足・5
- 馬足・5
- 馬足・13
- 馬足・14
- 馬足・16
- 馬足・19
- 馬足・25
- 馬足・25
- 馬足・27
- 馬足・29
- 馬足・30
- 陰乙・8
- 馬十・49

稬

- 馬養・82
- 馬養・128
- 馬養・129

[illegible]

- 馬五・128

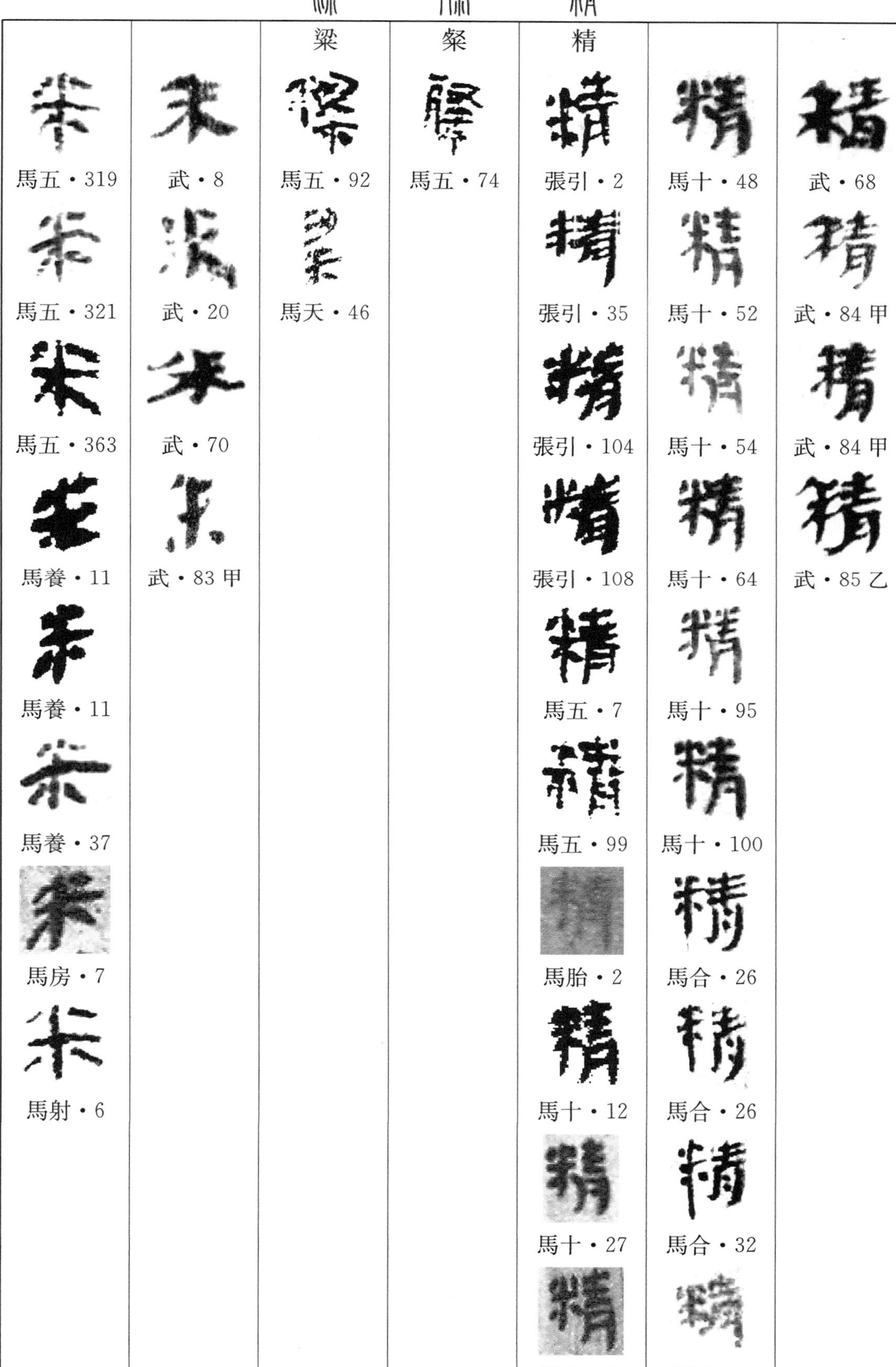

馬五・319
馬五・321
馬五・363
馬養・11
馬養・11
馬養・37
馬房・7
馬射・6
武・8
武・20
武・70
武・83甲
粱
馬五・92
馬天・46
粲
馬五・74
精
張引・2
張引・35
張引・104
張引・108
馬五・7
馬五・99
馬胎・2
馬十・12
馬十・27
馬十・34
馬十・48
馬十・52
馬十・54
馬十・64
馬十・95
馬十・100
馬合・26
馬合・26
馬合・32
馬天・9
武・68
武・84甲
武・84甲
武・85乙

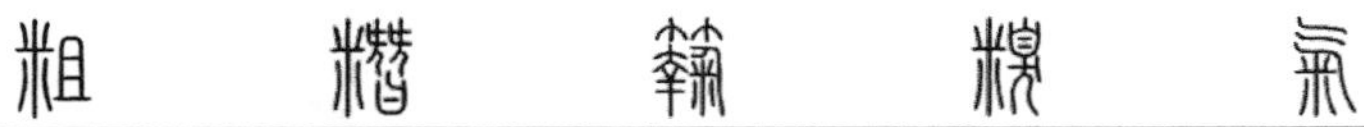

粗	糣	䊮	糗	氣		
⿰牛角	⿱朁米	麴				
			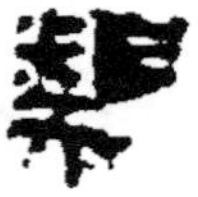 馬養・33	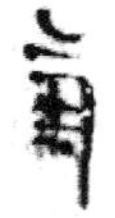 里・8-1363	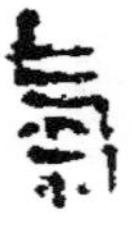 陰甲・31	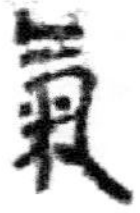 馬十・48
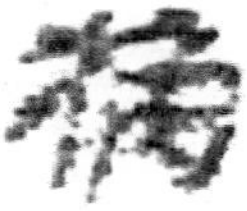 馬五・206	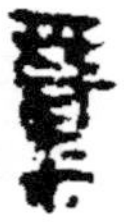 馬五・304	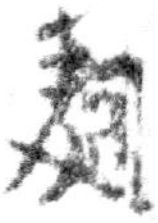 武・83 甲	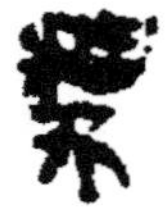 馬養・39	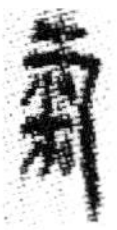 周方・312	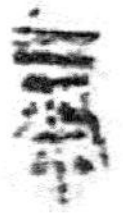 馬脈・1	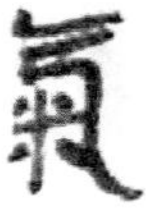 馬十・49
				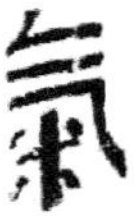 張脈・41	馬五・38	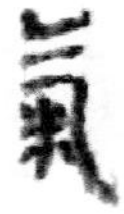 馬十・51
				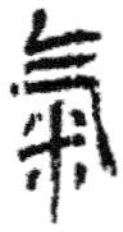 張脈・50	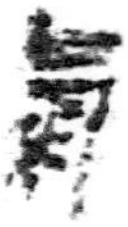 馬五・335	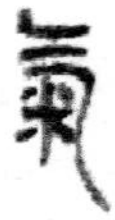 馬十・91
				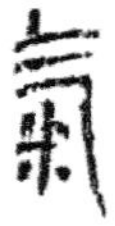 張脈・51	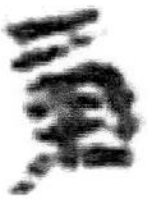 馬去・8	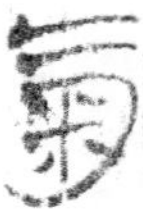 馬合・8
				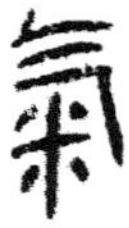 張脈・55	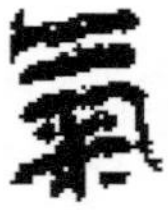 馬養・目	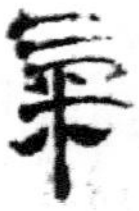 馬合・9
				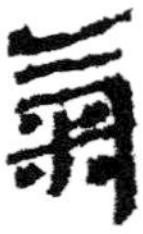 張引・48	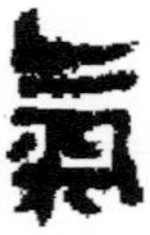 馬養・144	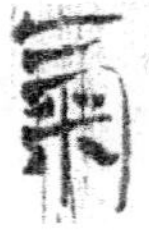 馬合・10
				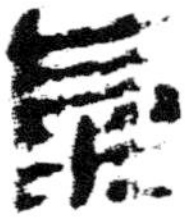 張引・53	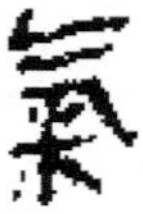 馬養・196	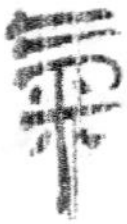 馬合・27
				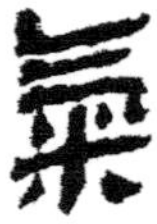 張引・104	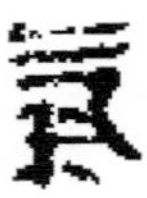 馬胎・12	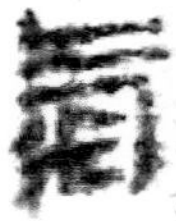 馬天・16
				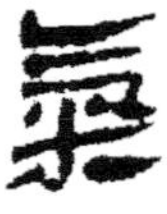 張引・108	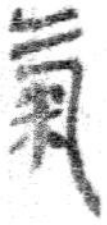 馬十・24	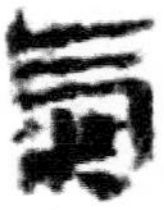 馬天・17

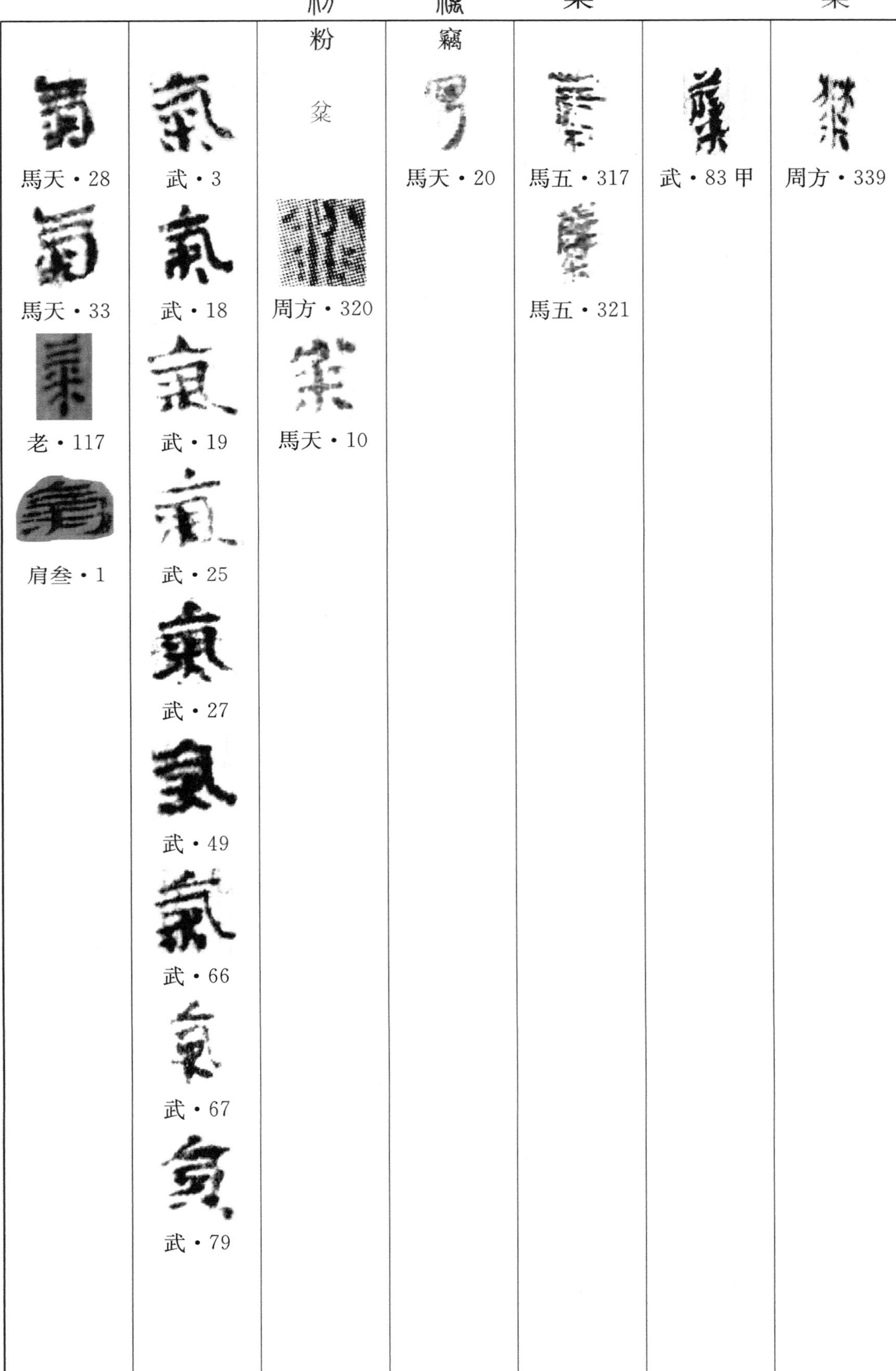

		粉 粉	竊 竊	蘖		桊
馬天・28	武・3	衾	馬天・20	馬五・317	武・83甲	周方・339
馬天・33	武・18	周方・320		馬五・321		
老・117	武・19	馬天・10				
肩叁・1	武・25					
	武・27					
	武・49					
	武・66					
	武・67					
	武・79					

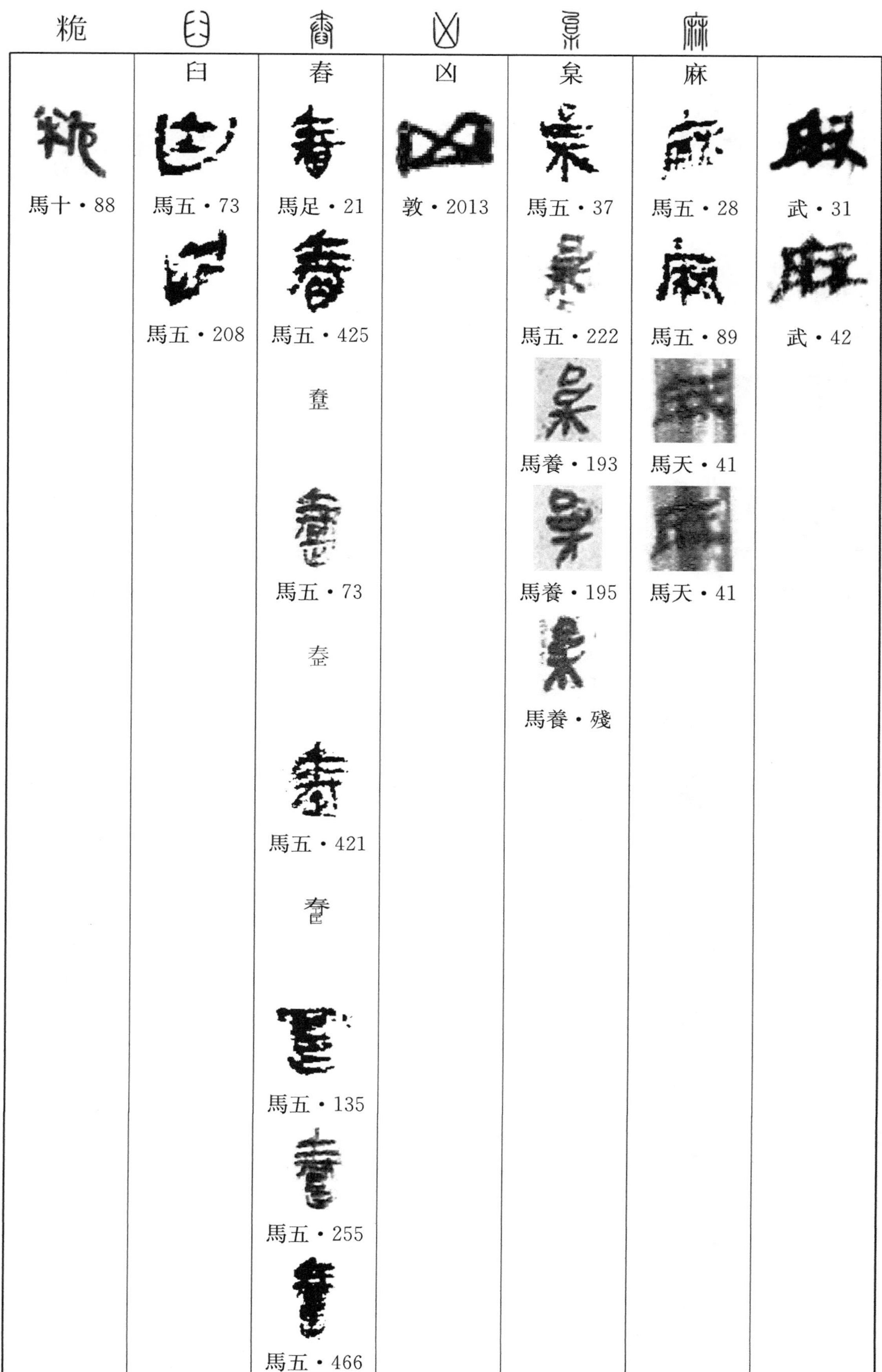

麻：武・31　武・42

麻：馬五・28　馬五・89　馬天・41　馬天・41

枲：馬五・37　馬五・222　馬養・193　馬養・195　馬養・殘

凶：敦・2013

春：馬足・21　馬五・425
[illegible]：馬五・73
[illegible]：馬五・421
[illegible]：馬五・135　馬五・255　馬五・466

臼：馬五・73　馬五・208

[illegible]：馬十・88

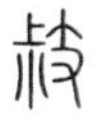

瓠	瓣	瓜	韲	䪢	韭	敊
馬五・230	馬五・330	馬五・330	齑	馬五・422	馬五・255	馬五・361
馬五・362	馬五・362	馬五・330	里・8-1620	馬五・430	馬十・77	馬五・363
馬養・62			馬養・29	䪡	馬十・77	馬五・420
馬養・203			馬五・43	馬五・86	馬十・78	
馬天・48			馬五・195	馬五・87	馬十・83	
			馬五・443	馬五・141	馬十・84	
				馬五・205		

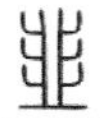

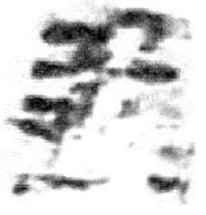

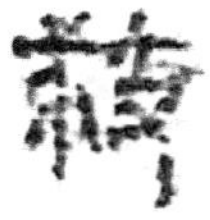

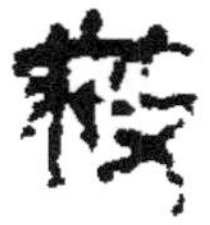

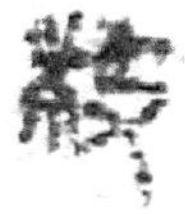

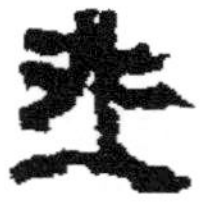

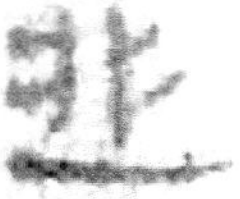

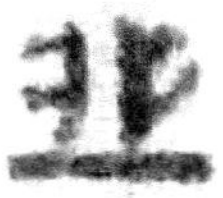

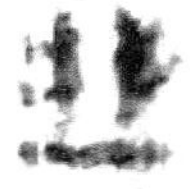

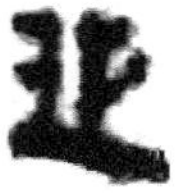

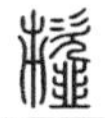

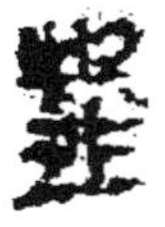

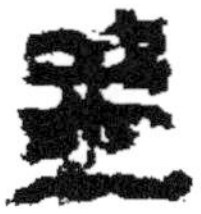

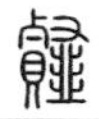

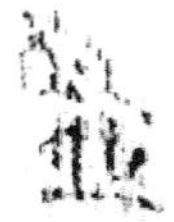

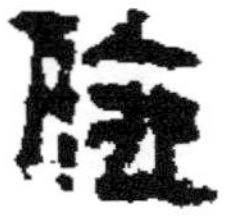

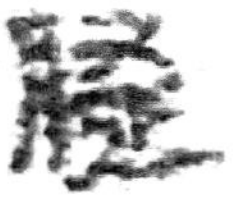

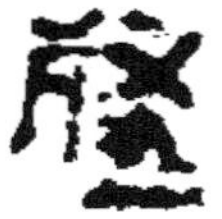

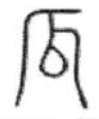

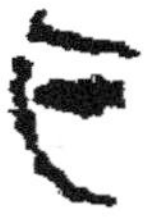

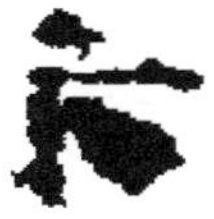

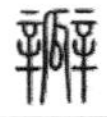

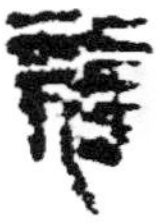

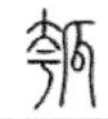

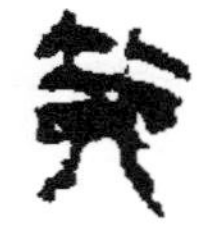

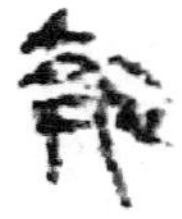

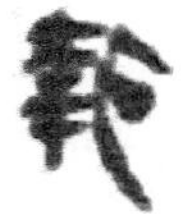

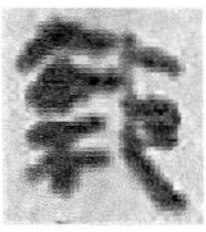

家	室	宛	定	安		察
馬五・454	周方・377	馬十・49	張引・29	張引・6	武・84 甲	張脈・61
馬十・67	馬五・105	馬十・52	馬天・20	張引・97		馬脈・12
馬十・73	馬五・111	敦・2012	馬天・25	馬五・11		馬十・2
	馬五・111		馬天・33	馬五・242		馬十・9
	馬五・454			馬胎・10		馬十・25
	馬養・146			馬十・36		馬十・26
				馬十・54		馬十・56
				馬十・55		馬合・10
				馬天・16		
				敦・2013		

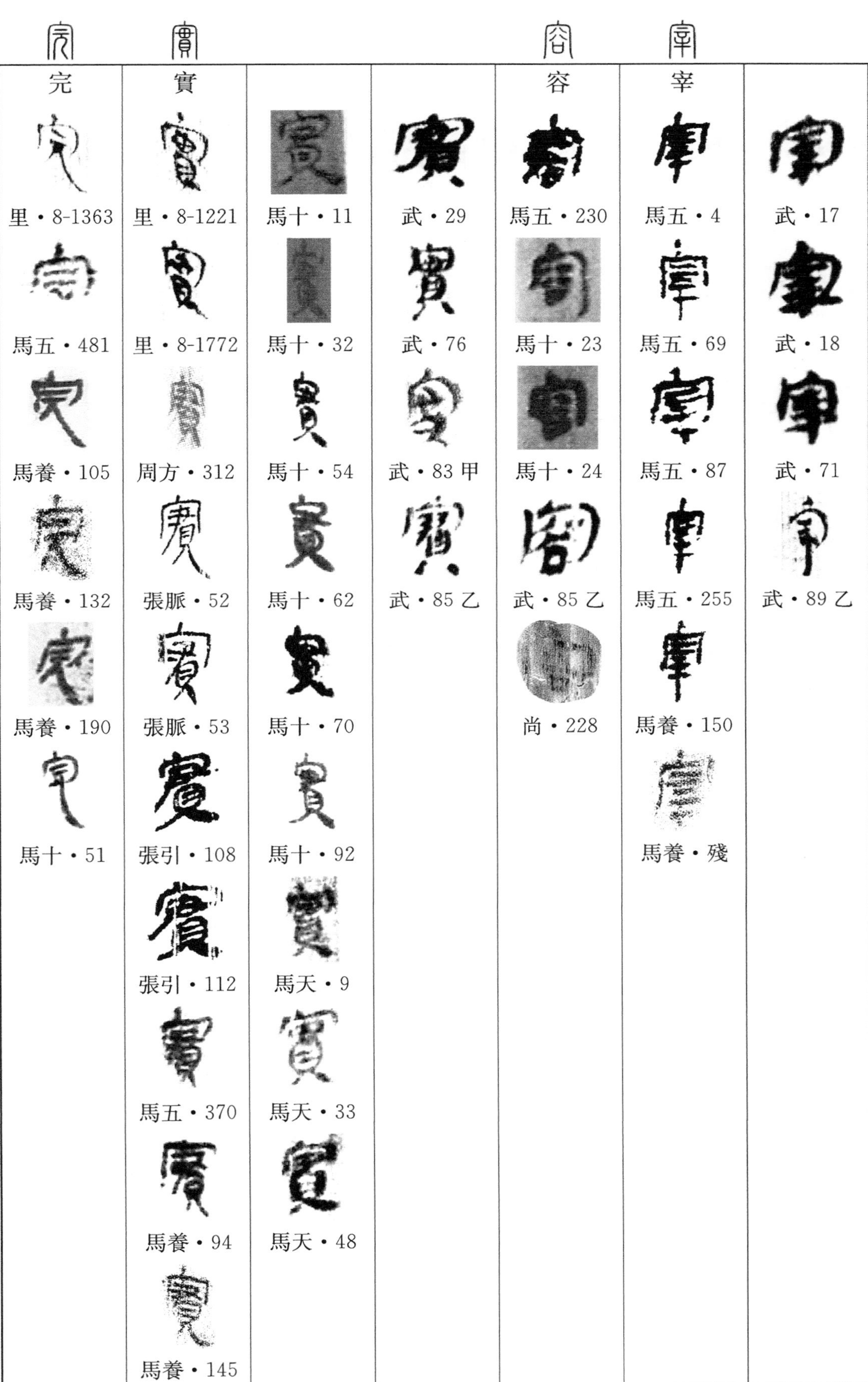

完	實			容	宰	
里・8-1363	里・8-1221	馬十・11	武・29	馬五・230	馬五・4	武・17
馬五・481	里・8-1772	馬十・32	武・76	馬十・23	馬五・69	武・18
馬養・105	周方・312	馬十・54	武・83 甲	馬十・24	馬五・87	武・71
馬養・132	張脈・52	馬十・62	武・85 乙	武・85 乙	馬五・255	武・89 乙
馬養・190	張脈・53	馬十・70		尚・228	馬養・150	
馬十・51	張引・108	馬十・92			馬養・殘	
	張引・112	馬天・9				
	馬五・370	馬天・33				
	馬養・94	馬天・48				
	馬養・145					

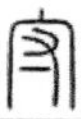

守	宥	宜	寫	宵	宿	
馬養·61	馬五·76	馬十·68	馬十·39	馬胎·4	周方·378	武·29
馬十·31	馬五·111		馬十·82	馬十·87	馬五·94	武·45
馬十·55					馬養·113	
老·16					馬養·190	
					馬十·31	
					馬十·31	
					敦·2030	
					居新·13	

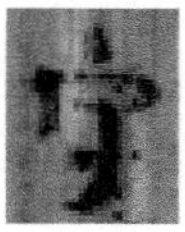

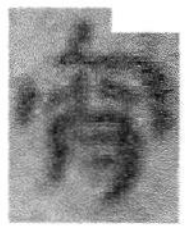

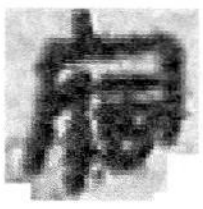

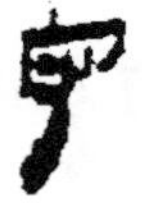

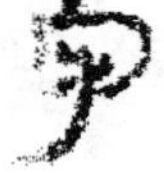

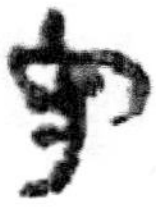

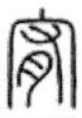

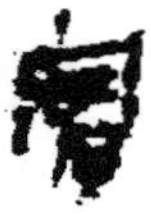

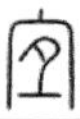

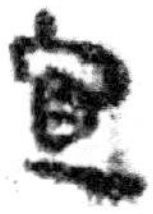

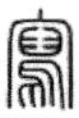

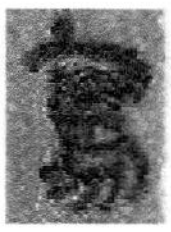

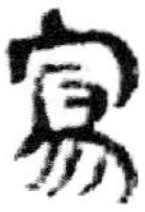

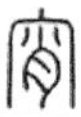

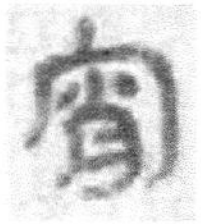

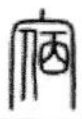

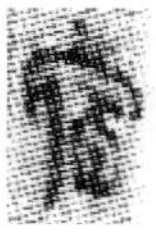

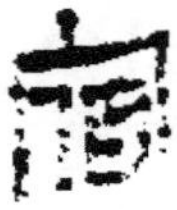

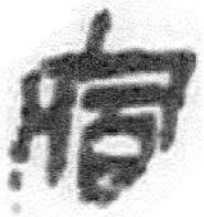

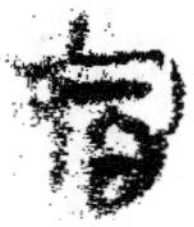

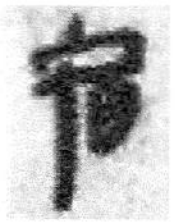

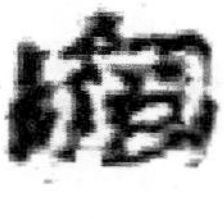

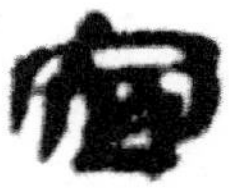

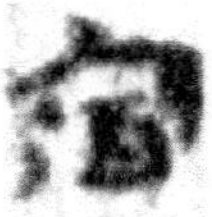

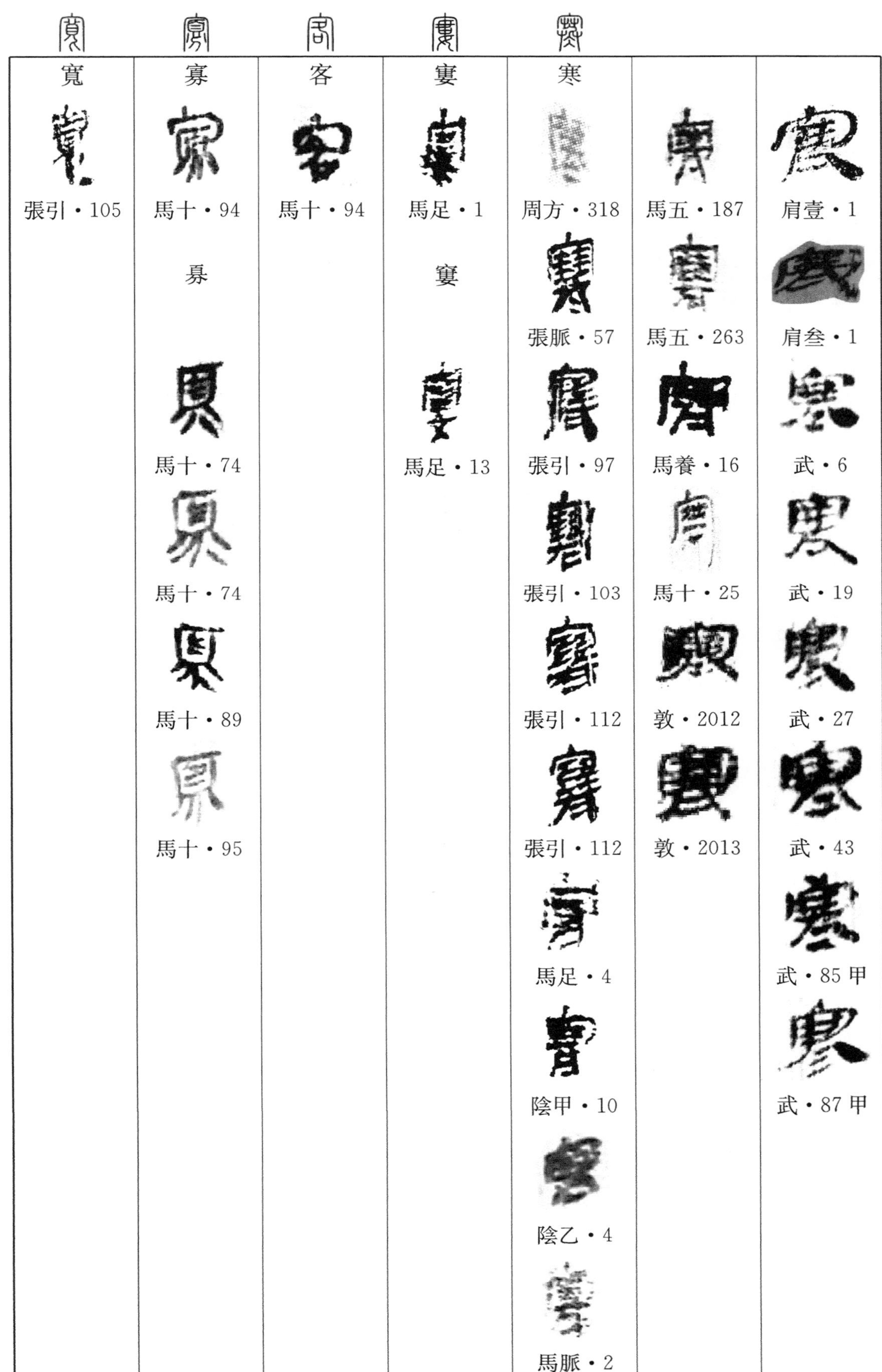

寬	寡	客	寠	寒		
張引・105	馬十・94	馬十・94	馬足・1	周方・318	馬五・187	肩壹・1
	㝥		寠	張脈・57	馬五・263	肩叁・1
	馬十・74		馬足・13	張引・97	馬養・16	武・6
	馬十・74			張引・103	馬十・25	武・19
	馬十・89			張引・112	敦・2012	武・27
	馬十・95			張引・112	敦・2013	武・43
				馬足・4		武・85甲
				陰甲・10		武・87甲
				陰乙・4		
				馬脈・2		

害	宗	寘	宮		呂	竈
張脈・57	馬養・198	阜萬・W008	張引・2	馬天・63	馬養・34	馬五・318
馬脈・6	馬胎・28		張引・4		武・85甲	馬五・411
馬天・11	馬十・68		張引・6		膂（篆文）	馬五・432
老・346	馬十・75		張引・7		馬養・127	馬五・437
	馬合・10					馬五・448
						馬養・47
						馬養・59
						馬養・90
						馬射・22

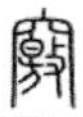

竅

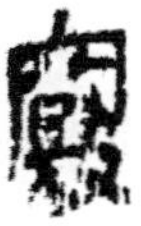

張引・111
馬五・257 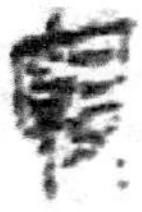
馬五・259 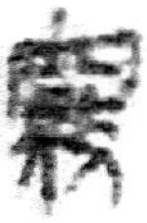
馬五・261 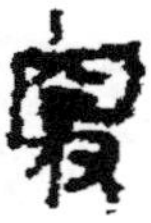
馬五・262 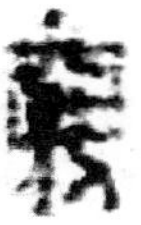
馬五・267 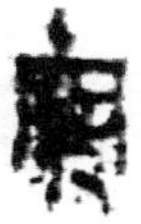
馬五・268 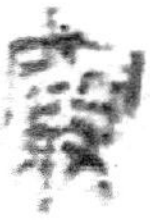
馬五・269

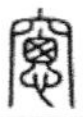

窻

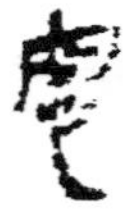

馬五・209 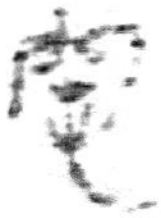
馬五・329

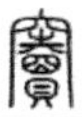

竇

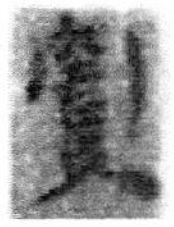

馬十・13

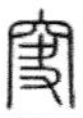

窔

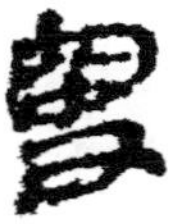

張引・109

𥦗

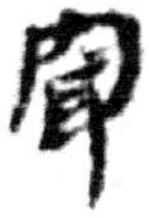

武・48

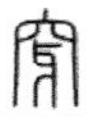

穿

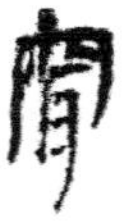

張脈・17 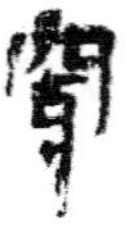
張脈・22 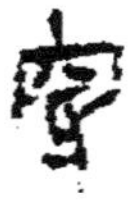
陰甲・9 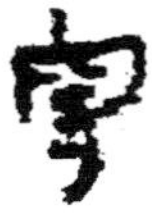
馬五・134
馬五・208 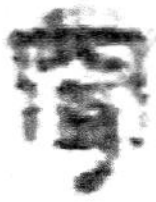
馬五・230 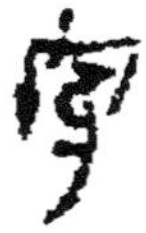
馬五・279 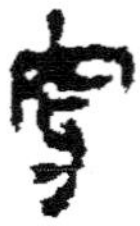
馬五・280 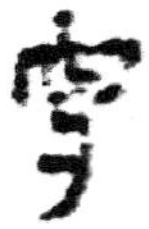
馬五・444

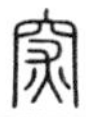

突

罙

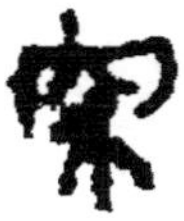

馬養・53
馬天・35 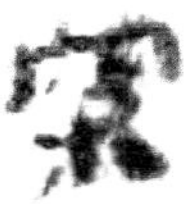
馬天・42

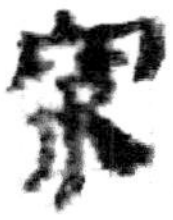

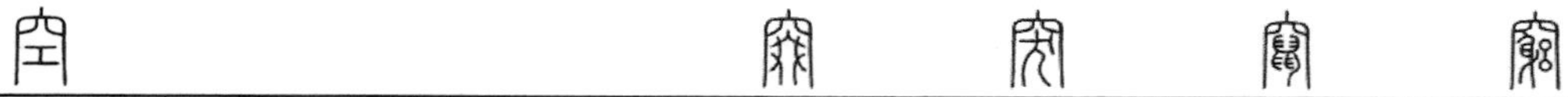

空			窡	突	竄	竆
張脈·12	馬五·266	武·60	馬五·231	張脈·15	周方·312	⿱穴⿰身巳
張引·41	馬五·278	武·85乙	馬五·231	馬五·328	馬養·49	張引·14
張引·67	馬五·278		馬五·231	馬五·361		馬天·10
張引·67	馬五·281			馬養·196		⿱穴⿰身邑
張引·72	馬五·282					武·11
馬五·231	馬五·466					武·57
馬五·252	馬養·111					武·89甲
馬五·253	馬房·4					尚·181
馬五·254	馬房·10					
馬五·255						

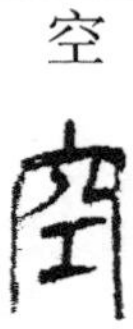

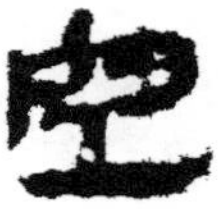

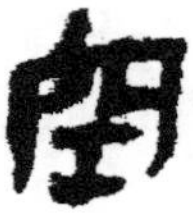

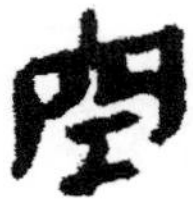

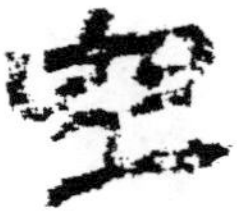

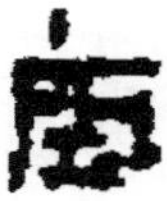

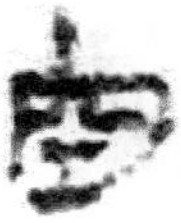

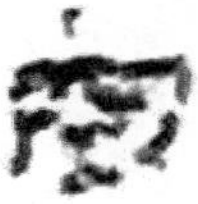

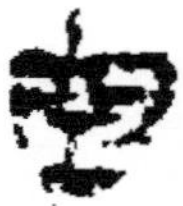

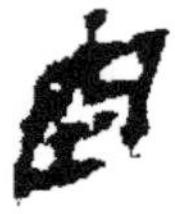

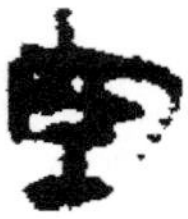

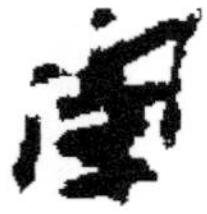

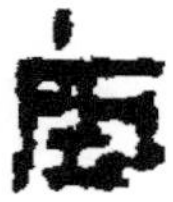

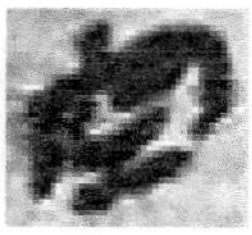

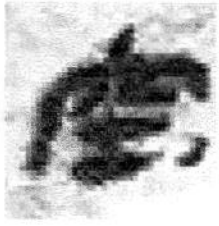

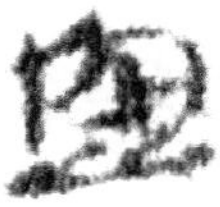

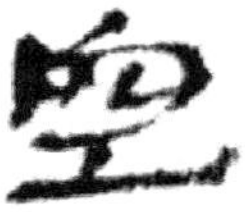

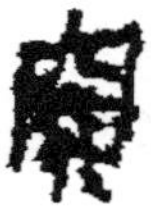

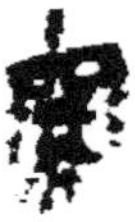

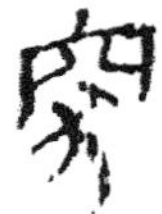

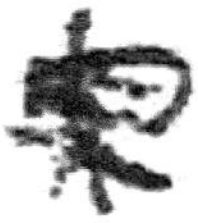

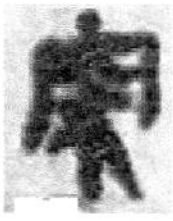

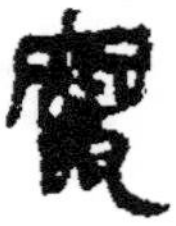

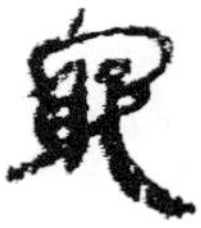

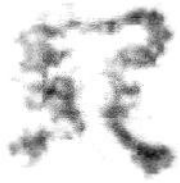

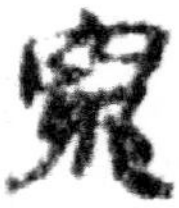

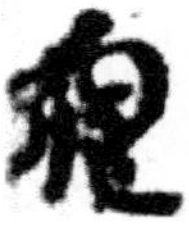

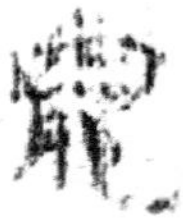

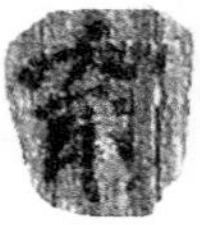

𡪢	疾			痛		
𡪢 ⿸疒帚	疾			痛		
	周方・336	馬五・379	武・84 甲	里・8-1221	張引・33	馬五・12
張脈・12	周方・337	馬養・193	武・84 甲	張脈・8	張引・45	馬五・25
	北秦・4-028	馬十・18	武・84 甲	張脈・9	張引・67	馬五・27
	馬足・4	馬十・71	武・85 甲	張脈・13	張引・88	馬五・51
	馬五・34	馬合・17		張脈・15	馬足・7	馬五・64
	馬五・81	馬天・17		張脈・19	馬足・8	馬五・161
	馬五・112	馬天・26		張脈・20	馬足・14	馬五・174
	馬五・175	馬天・35		張脈・25	馬足・17	馬五・296
	馬五・217	馬天・52		張脈・54	陰甲・4	馬五・321
	馬五・252	肩壹・1		張脈・55	陰乙・4	馬導・39

病

馬天・26	痡	里・8-1221	張脈・2	張脈・29	馬足・21	馬脈・2
北漢・2600	陰甲・4	里・8-1243	張脈・15	張脈・39	馬足・25	馬候・1
老・117	陰甲・7	里・8-1243	張脈・19	張脈・45	馬足・27	馬五・目
	陰甲・13	里・8-1290	張脈・19	張脈・50	陰甲・12	馬五・目
	陰甲・17	里・8-1329	張脈・20	張脈・57	陰甲・16	馬五・27
	陰甲・19	里・8-1363	張脈・22	張脈・64	陰甲・17	馬五・28
	陰甲・22	周方・313	張脈・24	張引・103	陰乙・3	馬五・35
	陰甲・31	周方・326	張脈・24	張引・104	陰乙・9	馬五・125
	陰甲・34	周方・332	張脈・25	馬足・1	陰乙・15	馬五・176
	陰甲・35	周方・337	張脈・28	馬足・7	陰乙・17	馬五・177

疕

張脈・2

張脈・4

張脈・12

張脈・15

馬五・390

馬五・429

馬五・430

馬五・432

馬五・433

馬胎・17

疵

陰乙・15

瘨

馬足・4

馬養・65

⿸广真

马五・114

陰甲・35

馬導・36

武・21

武・49

武・78

武・90 甲

居新・1

武・10

武・17

武・21

武・33

武・84 乙

武・84 乙

武・85 乙

尚・181

病

馬十・52

馬天・19

北漢・2978

北漢・2978

老・117

老・346

馬五・264

馬五・302

馬五・397

馬五・447

馬五・449

馬養・162

馬養・169

馬房・42

馬射・14

馬胎・32

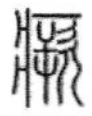

痒	瘍	癭	瘻	瘀	疝	瘚
馬房・26	馬五・目	張脈・4	張脈・4	武・11	庙	張引・63
	馬五・461	馬五・51	馬十・92	武・12	武・67	陰乙・3
	馬五・463	馬五・224	瘷			陰乙・6
	馬五・464		張引・92			厥
	馬五・466		馬足・8			張引・66
						張引・101
						陰乙・2
						陰乙・17
						馬十・30
						欮（或體）

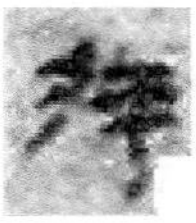

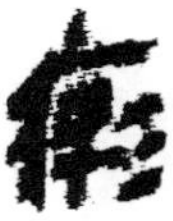

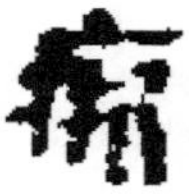

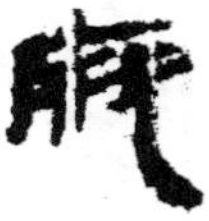

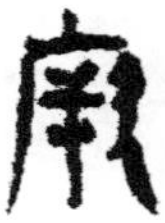

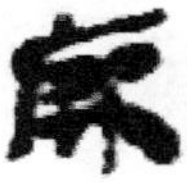

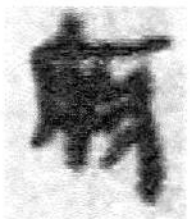

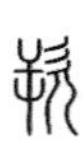

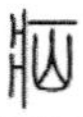

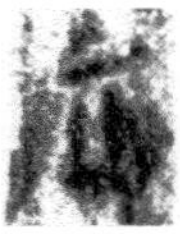

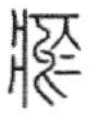

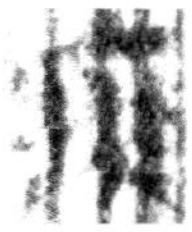

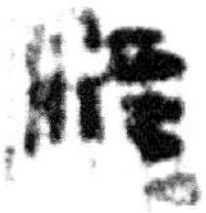

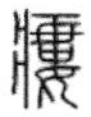

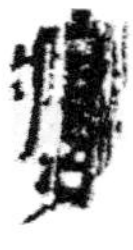

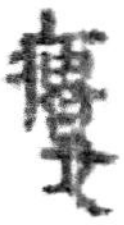

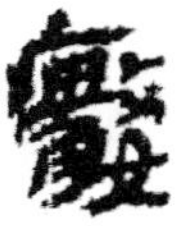

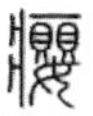

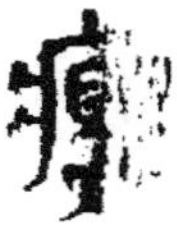

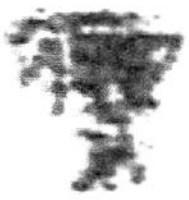

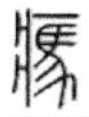

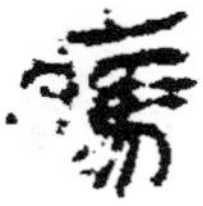

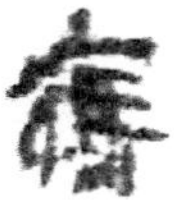

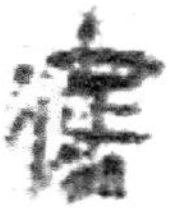

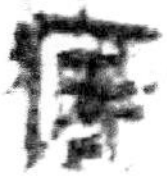

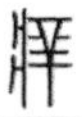

	痤	疽	癰		疥	痂
馬導・28	馬十・92	馬五・298	周方・339	馬五・376	馬五・426	馬五・368
	馬天・18	馬五・300	張脈・10	馬五・379	馬五・426	馬五・369
	馬天・18		張脈・11	馬五・386		
			張脈・12	馬五・388		
			張脈・12	馬五・461		
			馬五・22			
			馬五・24			
			馬五・37			
			馬五・286			
			馬五・345			

瘕	癘	瘧	痔		痿	痹
老・117	阜萬・W008	張脈・15	馬五・目	張脈・12	張引・37	張引・83
	⿸广萬	張脈・19	馬五・目	張脈・12	馬五・480	馬導・23
	張脈・15	張脈・21	馬五・255	張脈・19	⿸广委	北漢・2664
	馬五・177	陰甲・7	馬五・257	時	武・84甲	庳
			馬五・259	里・8-1243	武・85甲	武・63
			馬五・261	陰甲・4	敦・2012	武・81
			馬五・263	馬五・277		敦・2012
			馬五・266	⿸厂寺		敦・2012
			馬五・267	馬五・266 按:與卷九表"儲置屋下也"義的字同形。		痺
			庤			北漢・2978

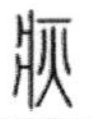

痏	癑	痍	瘢	痙	瘦	疢
馬五・87 馬五・殘 ⿸广有 馬五・12 馬五・411	馬五・158	北秦・4-248	馬五・321	馬五・目 馬五・30 馬五・45 北漢・2664 痤 武・62	馬足・12 馬足・20 廋 武・73 按：與表"隱藏"等義的字同形。《玉篇・广部》："廋，所留切。隱匿也，求也，索也，隈也，亦作搜。"	張脈・5 張脈・25 馬養・204 馬天・39 馬天・53 瘖 馬合・25

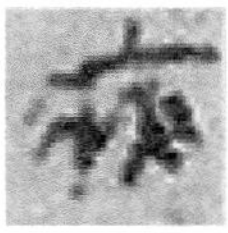

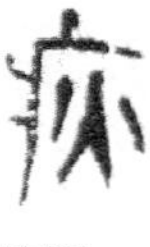

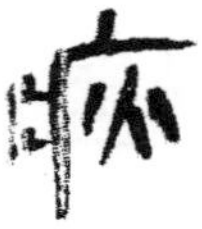

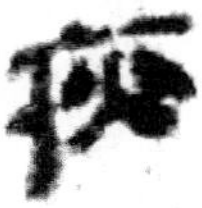

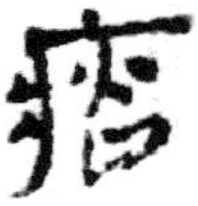

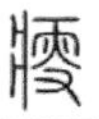

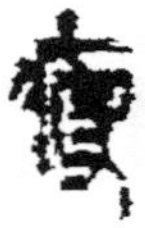

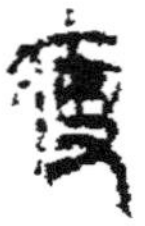

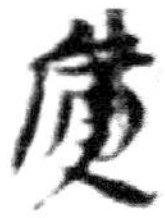

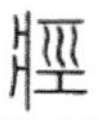

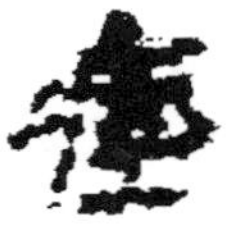

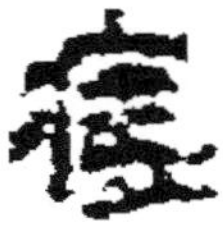

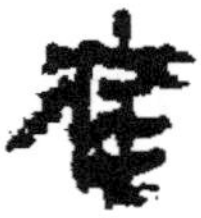

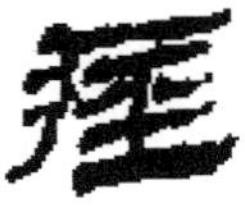

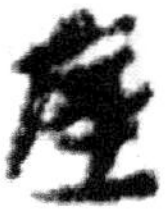

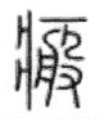

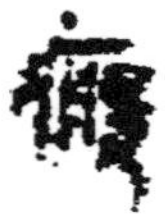

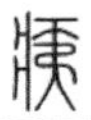

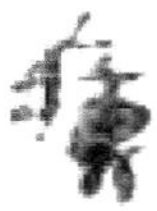

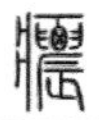

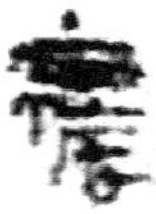

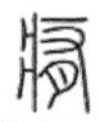

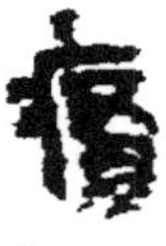

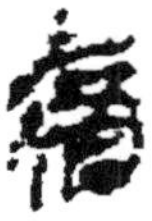

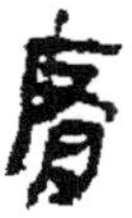

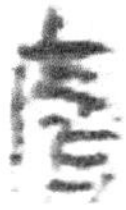

癉	疸	癃	瘛	瘉		瘳
張脈・13 張脈・13 張脈・40 陰甲・31	馬養・33	⿸疒夅 （籀文） 張脈・37 馬五・191 馬五・193 馬五・194 馬五・198 武・9 武・9 武・9	馬五・目 馬五・51 馬五・54 馬合・24	⿸广俞 張脈・10 愈 武・33 癒 敦・1997 武・10 武・21 武・43 武・55	武・61 武・68 武・81 武・84乙 武・87乙	馬五・64 馬五・235 馬五・345 馬五・345 馬五・346 馬五・404 馬五・405 馬五・439 馬五・殘

⿸疒云

馬五・144

⿸疒恩

陰乙・17

瘦

張脈・20

瘺

瘺

馬五・171

⿸疒虒

馬五・130

⿸疒虒

周方・376

⿸疒啇

張脈・10

武・81

𤵸	癧	瘴	癵	癰	冠	冣
馬五・306	馬五・369	馬五・199	馬射・13	瘽 張引・36 張引・37	里・1363	馬十・31

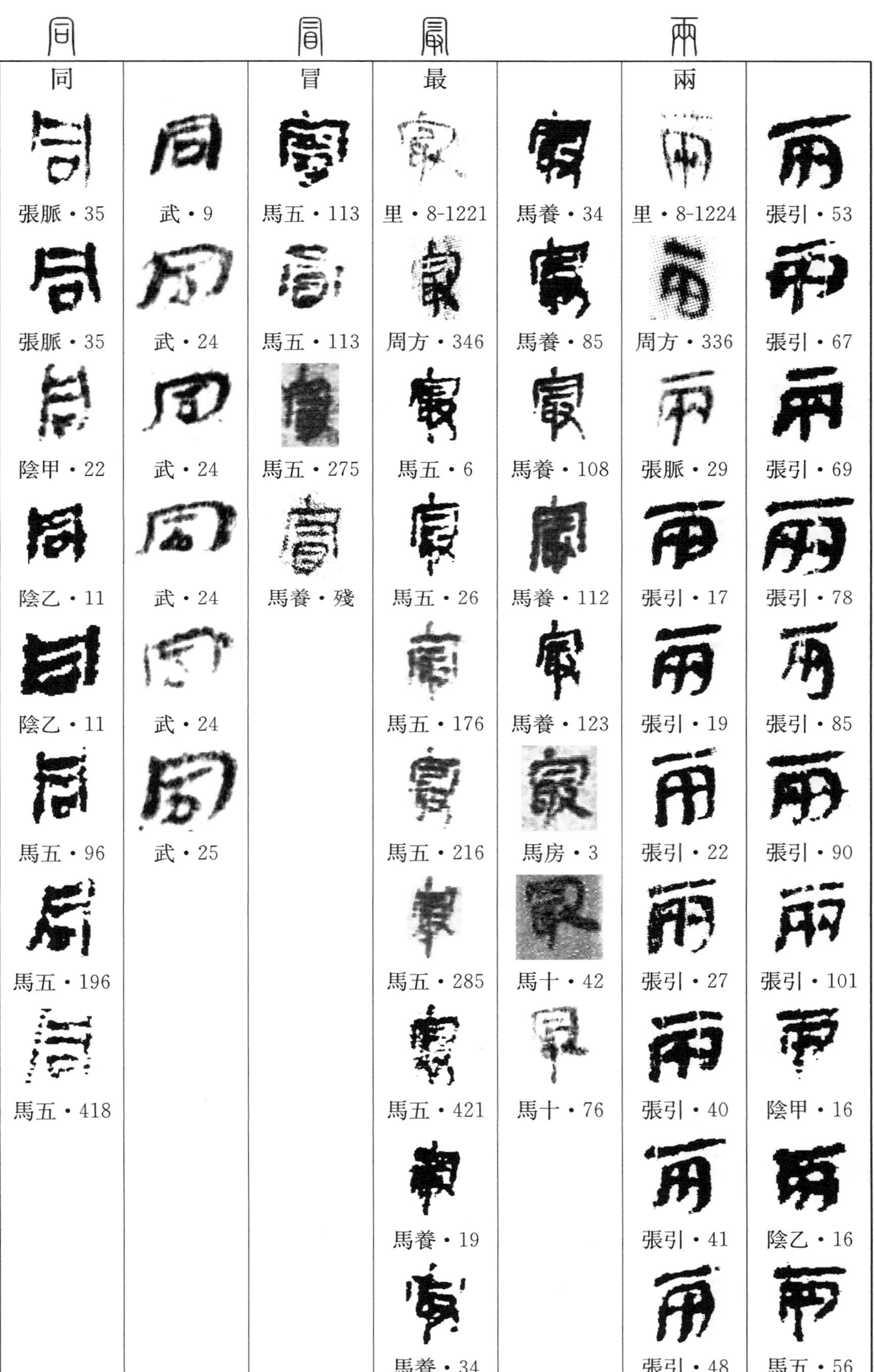

同		冒	最		兩	
張脈・35	武・9	馬五・113	里・8-1221	馬養・34	里・8-1224	張引・53
張脈・35	武・24	馬五・113	周方・346	馬養・85	周方・336	張引・67
陰甲・22	武・24	馬五・275	馬五・6	馬養・108	張脈・29	張引・69
陰乙・11	武・24	馬養・殘	馬五・26	馬養・112	張引・17	張引・78
陰乙・11	武・24		馬五・176	馬養・123	張引・19	張引・85
馬五・96	武・25		馬五・216	馬房・3	張引・22	張引・90
馬五・196			馬五・285	馬十・42	張引・27	張引・101
馬五・418			馬五・421	馬十・76	張引・40	陰甲・16
			馬養・19		張引・41	陰乙・16
			馬養・34		張引・48	馬五・56

罷

馬五・297

署

武・85乙

敦・563A

羅

馬射・3

武・87乙

罔

馬養・62

尚・228

敦・563B

居新・2

武・8

武・16

武・16

武・46

武・77

武・77

武・77

武・87甲

馬五・418

馬養・77

馬養・127

馬十・3

馬禁・7

馬天・2

馬天・22

紀・13

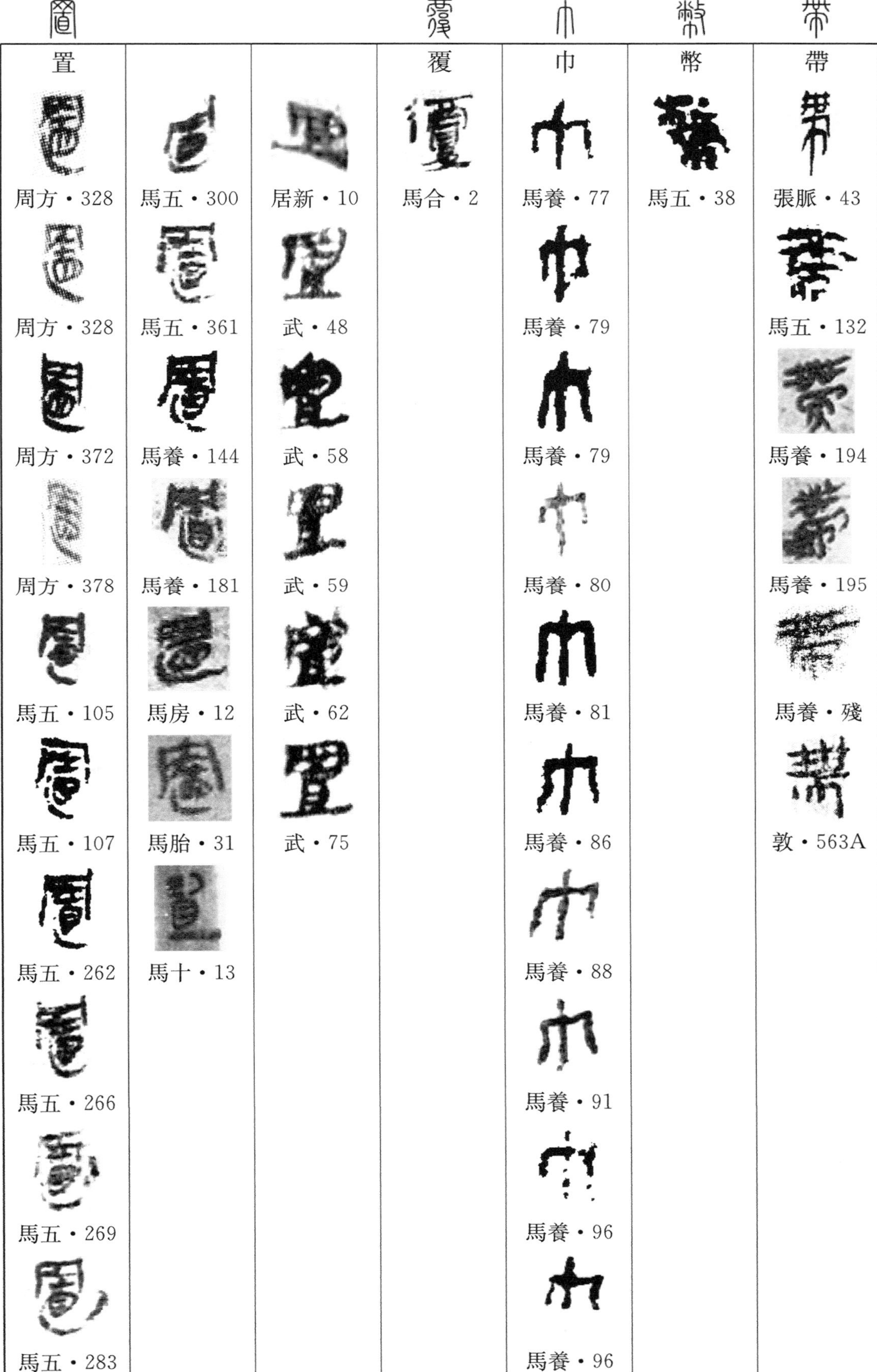

置			覆	巾	幣	帶
周方·328	馬五·300	居新·10	馬合·2	馬養·77	馬五·38	張脈·43
周方·328	馬五·361	武·48		馬養·79		馬五·132
周方·372	馬養·144	武·58		馬養·79		馬養·194
周方·378	馬養·181	武·59		馬養·80		馬養·195
馬五·105	馬房·12	武·62		馬養·81		馬養·殘
馬五·107	馬胎·31	武·75		馬養·86		敦·563A
馬五·262	馬十·13			馬養·88		
馬五·266				馬養·91		
馬五·269				馬養·96		
馬五·283				馬養·96		

常	前	帣	帚	席		布
陰乙・16	馬五・109	馬足・19	馬五・104	周方・335	武・91甲	周方・311
馬五・4		馬足・20	馬五・104	張引・52		北秦・4-248
馬合・2				張引・73		馬五・18
馬合・14				馬五・262		馬五・19
馬天・9				馬養・192		馬五・30
馬天・10				馬胎・17		馬五・129
武・30				馬胎・26		馬五・224
武・31				馬合・31		馬五・241
武・84甲						馬五・245
武・85乙						馬五・266

白

白

周方・372

張脈・10

張脈・61

張引・109

馬五・114

馬五・130

馬五・228

馬五・267

馬五・270

馬五・284

錦

錦

絟

張引・100

巿

市

馬五・31

馬五・53

芾

馬天・26

希

張引・4

陰乙・14

馬天・8

馬養・82

馬養・86

馬養・89

馬房・6

馬房・11

馬胎・33

馬合・8

馬五・268

馬五・323

馬五・361

馬五・410

馬五・419

馬養・46

馬養・48

馬養・49

馬養・50

馬養・64

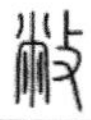

馬五·304
馬五·382
馬五·382
馬五·425
馬去·8
馬養·62
馬養·111
馬養·179
馬養·221
馬房·3

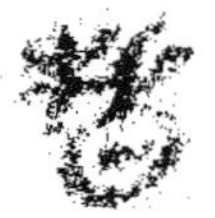

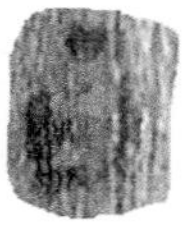

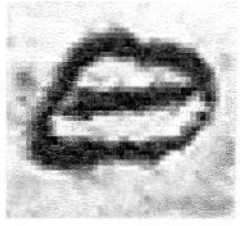

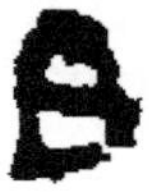

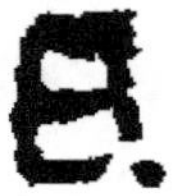

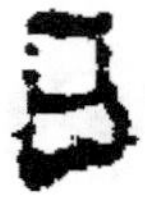

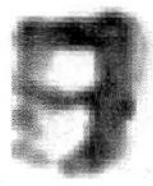

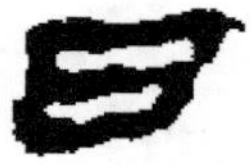

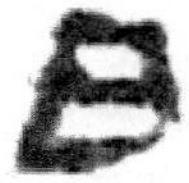

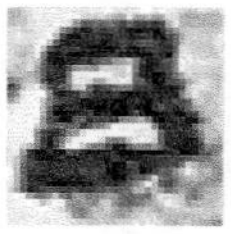

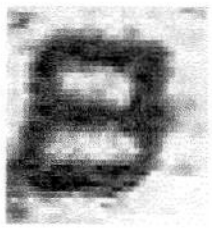

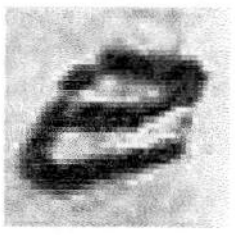

馬房·11
馬胎·20
馬十·9
馬十·54
馬十·101
馬合·31
馬天·50
敦·1060
武·85甲
武·88乙

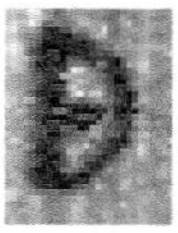

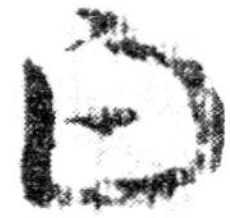

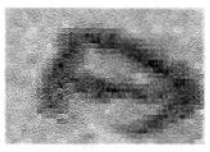

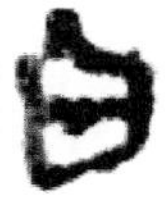

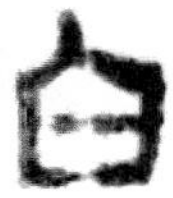

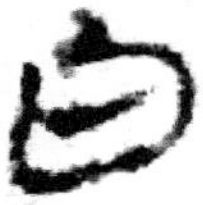

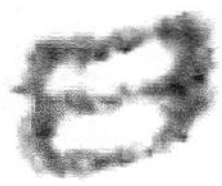

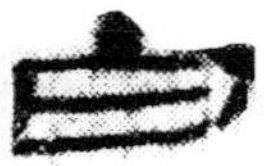

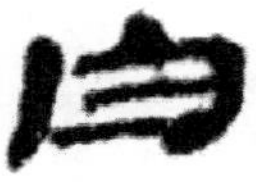

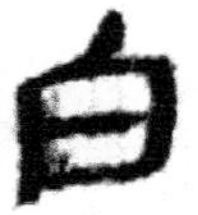

敦·563A
敦·564
肩貳·2
紀·13
武·4
武·48
武·55
武·57
武·79
武·83甲

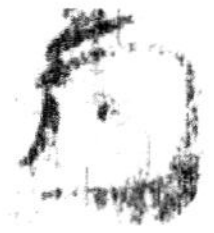

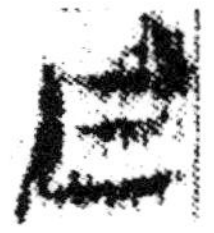

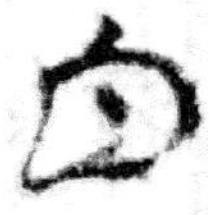

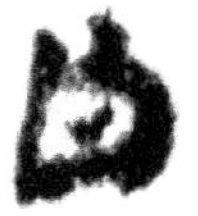

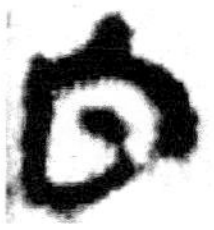

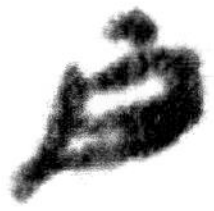

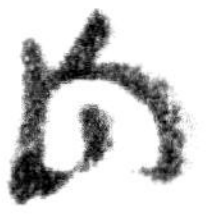

尚·181

晳

馬胎·20

敝

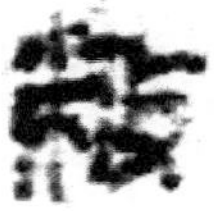

馬五·102
馬五·104
馬五·323
馬五·454

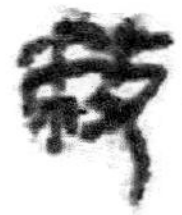

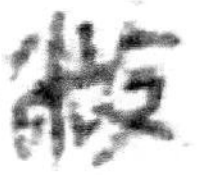

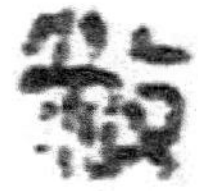

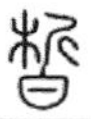

卷八

人

里・8-1363
周方・333
張脈・29
張脈・40
張脈・51
張引・32
張引・49
張引・106
馬足・21
馬脈・11

馬候・2
馬五・目
馬五・8
馬五・21
馬五・91
馬五・96
馬五・97
馬五・295
馬五・357
馬去・4

馬養・112
馬房・46
馬胎・4
馬胎・34
馬十・48
馬十・89
馬十・91
馬合・25
馬天・51
北漢・2978

阜萬・W004
老・346
老・346
敦・2012
羅・39背
武・22
武・77
武・87甲
武・88甲

馬禁・2
馬禁・6
馬禁・10
武・23
武・48
武・49
武・73
武・82甲
武・84甲
武・85乙

仁

馬五・243

	企	佩	儒	仲	倓	何
武・86乙	周方・345	佩	馬胎・4	武・85乙	張引・31	馬養・219
武・86乙		馬胎・6				馬胎・1
						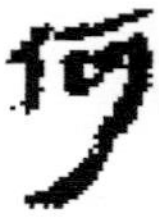 馬十・8
						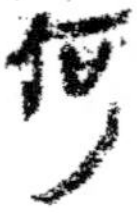 馬十・15
						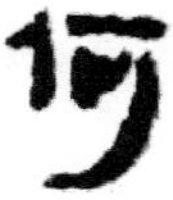 馬十・72
						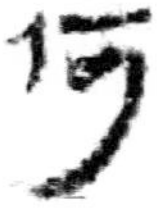 馬十・77
						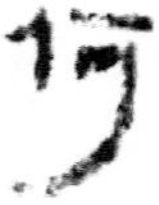 馬十・80
						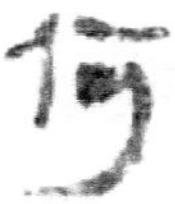 馬十・85
						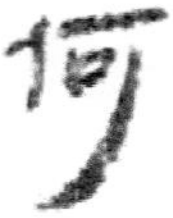 馬十・95
						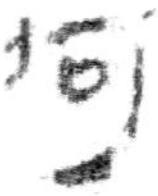 馬天・1

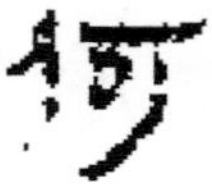

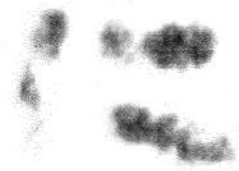

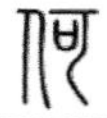

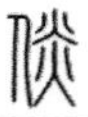

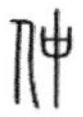

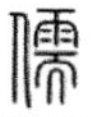

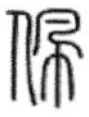

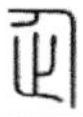

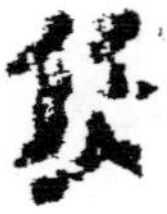

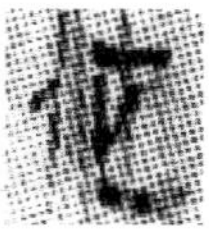

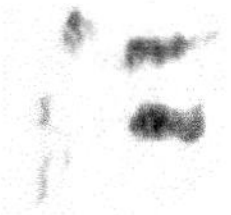

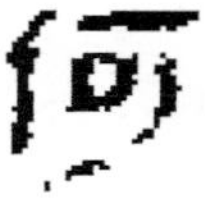

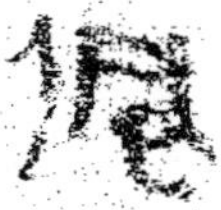

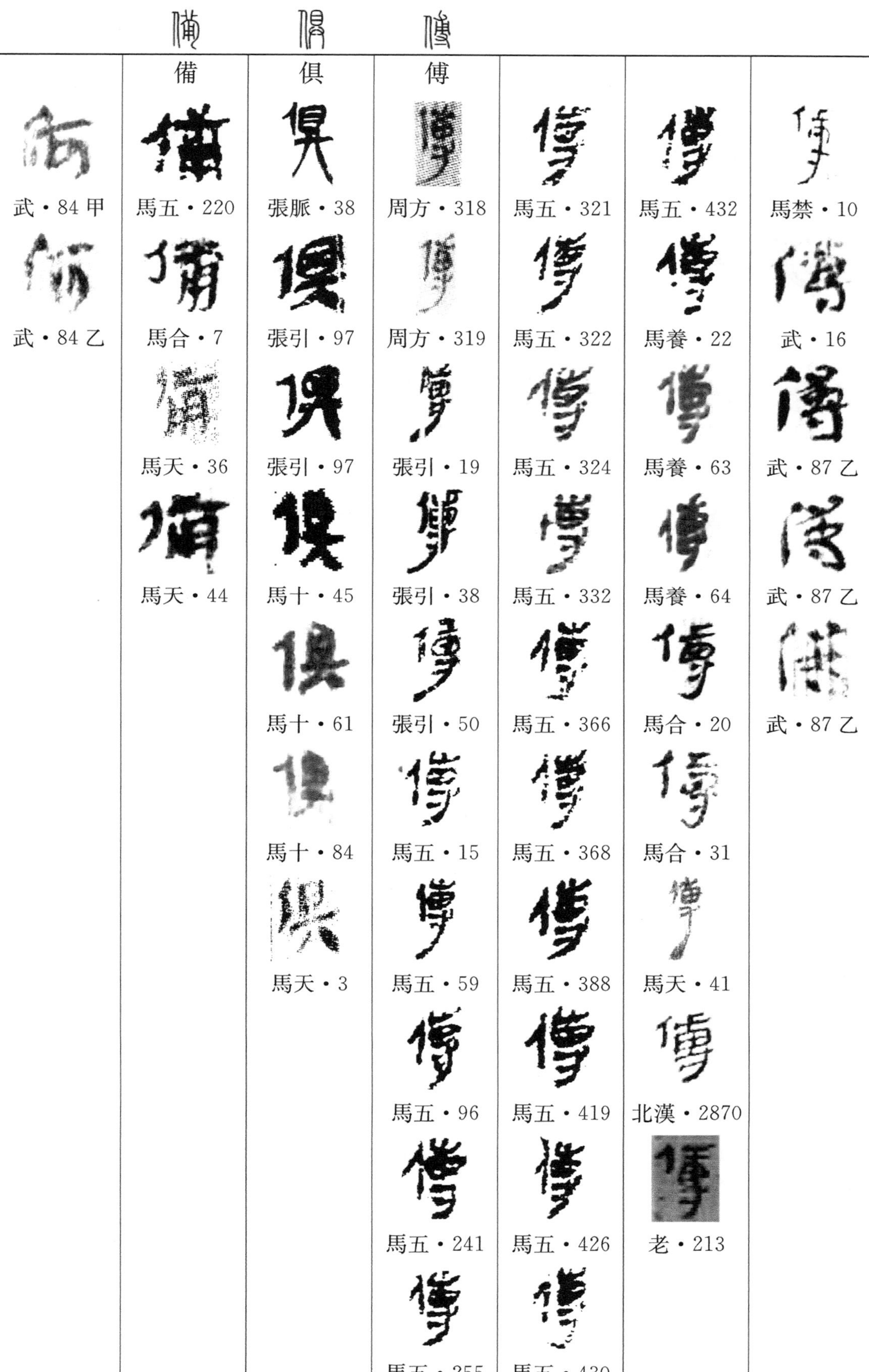

	備	俱	傳			
武・84 甲	馬五・220	張脈・38	周方・318	馬五・321	馬五・432	馬禁・10
武・84 乙	馬合・7	張引・97	周方・319	馬五・322	馬養・22	武・16
	馬天・36	張引・97	張引・19	馬五・324	馬養・63	武・87 乙
	馬天・44	馬十・45	張引・38	馬五・332	馬養・64	武・87 乙
		馬十・61	張引・50	馬五・366	馬合・20	武・87 乙
		馬十・84	馬五・15	馬五・368	馬合・31	
		馬天・3	馬五・59	馬五・388	馬天・41	
			馬五・96	馬五・419	北漢・2870	
			馬五・241	馬五・426	老・213	
			馬五・255	馬五・430		

倚	侍	側	付		俠	作
張引・38	張脈・53	馬合・19	陰甲・47	居新・5	武・20	馬房・殘
張引・39	馬五・112	馬合・21	馬五・425	居新・10		馬合・5
馬五・204	馬養・205		馬養・64	武・6		馬合・27
	馬十・16		馬天・31	武・8		馬合・31
	馬天・24		敦・563A	武・17		馬天・51
	馬天・33		敦・2000	武・42		
				武・57		
				武・71		
				武・81		
				武・88乙		

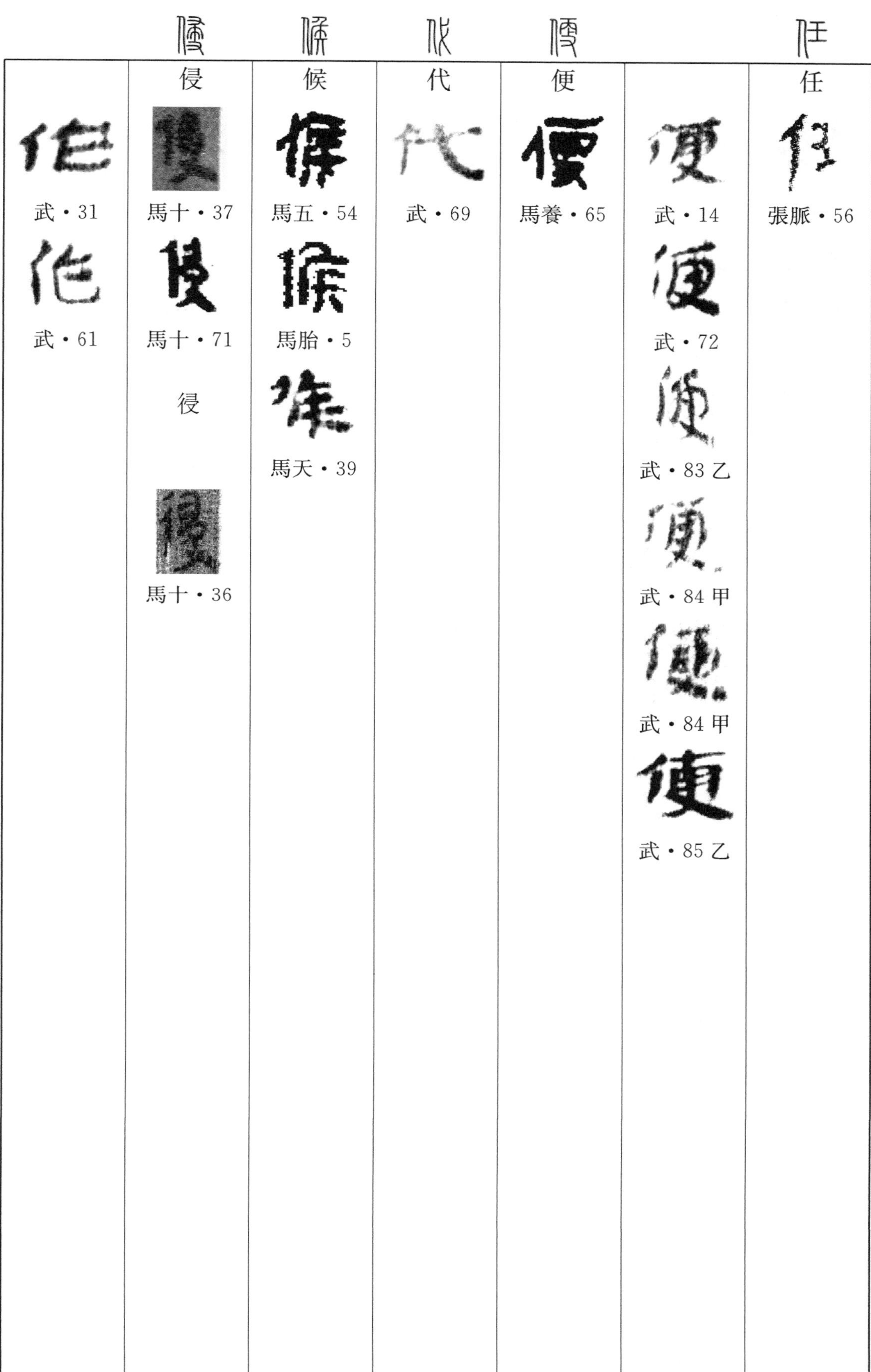

任
張脈·56
武·14
武·72
武·83乙
武·84甲
武·84甲
武·85乙
便
馬養·65
代
武·69
候
馬五·54
馬胎·5
馬天·39
侵
馬十·37
馬十·71
侵
馬十·36
武·31
武·61

俗	使		傳	倍	僨	偃
馬十・29	張脈・7	武・45	武・34	張引・21	張脈・15	張引・67
馬十・53	馬養・7		武・53	張引・23		張引・71
	馬房・46		武・54	張引・38		張引・105
	馬射・4		武・62	張引・39		張引・105
	馬胎・10		武・67	張引・47		
	馬十・17		武・74	張引・100		
	馬十・36		武・84乙	馬五・30		
	馬合・8			馬五・45		
	馬天・1			馬五・284		
	阜萬 W004			馬五・285		

傷

里・8-1057
張脈・60
張引・5
馬五・目
馬五・10
馬五・14
馬五・17
馬五・23
馬五・25
馬五・30

馬五・62
馬五・64
馬五・392
馬五・411
馬養・110
馬天・2
北漢・2870
敦・2000
敦・2012

傷

馬養・殘
馬十・54

居・1
居・3
武・6
武・43
武・64
武・68
武・84乙
武・84乙
武・85甲

伏

張引・49
張引・72
馬五・95
馬養・75
馬養・126
馬養・175
馬養・202

武・45
武・84乙
尚・181

係

周方・309
張引・41
張引・67
馬養・77

㒆	儈	弔	倦	咎	傴	伐
	儈	弔	倦	咎	傴	伐
馬養・136	馬五・452	喪	馬十・58	馬十・3	馬五・236	張脈・18
馬養・145		周方・340		馬十・33		馬五・283

傋	⿰矢匕	化	匕		匘	艮
	⿰矢匕	化	匕		匘	艮
	矢				⿰匕凷	
張引・51	馬天・17	里・8-258	周方・314	武・7	馬五・259	張脈・13
		張脈・8	馬五・52	武・10	馬養・66	馬五・150
		張脈・9	馬五・52	武・12	凷	
		馬五・51	馬五・53	武・14	張引・99	
		馬養・208	馬五・54		馬五・432	
		馬十・88	武・8		馬房・殘	
					阜萬・W017	

從		并				比
張脈・7	武・20	里・8-1221	馬五・297	馬養・174	馬禁・9	張引・14
張脈・57	武・45	周方・319	馬五・357	馬養・179	武・8	張引・81
張引・2	武・49	張引・9	馬五・388	馬房・3	武・44	張引・99
張引・7	武・72	張引・26	馬五・423	馬房・16	武・56	馬五・231
馬五・112	武・85 乙	馬五・14	馬五・447	馬房・20	武・69	馬五・444
馬五・177		馬五・25	馬養・47	額・1	武・71	馬養・17
馬養・殘		馬五・85	馬養・89		武・82 甲	
馬射・1		馬五・178	馬養・106		武・84 乙	
馬十・13		馬五・240	馬養・113			
馬十・50		馬五・255	馬養・149			

北

周方・376
張脈・19
張脈・27
張脈・29
張引・13
張引・14
張引・16
張引・18
張引・50
張引・83
馬足・23
陰甲・50
陰乙・2
馬五・97
馬五・104
馬五・105
馬五・106
馬五・111
馬五・111
馬五・180
馬五・447
馬養・179
馬胎・21
老・161

丘

馬五・61
馬五・104
馬養・62
馬射・24
老・201

虛

張脈・52
張脈・53
張脈・53
張脈・63
張引・111
馬脈・9
馬十・3
馬十・17
馬十・62
馬十・70

眾

馬五・50
馬十・11

徵

張脈・51
馬五・55
馬五・55
馬十・28
馬合・7
馬合・28
馬合・30
敦・2013

	朢	重	量		臥	
武·45	馬五·110	張脈·43	馬五·233	武·83 甲	周方·319	馬五·310
武·70	馬養·21	陰乙·14			周方·337	馬五·469
	馬養·44	馬去·1			張脈·35	馬去·2
		馬養·22			張脈·41	馬養·89
		馬十·101			張引·52	馬養·91
		武·85 乙			張引·64	馬十·86
					張引·109	馬十·90
					馬足·22	馬天·23
					陰甲·56	肩貳·1
					馬五·64	肩貳·1

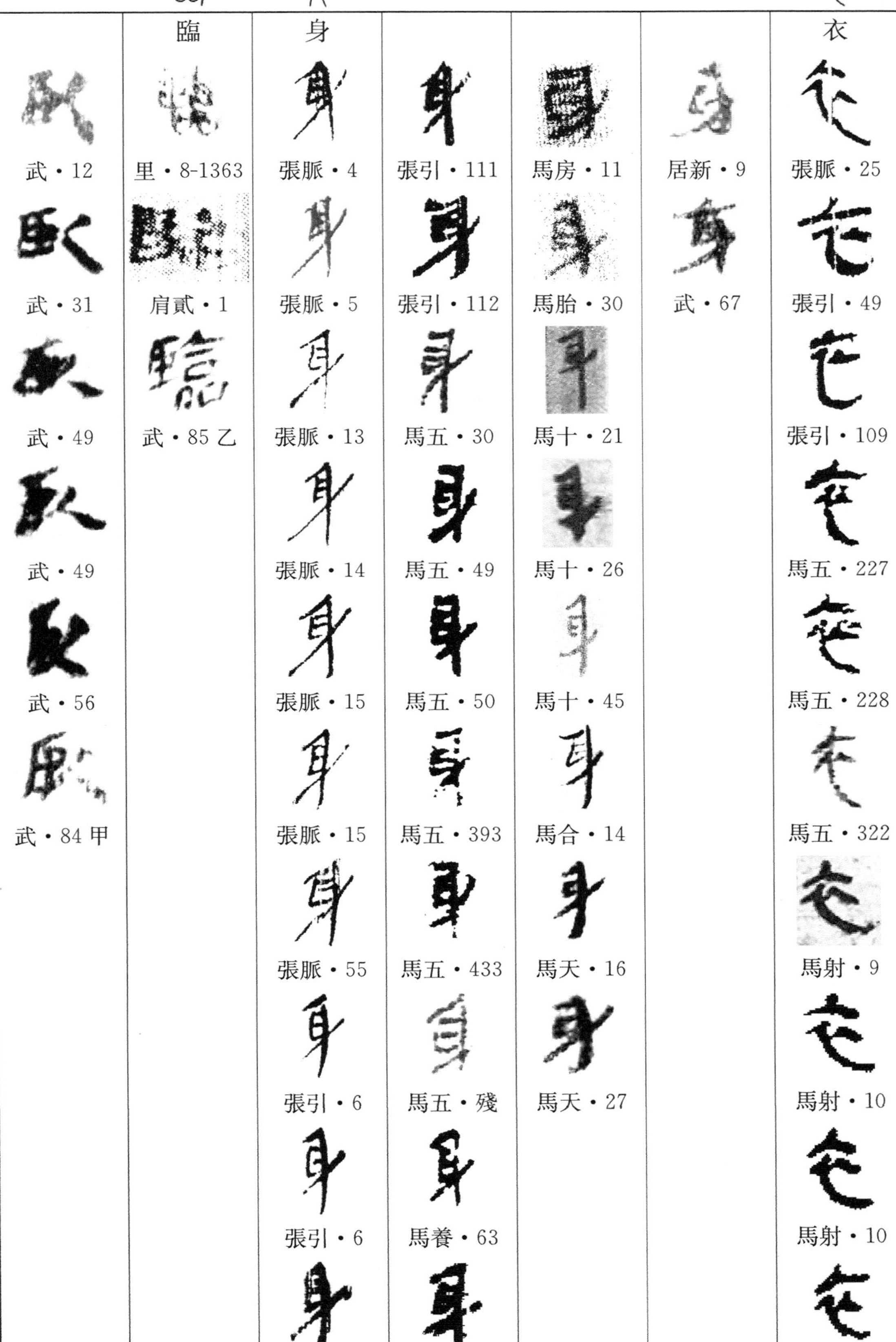

武・12
武・31
武・49
武・49
武・56
武・84甲
臨
里・8-1363
肩貳・1
武・85乙
身
張脈・4
張脈・5
張脈・13
張脈・14
張脈・15
張脈・15
張脈・55
張引・6
張引・6
張引・7
張引・111
張引・112
馬五・30
馬五・49
馬五・50
馬五・393
馬五・433
馬五・殘
馬養・63
馬養・145
馬房・11
馬胎・30
馬十・21
馬十・26
馬十・45
馬合・14
馬天・16
馬天・27
居新・9
武・67
衣
張脈・25
張引・49
張引・109
馬五・227
馬五・228
馬五・322
馬射・9
馬射・10
馬射・10
馬胎・19

襄	襦	衮	襲	衽	裏	表
馬五·208	馬五·185	馬五·267	張引·10	袵	馬天·54	馬天·54
馬五·208				馬五·203		
馬五·392						
馬養·殘						
馬十·99						

裝	衺	補	裂	雜	衷	被
馬房・51	⿴衣邪	馬射・10	張脈・18	馬足・23	張脈・8	張引・2
⿱艹裝	馬候・3		馬養・192	馬五・481	張脈・17	張引・82
馬養・115				馬合・9	張引・67	馬五・281
				馬天・36	馬五・26	馬十・20
					馬五・174	馬十・40
					馬五・207	

裹			褐	衰		卒
里・8-1243	馬五・19	武・46	馬五・323	張脈・106	武・84 甲	周方・323
馬五・28	馬養・45	武・66		陰甲・55	武・85 甲	馬五・30
馬五・178	馬養・49	武・69		馬天・16		馬五・347
馬五・222	馬養・123	武・82 甲				馬養・54
馬五・224	馬養・150					馬養・80
馬五・271	馬養・179					馬養・88
馬五・325	馬養・殘					馬合・30
馬五・406	馬房・18					
馬五・406	馬房・21					
馬五・424	馬胎・33					

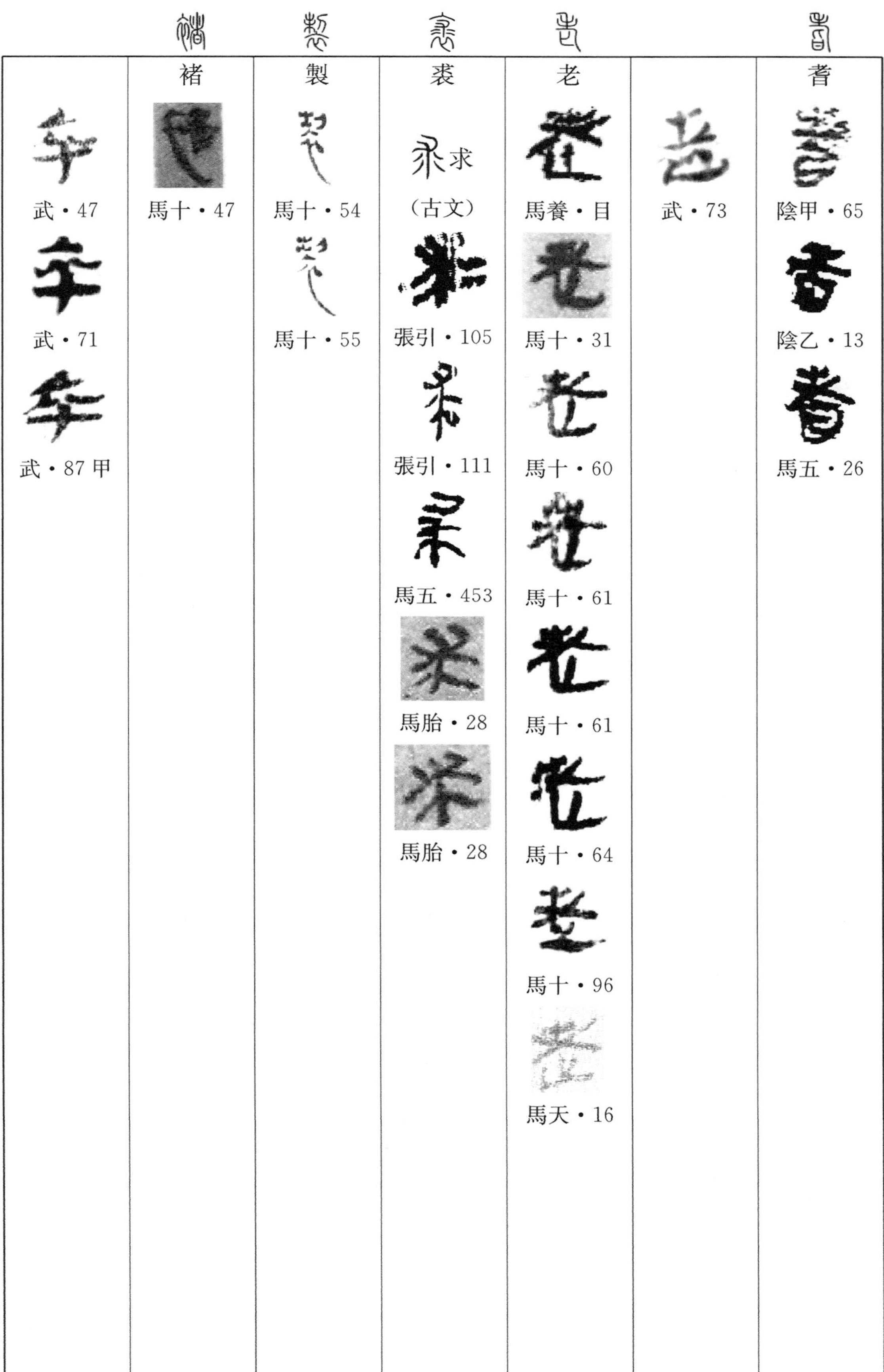

耆		老	裘	製	褚	
陰甲・65	武・73	馬養・目	求（古文）	馬十・54	馬十・47	武・47
陰乙・13		馬十・31	張引・105	馬十・55		武・71
馬五・26		馬十・60	張引・111			武・87 甲
		馬十・61	馬五・453			
		馬十・61	馬胎・28			
		馬十・64	馬胎・28			
		馬十・96				
		馬天・16				

耆	壽	孝	毛		居	
馬十·60	馬五·244	敦·2052	張脈·36	馬養·94	張引·41	馬五·281
馬十·61	馬五·456		馬五·8	馬房·5	張引·103	馬五·426
馬十·64	馬養·151		馬五·58	馬房·24	馬五·82	馬五·461
	馬十·24		馬五·250	馬胎·12	馬五·84	馬養·5
	馬十·25		馬五·316	馬十·6	馬五·96	馬胎·10
	馬十·38		馬五·316	馬天·49	馬五·96	馬天·2
	馬十·41		馬五·320		馬五·126	馬天·28
	馬十·49		馬養·61		馬五·130	馬天·31
	馬十·56		馬養·61		馬五·201	武·85乙
	馬十·95		馬養·77		馬五·257	

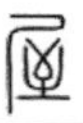

屋	屖	尼	𡱂	尻	屑	
里・8-876	馬天・55	馬五・447	脽 脽（或體）	張脈・9	屑	武・84乙
周方・333			馬足・3	張脈・19	馬五・186	
馬五・51			䐪	張引・51		
馬五・219			張脈・17	張引・69		
				張引・71		
				陰甲・38		
				馬五・164		
				馬十・21		
				馬合・12		
				馬天・22		

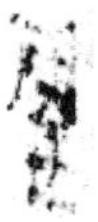

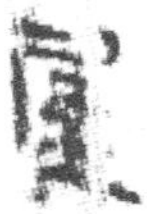

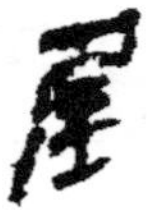

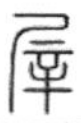

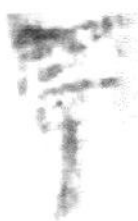

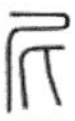

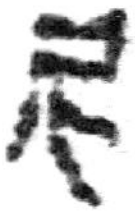

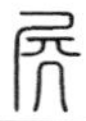

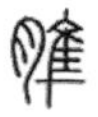

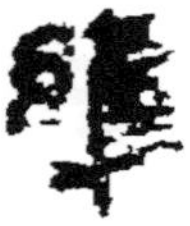

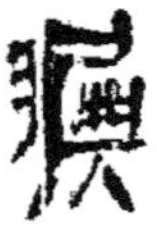

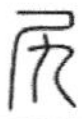

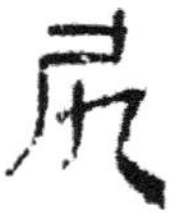

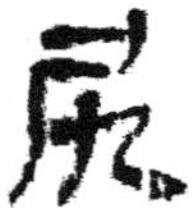

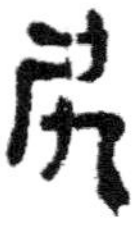

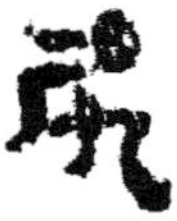

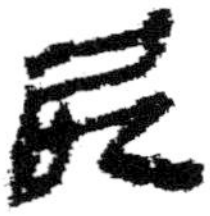

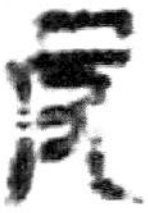

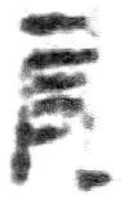

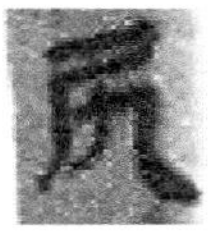

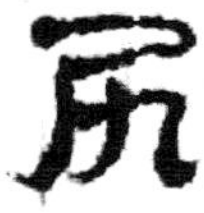

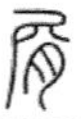

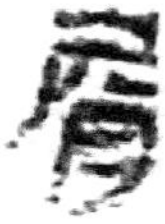

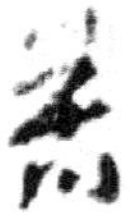

尺			尾		屬	屆
里・8-1369	馬養・127	馬禁・1	馬五・48	馬禁・7	張引・35	張引・17
里・8-1369	馬房・5	馬禁・2	馬五・114		馬五・殘	張引・18
張引・8	馬房・11	馬禁・3			馬天・53	張引・111
張引・41	馬胎・29	馬禁・4				馬五・423
張引・72	馬十・9	馬禁・4				馬十・24
馬五・191	馬天・31	馬禁・5				屈
馬五・228	老・156	武・46				張引・111
馬五・267	紀・13	武・48				
馬養・82		武・48				
馬養・85		武・80 甲				

履	俞	般	服			方
陰甲・66	馬五・122	馬五・14	里・8-1040	馬天・17	武・76	里・8-1369
馬五・390	馬五・126	馬五・274	里・8-1397	敦・2013	武・83乙	周方・326
	馬五・176	馬五・328	張引・37	武・31		周方・329
	馬五・344	馬五・330	馬五・251	武・68		周方・332
	馬養・215	馬五・330	馬五・251	⿰氵𠬝		張引・36
		馬五・421	馬五・299	里・8-1290		馬五・23
			馬五・421			馬五・106
			馬房・46			馬五・261
			馬射・9			馬五・263
			馬十・13			馬五・267

			兒	兌	充	免
馬養・65	老・196	居・8	馬五・目	馬五・152	馬十・17	周方・340
馬養・176	老・213	居新・4	馬五・目		馬十・34	周方・341
馬胎・22	敦・1996	武・3	馬五・45		馬十・38	張引・104
馬胎・29	敦・1996	武・44	馬五・48		馬十・40	馬五・258
馬十・7	敦・2000	武・48	馬五・48		馬十・63	馬五・320
馬合・12	敦・2004	武・52	馬五・51		馬十・70	馬五・442
馬天・12	敦・2014	武・52	馬房・42		馬天・16	馬養・126
北漢・2870	敦・2052	武・57	馬胎・31		馬天・18	
老・109	馬禁・3	武・91 甲	馬禁・4			
老・161	馬禁・3	尚・181	北漢・2664			

兄	覍	兂	先			積
馬五・82	弁	簪 簪（俗字）	里・8-298	馬五・273	居・6	張脈・11
馬射・12	馬五・21	馬養・142	周方・329	馬五・370	武・8	張脈・38
馬天・55	馬五・319		張脈・9	馬五・406	武・27	張引・70
	馬五・320		張脈・51	馬五・467	武・58	張引・70
	馬五・362		張脈・66	馬養・193	武・59	馬五・目
	馬五・364		馬候・3	馬胎・29	武・76	馬五・208
	馬五・365		馬五・27	馬十・50	武・81	馬五・219
	馬五・372		馬五・33	馬十・61		馬五・236
	馬五・421		馬五・40	馬天・23		馬五・238
	馬養・79		馬五・267			

	見			視	觀	覺
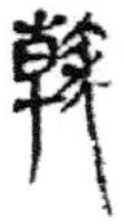 張脈・2	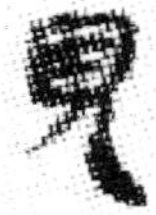 周方・326	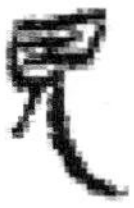 馬養・123	武・30	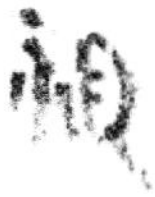 里・8-1363	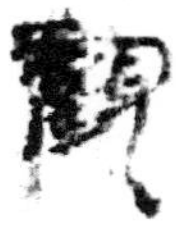 馬合・10	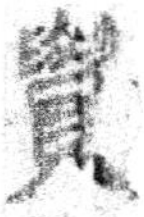 馬十・37
	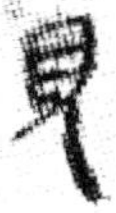 周方・327	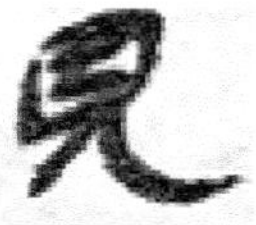 馬房・42	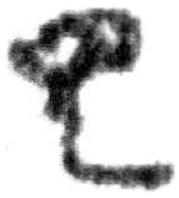 武・49	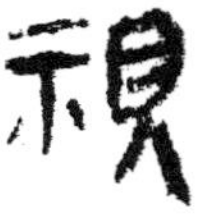 張脈・51	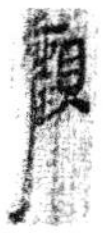 馬天・42	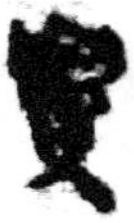 馬十・71
	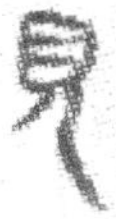 周方・332	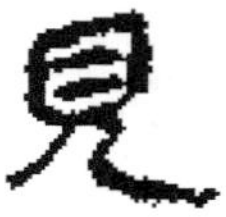 馬射・9	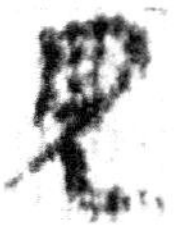 武・84 乙	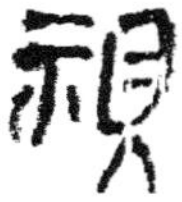 張脈・57	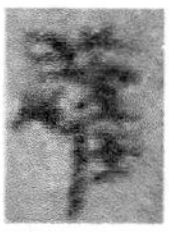 馬胎・5	⿱𦥯目
	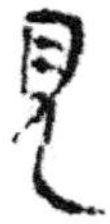 張脈・40	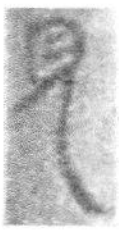 馬十・74		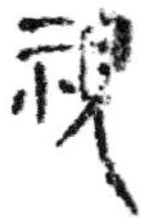 張脈・65	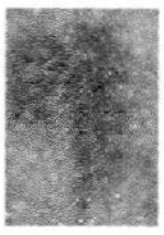 馬胎・5	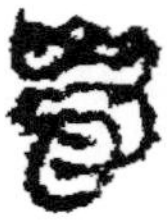 馬五・469
	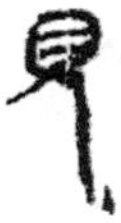 張引・13	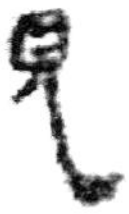 馬天・7		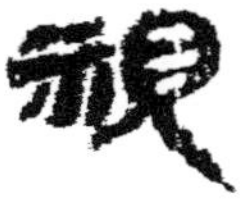 張引・14	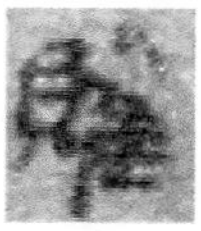 馬胎・9	
	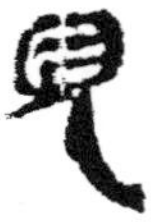 張引・81			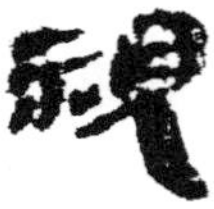 張引・92	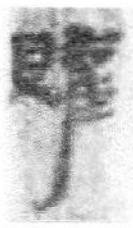 馬天・37	
	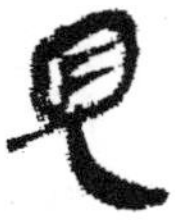 張引・99			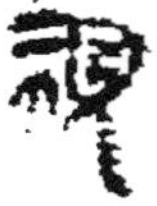 馬候・3		
	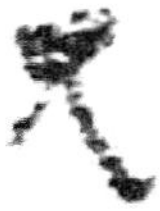 陰甲・63			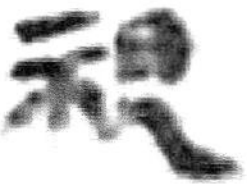 馬去・1		
	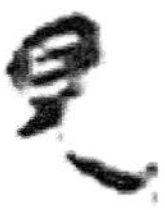 陰乙・12			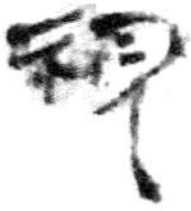 馬合・3		
	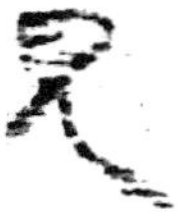 馬五・329					

親	𣢈	歏	歊	欣	款	
馬天·55	馬養·220	馬五·169	馬房·10	馬十·38	張脈·56	武·80甲
		馬五·390	馬房·14		馬十·68	
		馬五·382	馬合·9		馬十·98	

欲			歌	歐	歡	飲
周方・316	馬五・124	馬禁・2	張脈・25	陰甲・55	北秦・4-028	張引・86
周方・322	馬五・407	馬天・26		陰乙・10		馬合・3
張脈・24	馬養・34	馬天・27		北漢・2664		
張脈・40	馬養・98	馬天・41				
張脈・46	馬胎・1	馬天・41				
張引・6	馬胎・18	馬天・44				
張引・33	馬十・24	北漢・2664				
陰甲・45	馬十・99	武・85乙				
陰乙・5	馬合・7					
馬五・70	馬合・25					

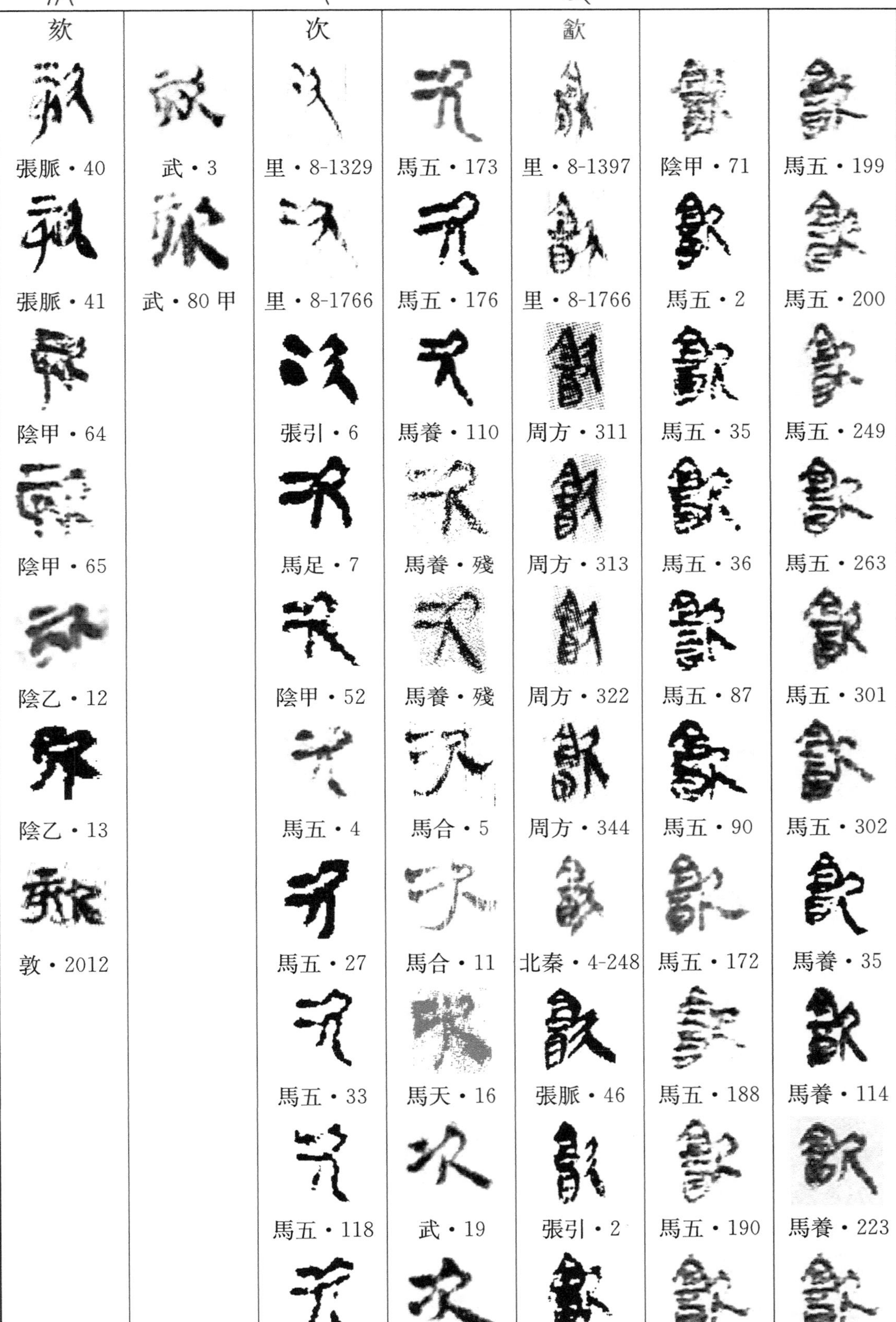

欬		次		歆		
張脈・40	武・3	里・8-1329	馬五・173	里・8-1397	陰甲・71	馬五・199
張脈・41	武・80甲	里・8-1766	馬五・176	里・8-1766	馬五・2	馬五・200
陰甲・64		張引・6	馬養・110	周方・311	馬五・35	馬五・249
陰甲・65		馬足・7	馬養・殘	周方・313	馬五・36	馬五・263
陰乙・12		陰甲・52	馬養・殘	周方・322	馬五・87	馬五・301
陰乙・13		馬五・4	馬合・5	周方・344	馬五・90	馬五・302
敦・2012		馬五・27	馬合・11	北秦・4-248	馬五・172	馬養・35
		馬五・33	馬天・16	張脈・46	馬五・188	馬養・114
		馬五・118	武・19	張引・2	馬五・190	馬養・223
		馬五・124	武・20	馬足・20	馬五・198	馬養・殘

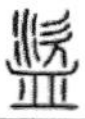

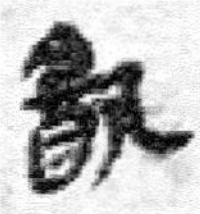

馬房・43

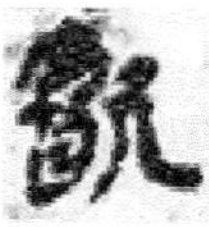

馬房・44

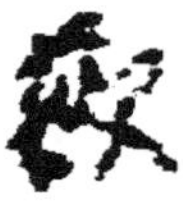

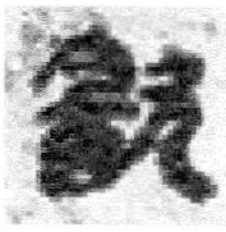

馬射・21

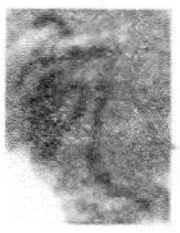

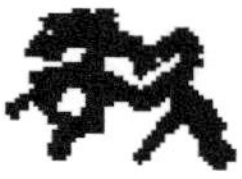

馬胎・31

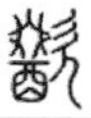

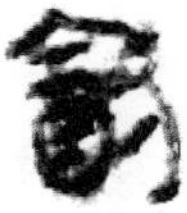

馬十・51

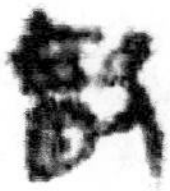

馬十・64

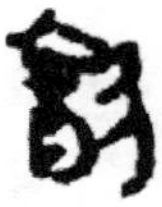

馬十・72

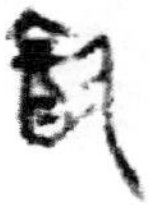

馬十・99

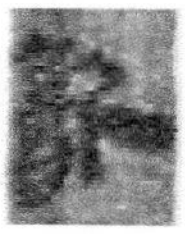

馬天・2

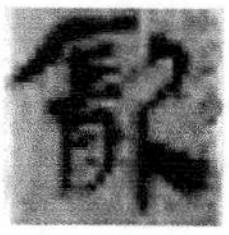

老・346

馬禁・7

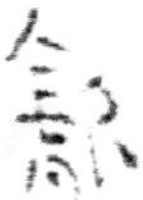

馬禁・8

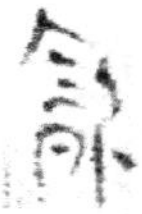

馬禁・11

飲

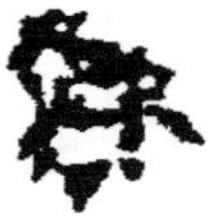

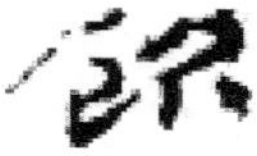

居・1

肩貳・3

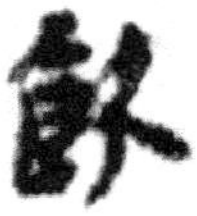

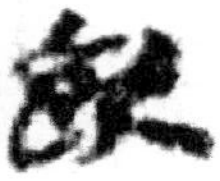

武・45

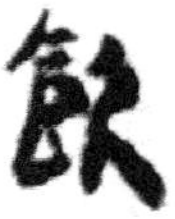

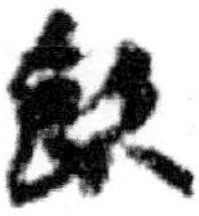

武・45

武・51

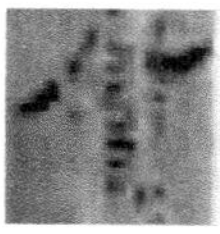

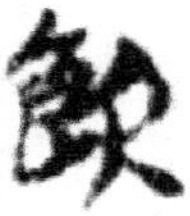

武・54

武・54

武・81

畬

老・156

歠

歠

⿰叕欠

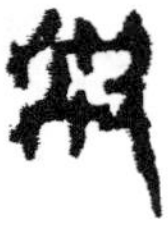

張引・54

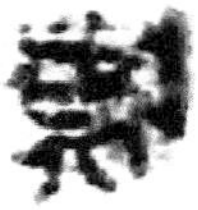

馬五・184

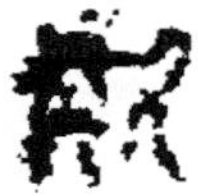

馬五・214

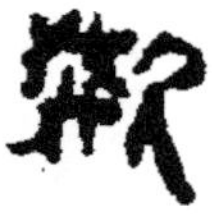

馬養・15

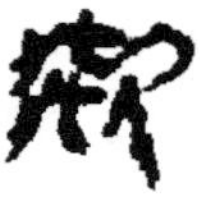

馬養・15

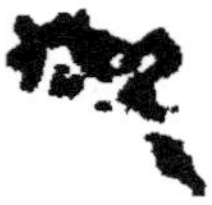

馬養・15

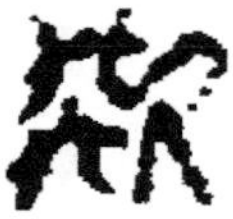

馬養・16

⿰⿱双口欠

馬五・93

馬五・283

馬射・20

盜

盜

馬五・201

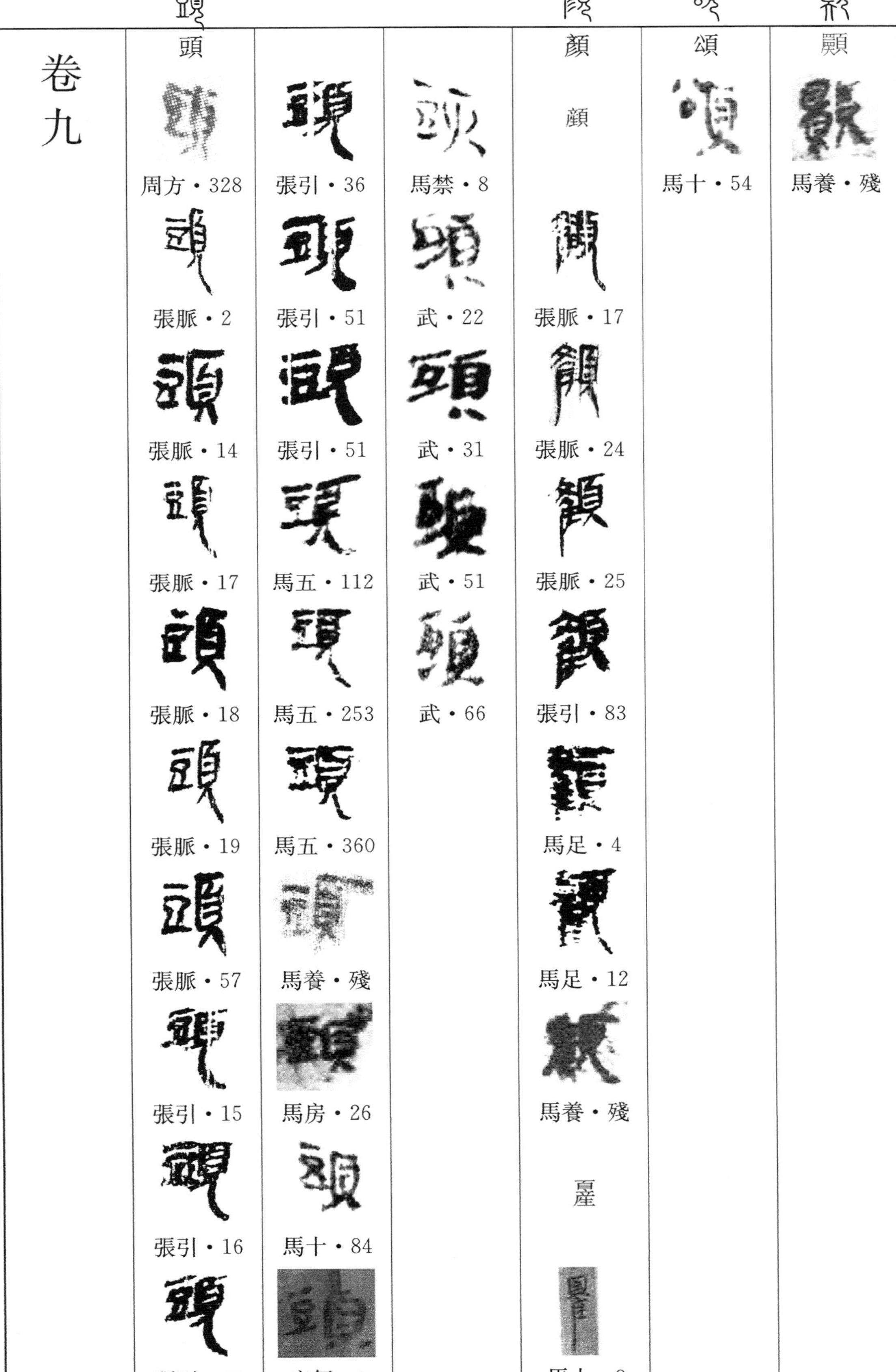

卷九

頭

周方・328 張引・36 馬禁・8
張脈・2 張引・51 武・22
張脈・14 張引・51 武・31
張脈・17 馬五・112 武・51
張脈・18 馬五・253 武・66
張脈・19 馬五・360
張脈・57 馬養・殘
張引・15 馬房・26
張引・16 馬十・84
張引・18 肩伍・3

顔

顏

張脈・17 張脈・24 張脈・25 張引・83 馬足・4 馬足・12 馬養・殘

𡈼

馬十・8

頌

馬十・54

顯

馬養・殘

領	頸	頰	頯	頞	題	顛
張脈・25	張引・16	張引・81	馬足・11	張脈・17	馬十・46	周方・374
張脈・27	張引・49	張引・81				馬五・220
陰甲・49	張引・95					
陰乙・6	馬五・34					
馬五・273	馬五・41					
馬合・2	馬五・42					
敦・2034	馬五・185					
	馬五・殘					

張引·92

俻

馬導·28

頫

俌

張引·13

張引·14

張引·16

張引·17

張引·21

張引·25

張引·27

張引·29

張引·84

頡

馬養·95

順

馬五·242

馬十·25

馬天·12

顧

張脈·27

馬五·103

馬五·107

馬胎·34

羅·39正

武·20

項

張脈·17

張脈·18

張脈·19

張引·90

張引·100

張引·100

馬足·3

馬足·6

顜	頪	顡		煩	顫	頄
馬五・412	頫	張脈・5	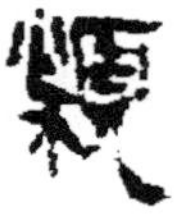 馬五・10	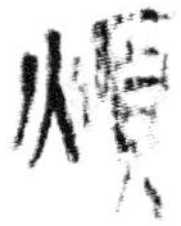 張脈・34	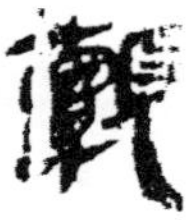 張引・81	疣（或體）
	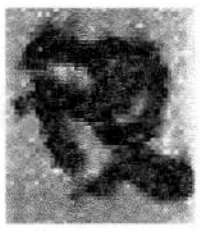 馬十・46			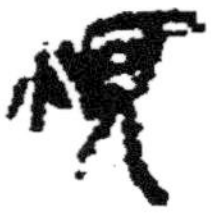 馬足・14	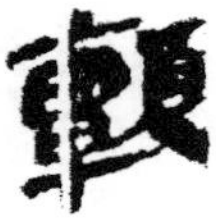 張引・90	馬五・456
				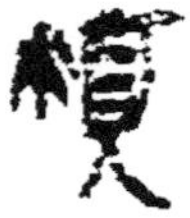 馬足・21	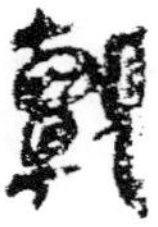 張引・97	馬五・459
				 馬足・22		馬五・460
				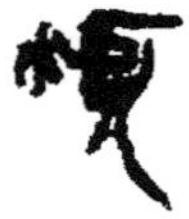 馬足・25		
				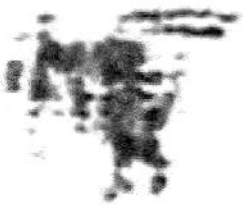 陰甲・61		
				馬天・27		
				武・84 甲		
				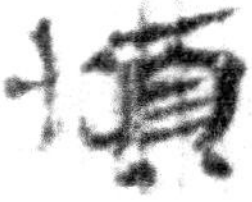 武・87 乙		
				類		

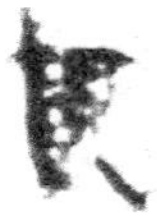

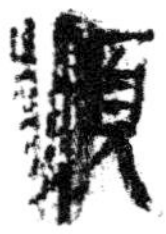

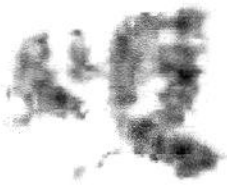

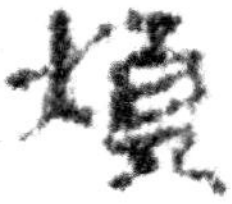

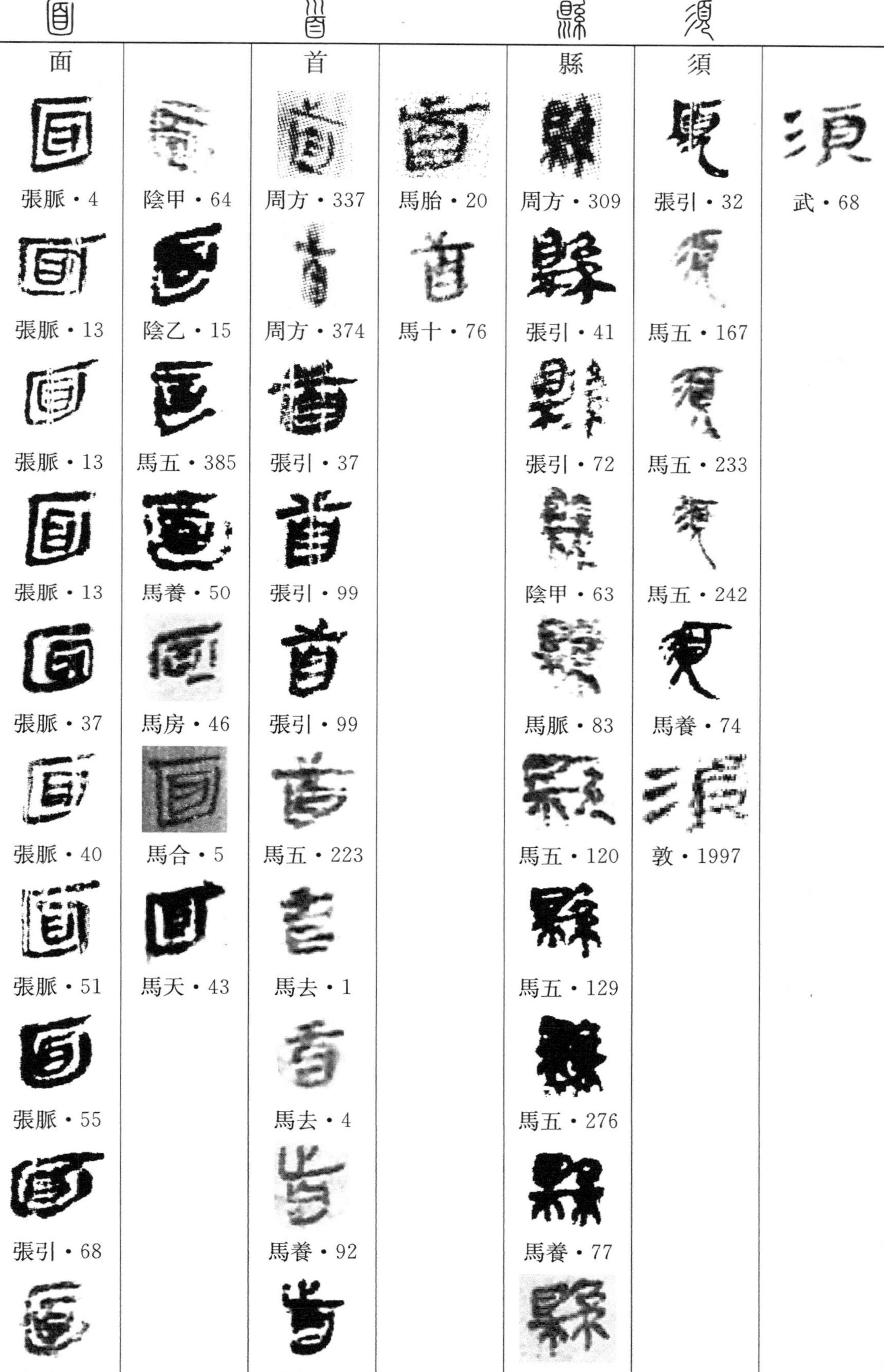

面		首		縣	須	
張脈・4	陰甲・64	周方・337	馬胎・20	周方・309	張引・32	武・68
張脈・13	陰乙・15	周方・374	馬十・76	張引・41	馬五・167	
張脈・13	馬五・385	張引・37		張引・72	馬五・233	
張脈・13	馬養・50	張引・99		陰甲・63	馬五・242	
張脈・37	馬房・46	張引・99		馬脈・83	馬養・74	
張脈・40	馬合・5	馬五・223		馬五・120	敦・1997	
張脈・51	馬天・43	馬去・1		馬五・129		
張脈・55		馬去・4		馬五・276		
張引・68		馬養・92		馬養・77		
陰甲・60		馬養・116		馬養・193		

髦	鬐	髮	文	弱		
⿰镸乇	⿰镸左	⿰镸支	馬十・74	武・85乙	馬五・205	周方・315
武・44	馬十・50	周方・314	馬十・75		馬五・347	張脈・5
		張引・2	馬十・76		馬五・361	張脈・13
		張引・81	馬十・77		馬五・428	馬足・20
		張引・82	馬十・81		馬胎・22	馬五・目
		張引・97	馬十・83		馬十・61	馬五・71
		馬五・8	馬十・85		阜萬・W004	馬五・90
		馬五・11	馬十・89			馬五・102
		馬養・137				馬五・186
		馬十・6				馬五・196

鬊	⿱髟啇	后	司	令		
⿰镸春	⿰镸啇	馬養・96	馬胎・13	里・8-1057	張引・49	馬五・131
馬五・352	張脈・2	馬十・73	馬天・17	周方・313	張引・91	馬五・191
		馬十・77		周方・316	馬五・14	馬五・213
		馬合・9		周方・317	馬五・25	馬五・237
				周方・317	馬五・29	馬五・265
				周方・337	馬五・47	馬五・307
				周方・340	馬五・80	馬五・368
				北秦・4-028	馬五・95	馬五・419
				張引・40	馬五・103	馬五・449
				張引・98	馬五・128	馬五・478

卻	卷	厀				
張引・82	張引・36	馬養・149	張脈・21	武・13	馬射・11	馬養・49
馬十・11	張引・36	馬導・23	張脈・25	武・84 甲	馬胎・20	馬養・61
馬十・96	馬五・283	膝	張引・17	尚・181	馬胎・34	馬養・80
	馬五・360	武・20	張引・40		馬合・16	馬養・90
	馬養・77	武・27	張引・45		馬天・15	馬養・112
		武・84 乙	張引・101		阜萬・W019	馬養・152
		武・91 甲	馬足・7		敦・2034	馬養・162
			陰甲・13			馬養・殘
			陰乙・4			馬房・12
			馬五・352			馬房・41

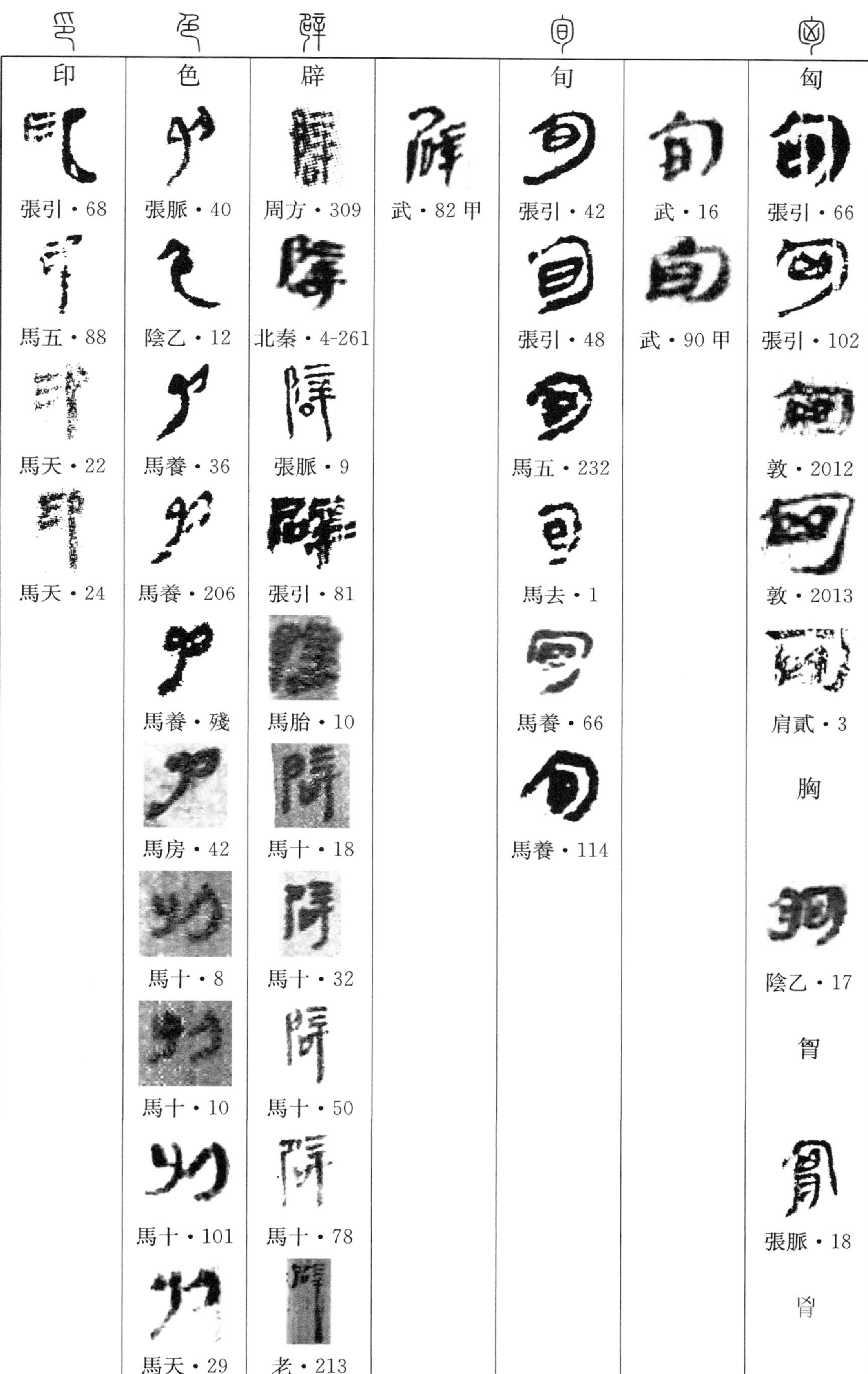

印	色	辟		旬		匈
張引 · 68	張脈 · 40	周方 · 309	武 · 82 甲	張引 · 42	武 · 16	張引 · 66
馬五 · 88	陰乙 · 12	北秦 · 4-261		張引 · 48	武 · 90 甲	張引 · 102
馬天 · 22	馬養 · 36	張脈 · 9		馬五 · 232		敦 · 2012
馬天 · 24	馬養 · 206	張引 · 81		馬去 · 1		敦 · 2013
	馬養 · 殘	馬胎 · 10		馬養 · 66		肩貳 · 3
	馬房 · 42	馬十 · 18		馬養 · 114		胸
	馬十 · 8	馬十 · 32				陰乙 · 17
	馬十 · 10	馬十 · 50				胷
	馬十 · 101	馬十 · 78				張脈 · 18
	馬天 · 29	老 · 213				⿱凶月

	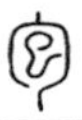 包	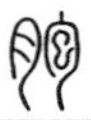 胞	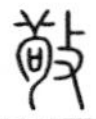 敬	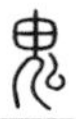 鬼	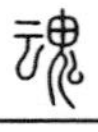 魂	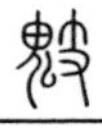 魃
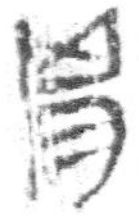 張脈・7	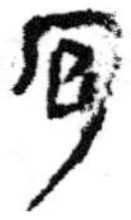 張脈・4	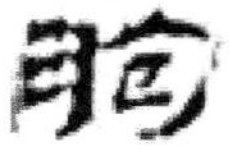 北漢・2664	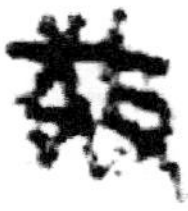 馬五・243	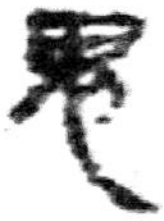 馬五・454	䰟	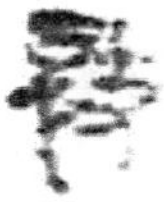 馬五・453
[illegible]	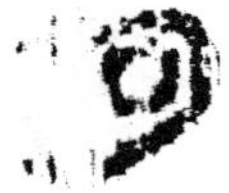 張引・83		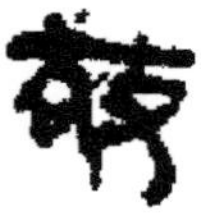 馬養・144		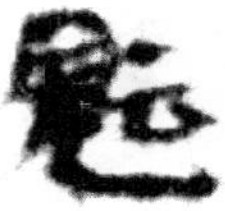 武・21	馬五・453
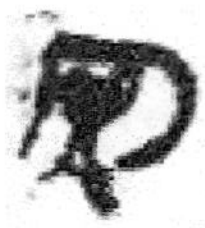 馬養・144	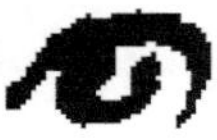 馬房・40		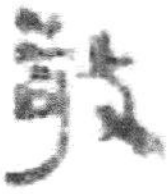 馬十・89			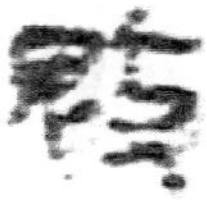 馬五・455
	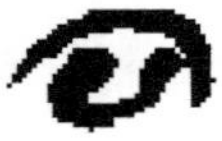 馬房・40					
	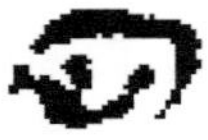 馬房・40					
	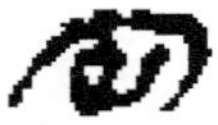 馬房・41					
	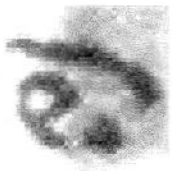 馬胎・14					
	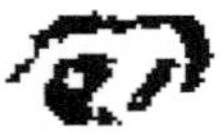 馬胎・17					
	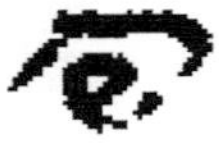 馬胎・19					
	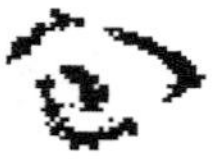 馬胎・33					

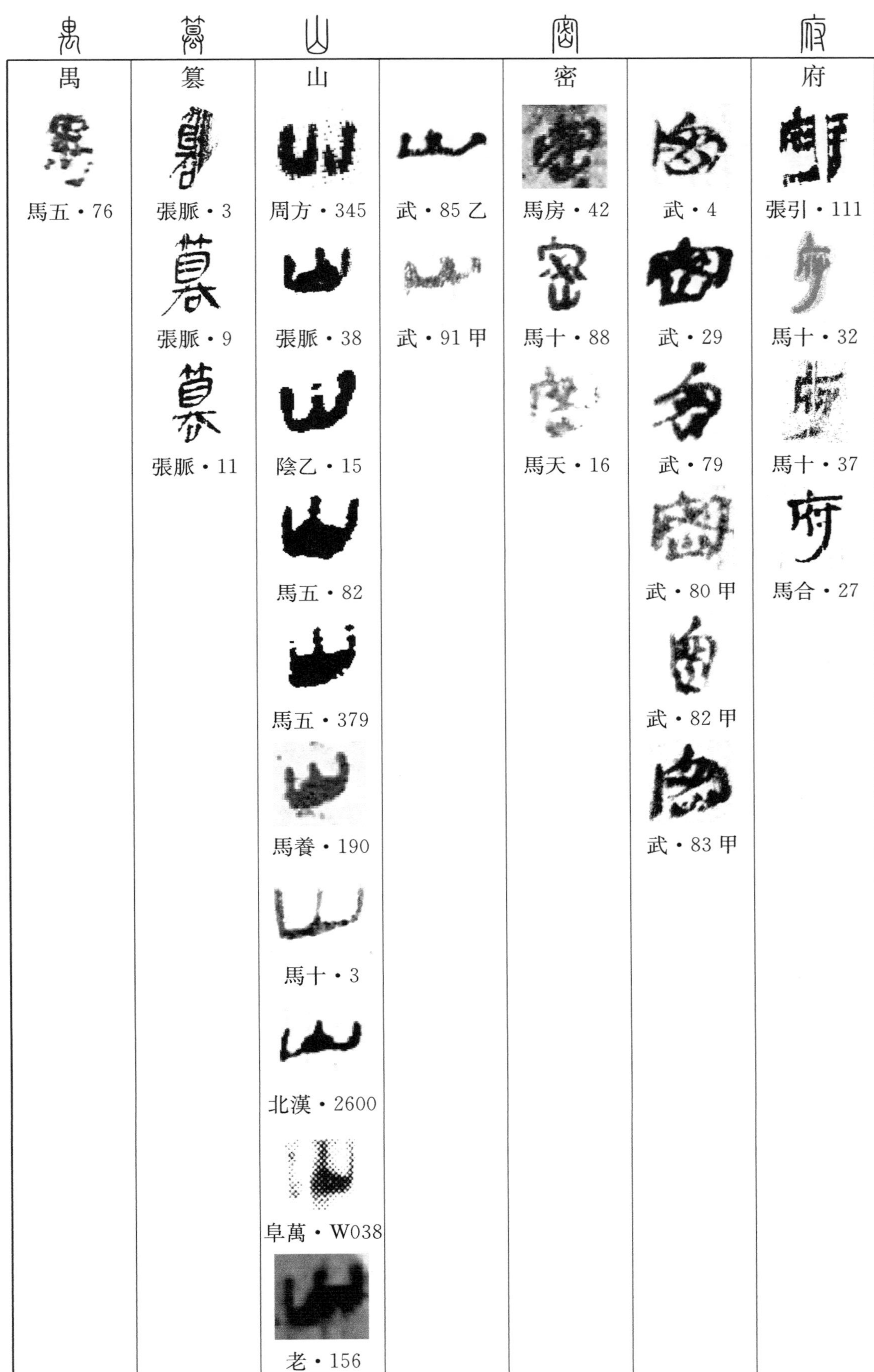

禺	篡	山		密		府
馬五・76	張脈・3	周方・345	武・85乙	馬房・42	武・4	張引・111
	張脈・9	張脈・38	武・91甲	馬十・88	武・29	馬十・32
	張脈・11	陰乙・15		馬天・16	武・79	馬十・37
		馬五・82			武・80甲	馬合・27
		馬五・379			武・82甲	
		馬養・190			武・83甲	
		馬十・3				
		北漢・2600				
		阜萬・W038				
		老・156				

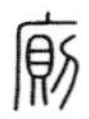

廁	廣	序	廡	廬	廱	
張引・81	馬五・279	馬五・217	馬五・223	武・69	馬養・60	武・63
張引・99	馬十・3			武・71	馬養・61	
馬天・38					馬十・92	
馬天・41						
厠						
馬養・202						

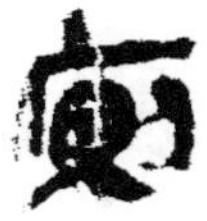

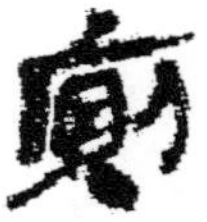

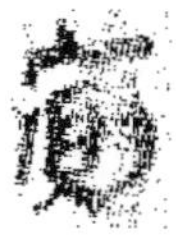

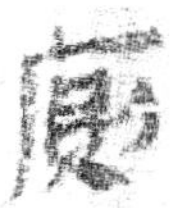

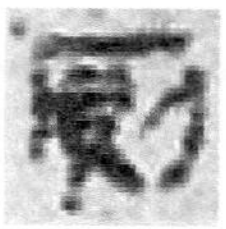

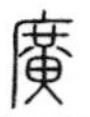

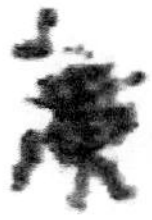

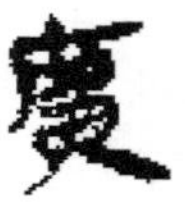

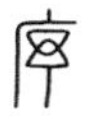

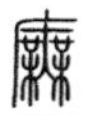

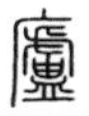

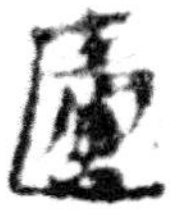

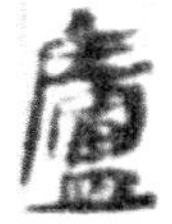

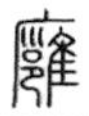

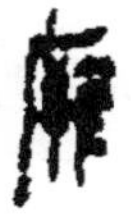

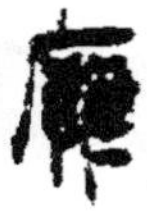

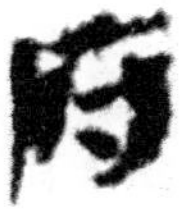

厲	庰	廟	廢	庶	庳	廉
馬養・113	馬合・15	馬十・75	馬足・1	馬五・360	馬房・25	張脈・17
癘			馬足・7			張脈・27
馬五・目			馬足・11			張脈・29
			馬足・17			張脈・39
			馬十・69			陰甲・9
			老・201			陰甲・10
						陰甲・36
						陰乙・3
						𤺌
						馬五・259

厭	丸			危	石	
馬五・12	周方・321	武・4	尚・181	張引・23	里・8-1057	馬房・22
馬五・123	馬五・421	武・4		張引・27	馬五・22	馬房・殘
馬養・12	馬養・45	武・18		張引・55	馬五・177	馬天・49
	馬房・9	武・82 甲		張引・57	馬五・283	阜萬・W035
	敦・2030	武・83 甲		張引・59	馬去・1	老・109
	肩叁・1	武・83 甲		張引・64	馬養・85	敦・1996
		武・83 甲		張引・68	馬養・146	武・9
		武・83 乙		張引・84	馬養・221	武・10
		居・6		張引・91	馬房・16	武・13
		尚・181			馬房・18	武・86 甲

磐

馬十・60

武・70

武・71

䃺

磨

馬五・106

敦・2001

磿

磨

北秦・4-261

馬五・351

破

馬五・215

礜

周方・321

周方・372

馬五・60

馬五・357

馬五・360

馬五・423

馬五・431

武・86甲

敦・563B

武・46

武・48

武・52

武・82甲

武・82乙

武・83甲

武・85乙

武・87甲

武・91甲

砭

砨

張脈・58

張脈・58

張脈・59

馬五・234

砦

馬脈・77

馬脈・77

長

周方・314

張脈・51

張引・1

張引・41

張引・67

馬五・73

馬養・65

馬十・17

馬十・27

馬十・28

馬十・41

馬十・55

馬十・77

馬十・85

馬十・95

馬十・98

馬十・100

馬天・28

武・48

肩貳・2

武・13

勿

周方・317

張脈・38

張引・53

張引・85

張引・100

陰甲・61

陰乙・16

馬五・31

馬五・38

馬五・103

馬五・388

馬五・430

馬五・殘

馬養・14

馬養・49

馬養・123

馬養・167

馬養・殘

馬房・43

馬胎・3

馬十・22

馬十・51

馬十・55

馬合・7

馬天・9

馬天・10

馬天・23

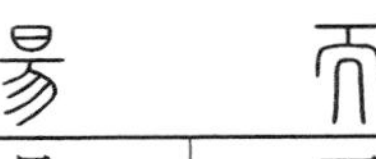

	昜	而				
武・30	張引・106	里・8-1363	張引・104	馬五・122	馬養・63	馬胎・11
武・34	張引・110	周方・317	馬足・25	馬五・132	馬養・75	馬胎・18
武・49	馬五・235	周方・337	陰甲・63	馬五・264	馬養・90	馬十・15
武・53	馬養・44	北秦・4-248	陰乙・6	馬五・359	馬養・93	馬十・61
武・54	馬十・26	北秦・4-261	馬脈・73	馬五・368	馬養・109	馬十・81
武・62	馬十・31	張脈・24	馬候・86	馬五・387	馬養・132	馬十・86
武・67		張脈・57	馬五・23	馬五・451	馬房・21	馬十・89
		張引・21	馬五・24	馬去・1	馬房・45	馬十・95
		張引・45	馬五・34	馬養・5	馬射・14	馬合・7
		張引・46	馬五・61	馬養・49	馬胎・1	馬合・8

馬合・13
馬合・28
馬合・30
馬合・31
馬天・3
馬天・4
馬天・24
馬天・47
北漢・2664
老・346

武・22
武・23
武・23
武・65
武・85乙
武・85乙

豕

馬五・390
馬五・428
馬五・431
馬射・11

豬

馬五・48
馬五・369
馬五・425
馬五・454
馬五・464

武・17
武・31
武・58
武・82乙

豯

馬養・51

豶

馬五・337
馬五・366

𧰲		𧰽	彘		豚	豹
家	馬養・125	豪 豪（籀文）	里・8-1397	馬五・362	豚（篆文）	馬五・354
馬五・17	馬養・125	馬胎・12	馬五・27	馬五・385	馬五・89	
馬五・67	馬養・149		馬五・37	馬五・462	馬五・243	
馬五・89	馬養・155		彘	麌		
馬五・272	馬養・176		馬五・14	馬五・348		
馬五・357	馬養・179		馬五・23	馬五・365		
馬五・360	〈家〉		馬五・44	馬五・370		
馬五・363	馬五・192		馬五・251	馬養・202		
馬五・376	馬五・413		馬五・326			
馬養・122			馬五・327			

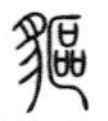 貙	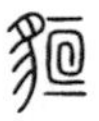 貆	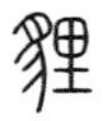 貍	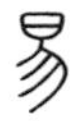 易		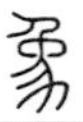 象	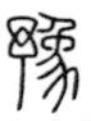 豫
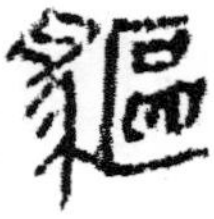 張脈・52	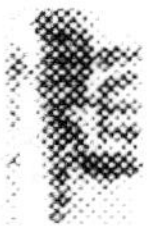 阜萬・W019	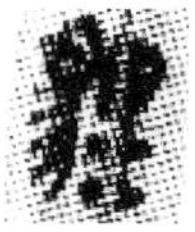 周方・327	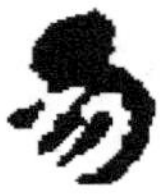 陰乙・5	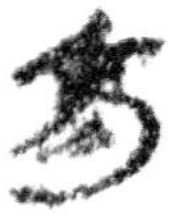 武・66	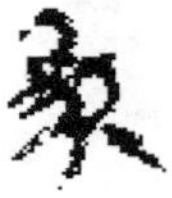 馬胎・6	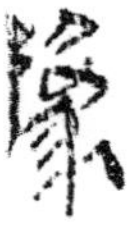 張脈・56
		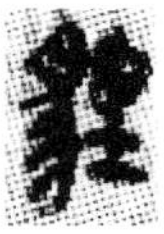 周方・328	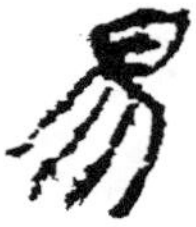 馬養・32			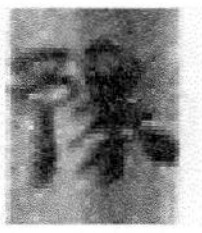 馬天・36
		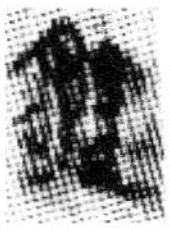 周方・329	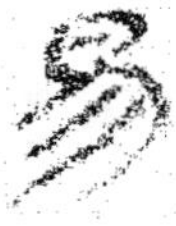 馬胎・20			
		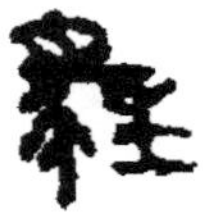 馬五・100				
		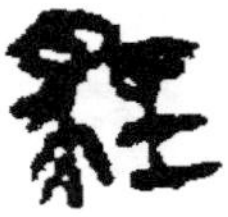 馬五・262				
		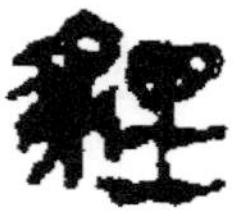 馬養・47				
		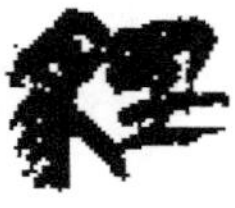 馬養・180				
		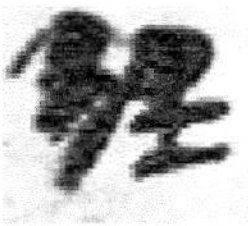 馬房・40				
		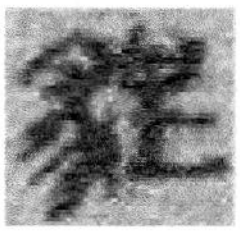 馬胎・19				
		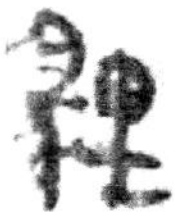 馬十・54				

卷十	馬			鷺	驪	駱
	周方・345	馬射・10	居・5	馬養・67	周方・327	馬五・270
	周方・345	馬胎・5			張脈・37	
	周方・345	馬胎・9				
	張脈・6	敦・2000				
	馬五・目	敦・2013				
	馬五・目					
	馬五・27					
	馬養・83					
	馬養・94					
	馬養・127					

駕	騎	驗	驩	驕	驐	
馬去·1	張引·83	武·28	馬十·38	馬十·51	驁	武·87 甲
				馬天·12	馬養·94	武·87 甲

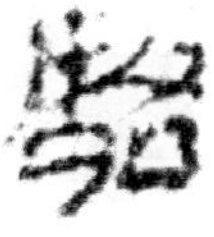

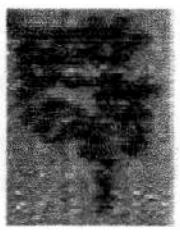

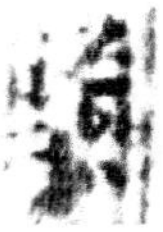

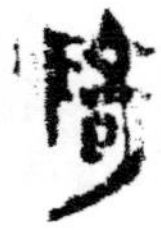

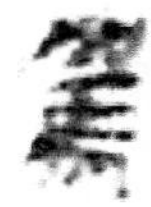

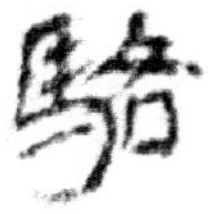

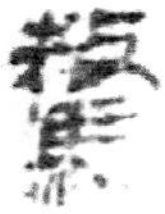

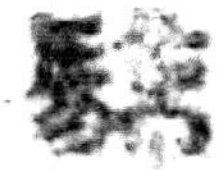

駢	騖	驚	騷	駘	薦	灋
馬養・146	馬合・16	張脈・24	張脈・15	馬五・372	馬養・殘	馬養・202
		陰甲・11	馬五・104	馬養・32		馬房・40
		馬五・50	馬五・104	馬十・12		法（今文）
		馬養・83	馬五・419			馬脈・1
		敦・2013	馬五・424			武・61
			馬五・428			
			馬胎・17			

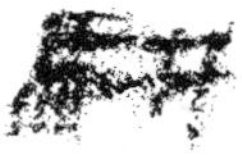

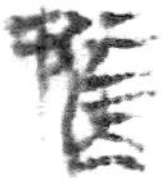

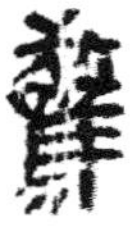

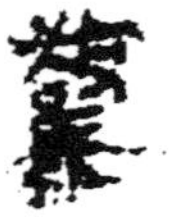

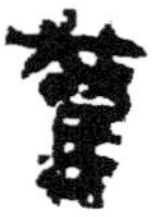

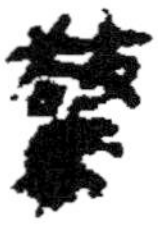

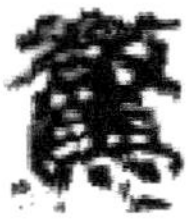

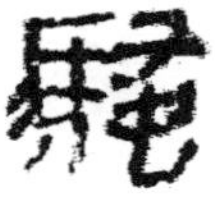

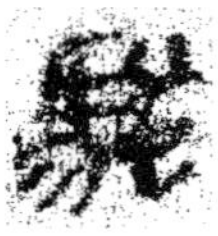

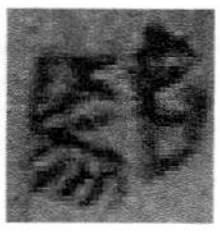

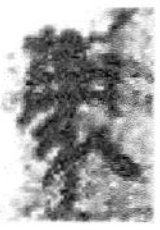

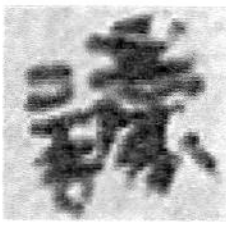

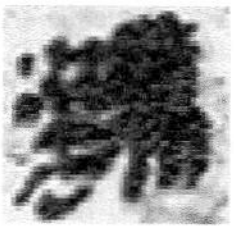

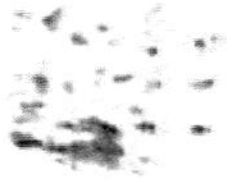

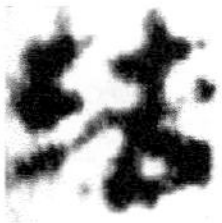

兔

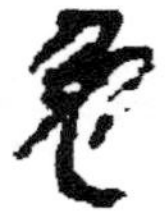

馬五・94

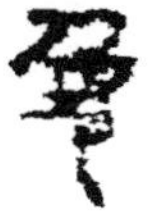

馬五・411

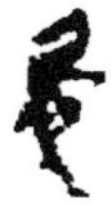

馬養・37

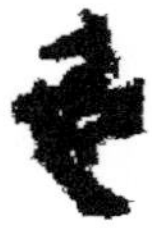

馬養・122

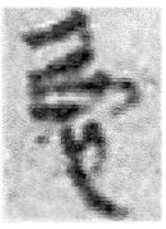

馬養・204

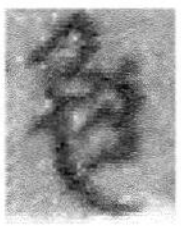

馬胎・5

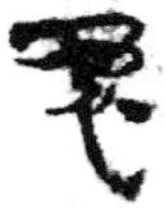

馬合・16

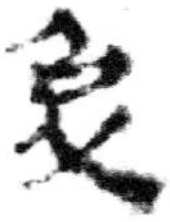

馬天・31

毚

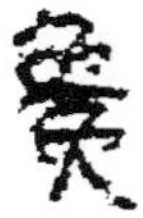

馬五・187

馬五・319

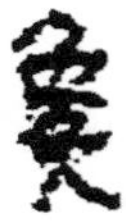

馬五・383

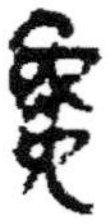

馬養・77

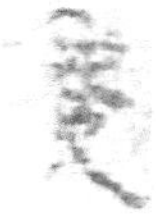

馬養・96

馬養・殘

麤

𪊨

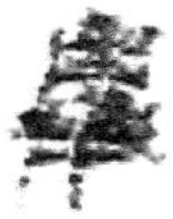

馬五・186

馬養・49

麗

馬養・79

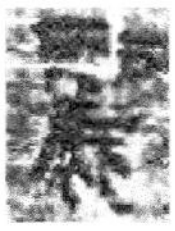

馬養・殘

麃

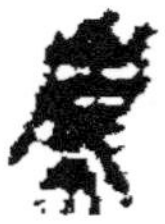

馬五・223

麋

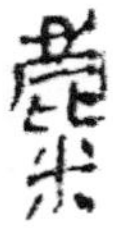

張脈・15

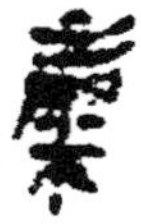

馬五・56

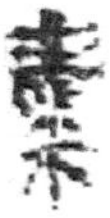

馬五・76

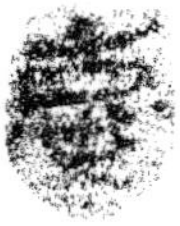

馬養・216

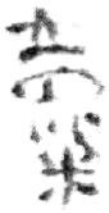

馬禁・11

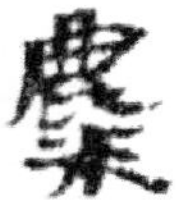

武・68

麋

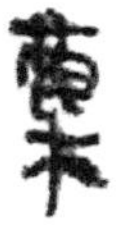

馬十・57

鹿

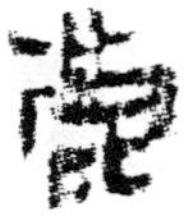

張引・25

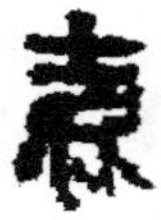

馬五・90

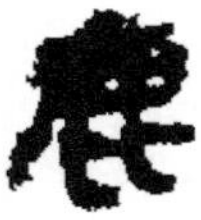

馬養・53

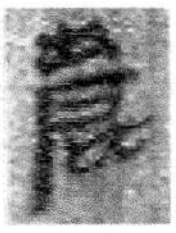

馬十・8

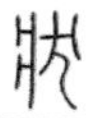

狀	猥	狗		犬	冤	
張脈・8	北漢・2978	周方・314	馬禁・1	馬五・目	寃	武・10
張引・22		馬五・275	馬禁・8	馬五・41	馬養・106	
馬五・252		馬胎・20		馬五・56		
馬五・261		馬胎・23		馬五・56		
馬養・83				馬五・113		
馬養・95				馬五・336		
馬養・206				馬五・429		
				馬養・67		
				馬房・12		
				馬胎・9		

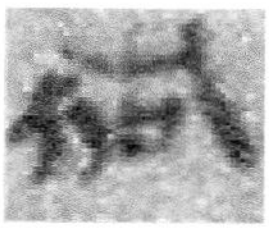

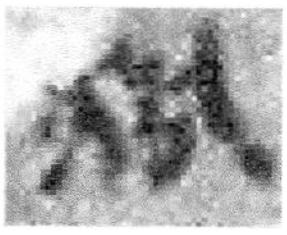

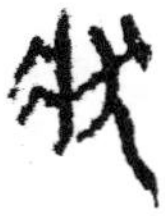

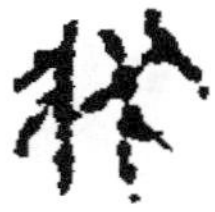

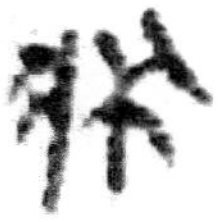

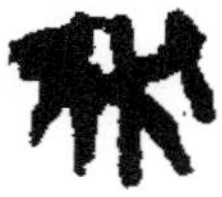

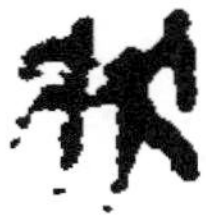

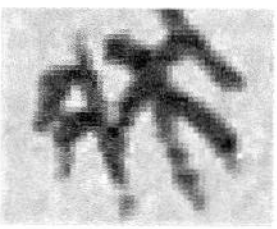

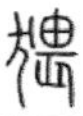

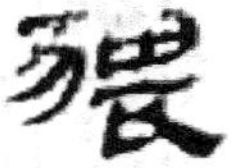

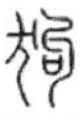

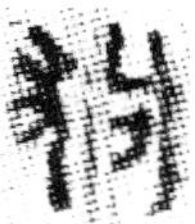

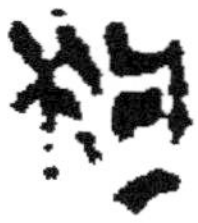

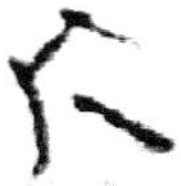

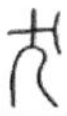

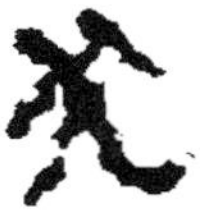

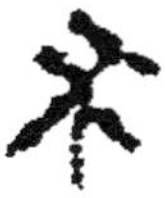

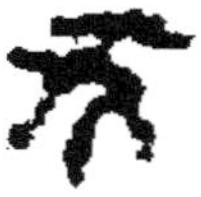

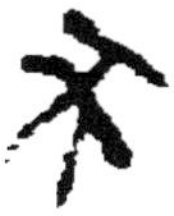

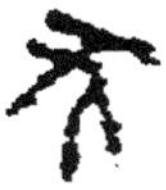

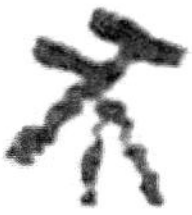

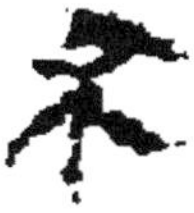

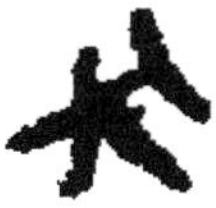

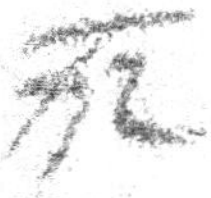

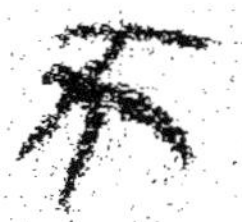

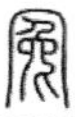

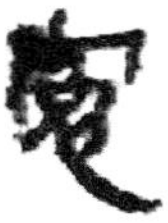

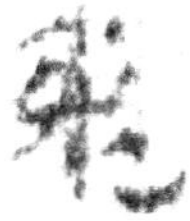

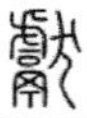

	儵	獨		臭	獲	獻
武・3	馬五・289	張脈・24	武・25	里・1363	馬養・49	周方・326
武・44		張脈・64	武・85 乙	馬五・451		
武・85 乙		陰甲・11		馬合・28		
		陰乙・5				
		馬五・17				
		馬五・209				
		馬胎・20				
		馬胎・26				
		馬天・1				
		馬天・3				

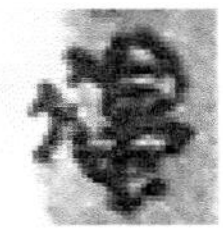

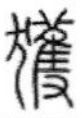

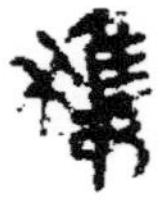

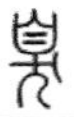

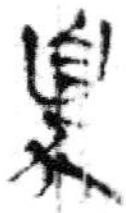

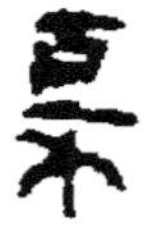

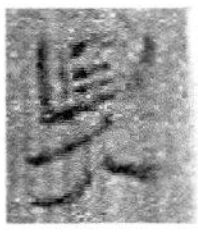

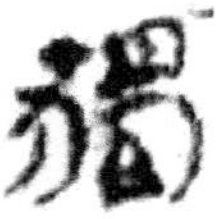

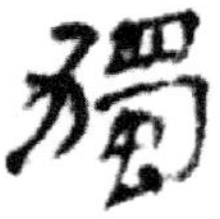

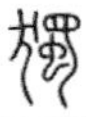

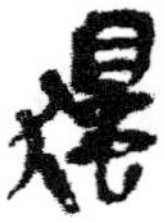

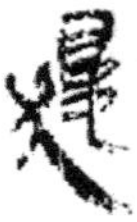

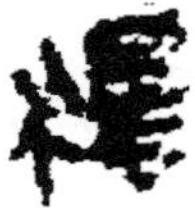

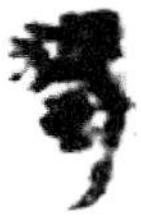

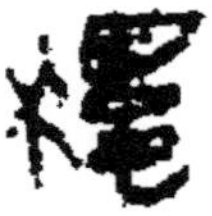

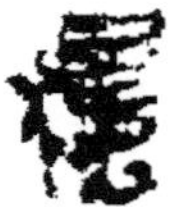

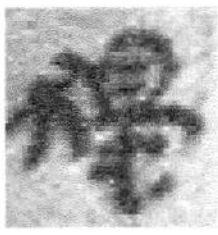

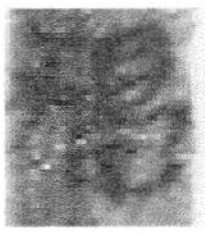

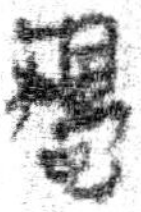

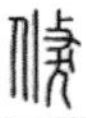

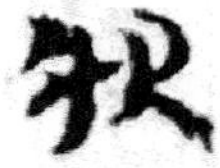

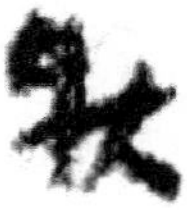

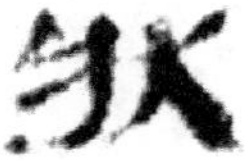

狂	狄	類	猶	狼		狐
馬五・目	張脈・24	馬五・177	張引・111	馬五・399	武・87 乙	馬五・217
馬五・56	張脈・40	馬五・261	猷	馬導・8		馬五・223
馬五・57		馬五・278	馬五・126			
馬五・60		馬五・317				

鼠	鼢	能			熊	火
里・8-1057	里・8-1057	里・8-1363	馬胎・16	武・55	張引・50	周方・317
馬五・24	里・8-1057	周方・332	馬十・16	武・68	張引・101	張脈・5
馬五・252	馬五・23	張脈・5	馬十・41	武・82 甲		張脈・24
馬五・359		張脈・40	馬十・49	武・86 乙		陰乙・5
馬五・392		張脈・49	馬十・56			馬五・93
馬五・409		張引・103	馬十・57			馬五・193
馬養・89		張引・104	馬合・27			馬養・49
馬養・牝		馬五・35	馬天・55			馬胎・7
馬天・48		馬五・392	馬天・55			馬十・87
阜萬・W007		馬房・42	肩壹・1			馬十・96

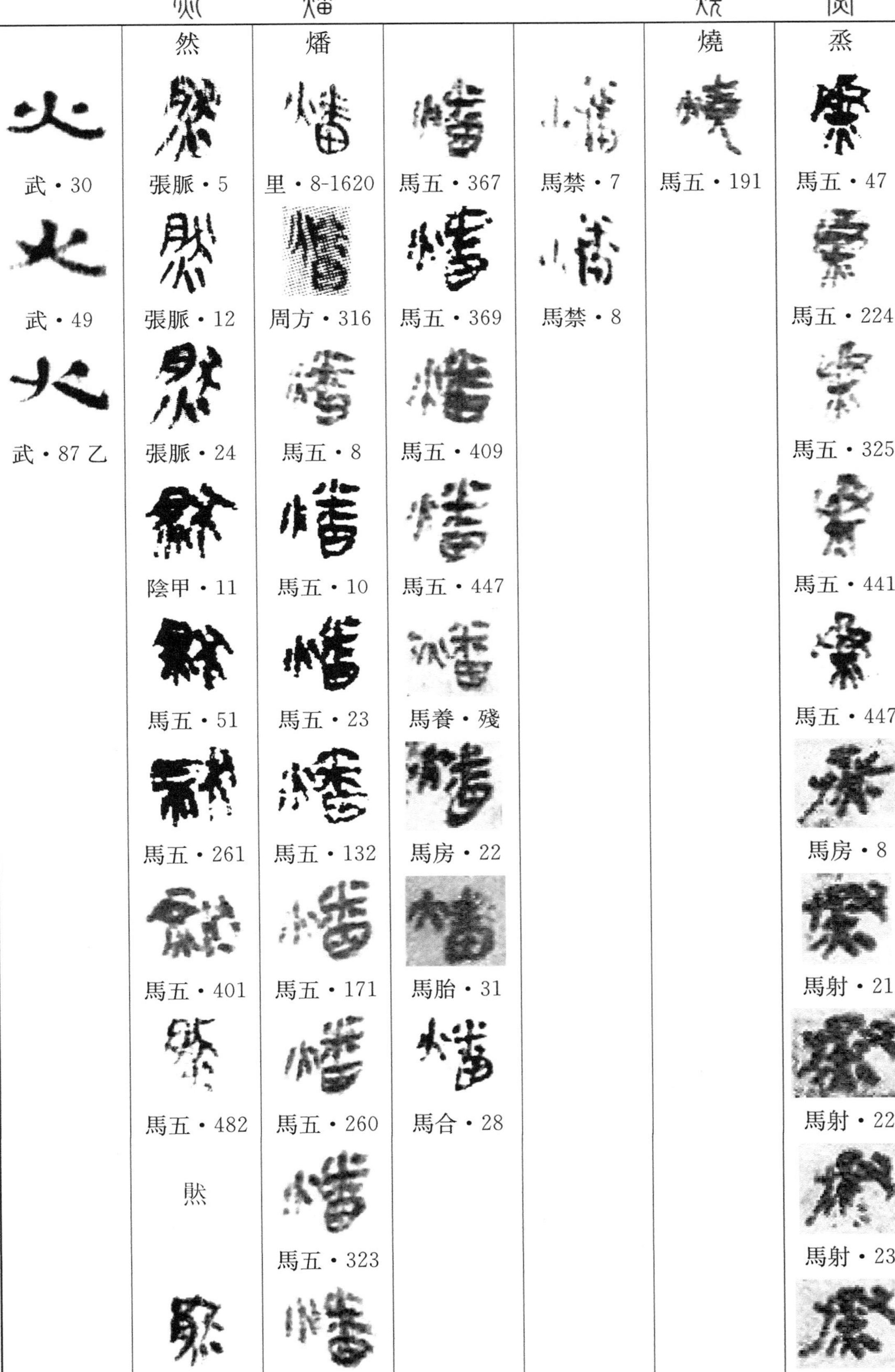

	然	燔			燒	烝
武·30	張脈·5	里·8-1620	馬五·367	馬禁·7	馬五·191	馬五·47
武·49	張脈·12	周方·316	馬五·369	馬禁·8		馬五·224
武·87乙	張脈·24	馬五·8	馬五·409			馬五·325
	陰甲·11	馬五·10	馬五·447			馬五·441
	馬五·51	馬五·23	馬養·殘			馬五·447
	馬五·261	馬五·132	馬房·22			馬房·8
	馬五·401	馬五·171	馬胎·31			馬射·21
	馬五·482	馬五·260	馬合·28			馬射·22
	肰	馬五·323				馬射·23
	馬十·82	馬五·359				馬射·24

炥	燋	炭	灰	炊		
炥	燋	炭	灰	炊		
⿱弗火	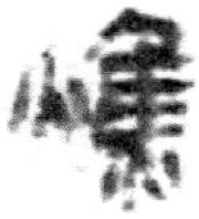 馬五・449	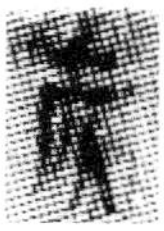 周方・317	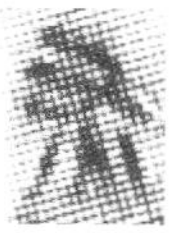 周方・315	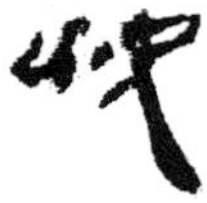 張引・35	馬五・457	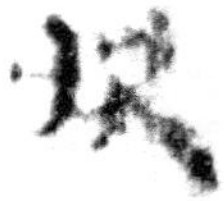 武・20
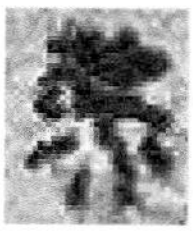 馬房・52		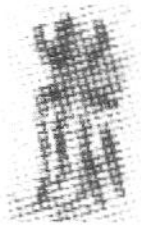 周方・317	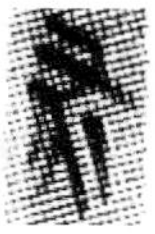 周方・316	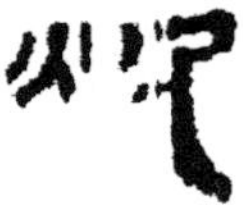 張引・66	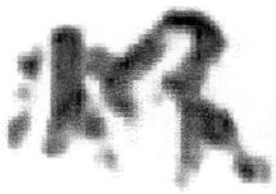 馬去・1	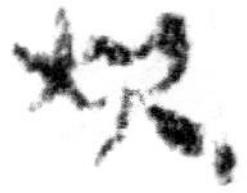 武・38
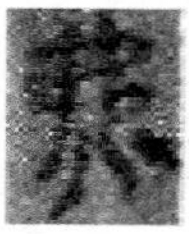 馬十・6		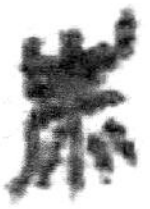 馬五・268	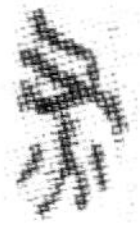 周方・375	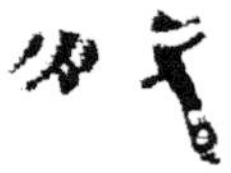 張引・74	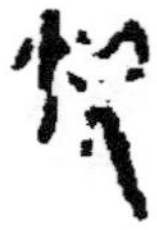 馬養・22	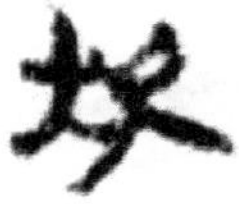 武・75
		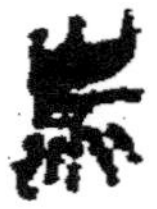 馬五・383	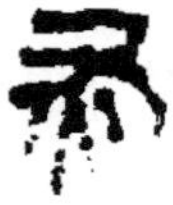 馬五・57	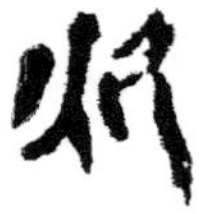 張引・104	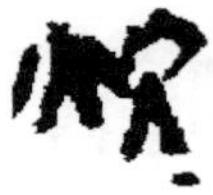 馬養・48	武・80乙
			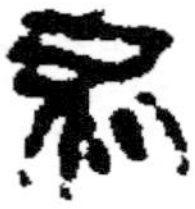 馬五・100	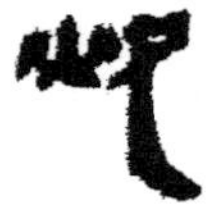 張引・105	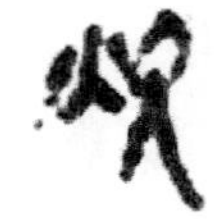 馬養・109	
			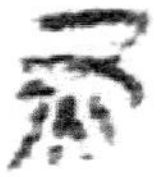 馬五・191	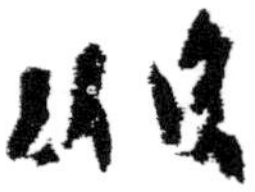 張引・106	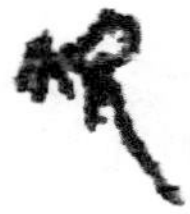 馬養・109	
			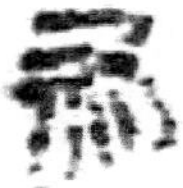 馬五・322	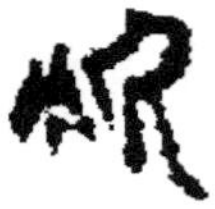 馬五・85	敦・2034	
			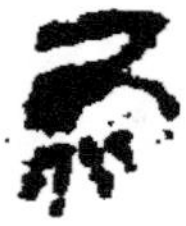 馬五・338	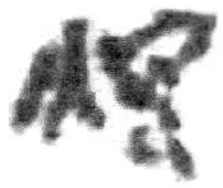 馬五・175		
			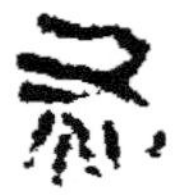 馬五・369	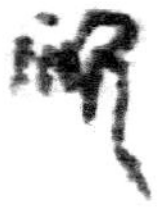 馬五・242		
			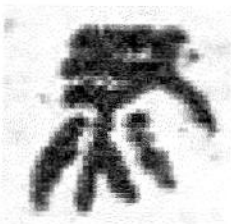 馬養・171	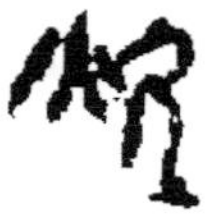 馬五・254		

煎		熬		炮	稫	爤
			⿰火囂		煏	爛
馬五・16	武・17	馬五・61		馬五・271		
馬五・18	武・87 甲	馬五・300	馬五・31		馬五・5	馬五・298
馬五・44		馬五・326			馬五・6	
馬五・48		馬五・351			馬五・383	
馬五・317		馬五・429			馬五・383	
馬五・388		馬禁・9				
		馬十・15				
		𪌉（或體）				
		馬五・307				

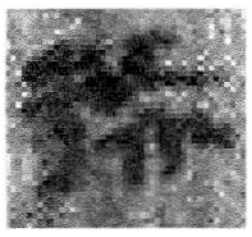

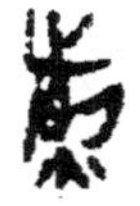

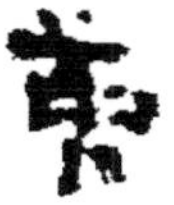

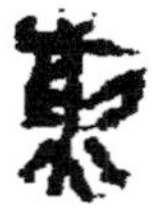

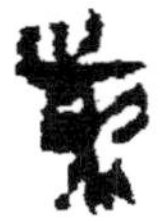

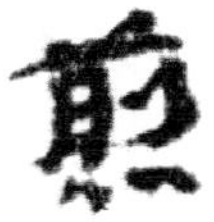

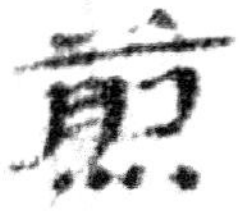

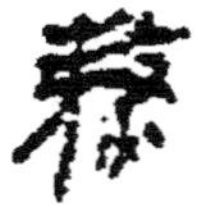

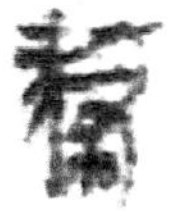

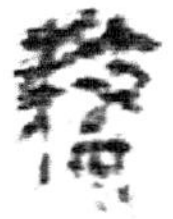

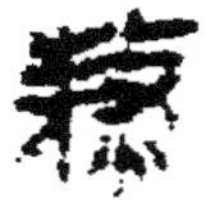

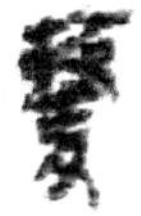

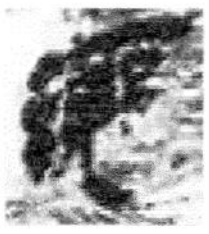

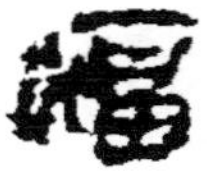

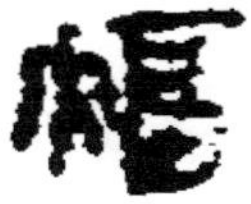

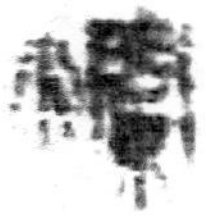

尉	灸	灼	煉	燭	炧	焠
里·8-1620	武·21	里·8-1221	馬候·2	周方·329	張脈·40	馬五·172
馬五·32	武·22				炭也	
馬五·62	武·22				陰甲·30	
馬五·260	武·22					
馬五·325	武·23					
馬五·360	武·23					
馬五·376	武·23					
馬五·431	武·25					
馬五·444	武·25					
馬射·23	武·25					

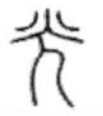

𤎅	煙	煴	焞	燿	煇	光
焦（或體）	馬五・268	周方・374	焞	馬養・203	張脈・29	馬去・3
馬五・25	馬五・281		張脈・29		陰甲・17	馬去・8
馬五・150	馬五・282				陰乙・8	馬十・20
馬五・288						馬十・34
馬五・434						馬十・95
馬房・46						馬十・96
武・85 甲						馬十・101
						馬合・12
						馬天・11

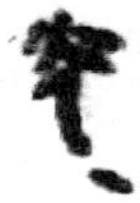

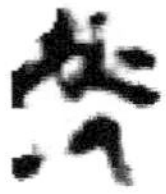

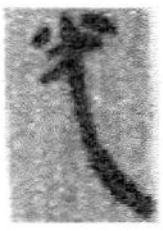

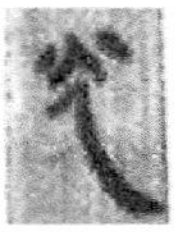

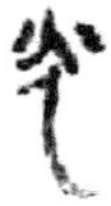

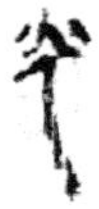

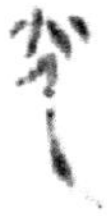

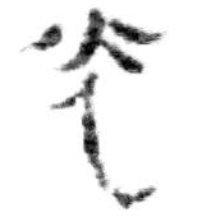

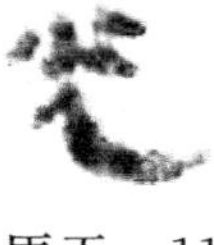

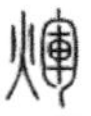

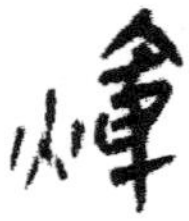

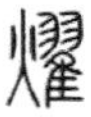

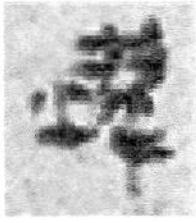

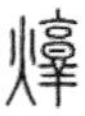

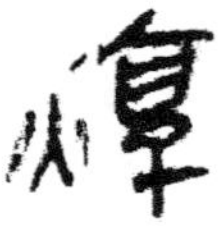

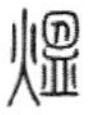

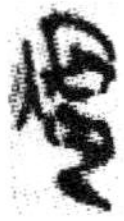

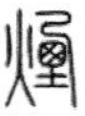

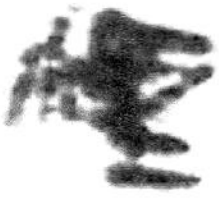

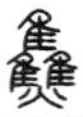

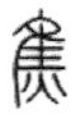

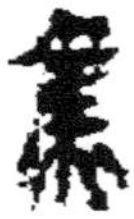

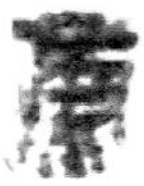

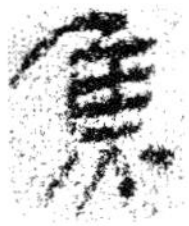

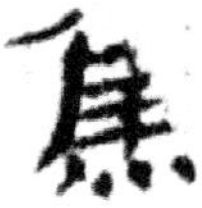

燥

里·8-1243
里·8-1772
張引·112
張引·112
馬五·29
馬五·120
馬五·129
馬胎·10

炅

肩壹·1

煖

張脈·57
張脈·57
馬脈·2

熱

里·8-1620
張脈·15
張脈·38
馬足·11
馬五·102
馬五·252
馬五·337
馬五·364
馬五·殘
馬五·殘
馬養·46
馬養·49
馬養·50
馬養·199
馬合·8
馬合·9
馬天·2
敦·2001
居新·4
武·49
武·84甲
武·86乙
武·85乙

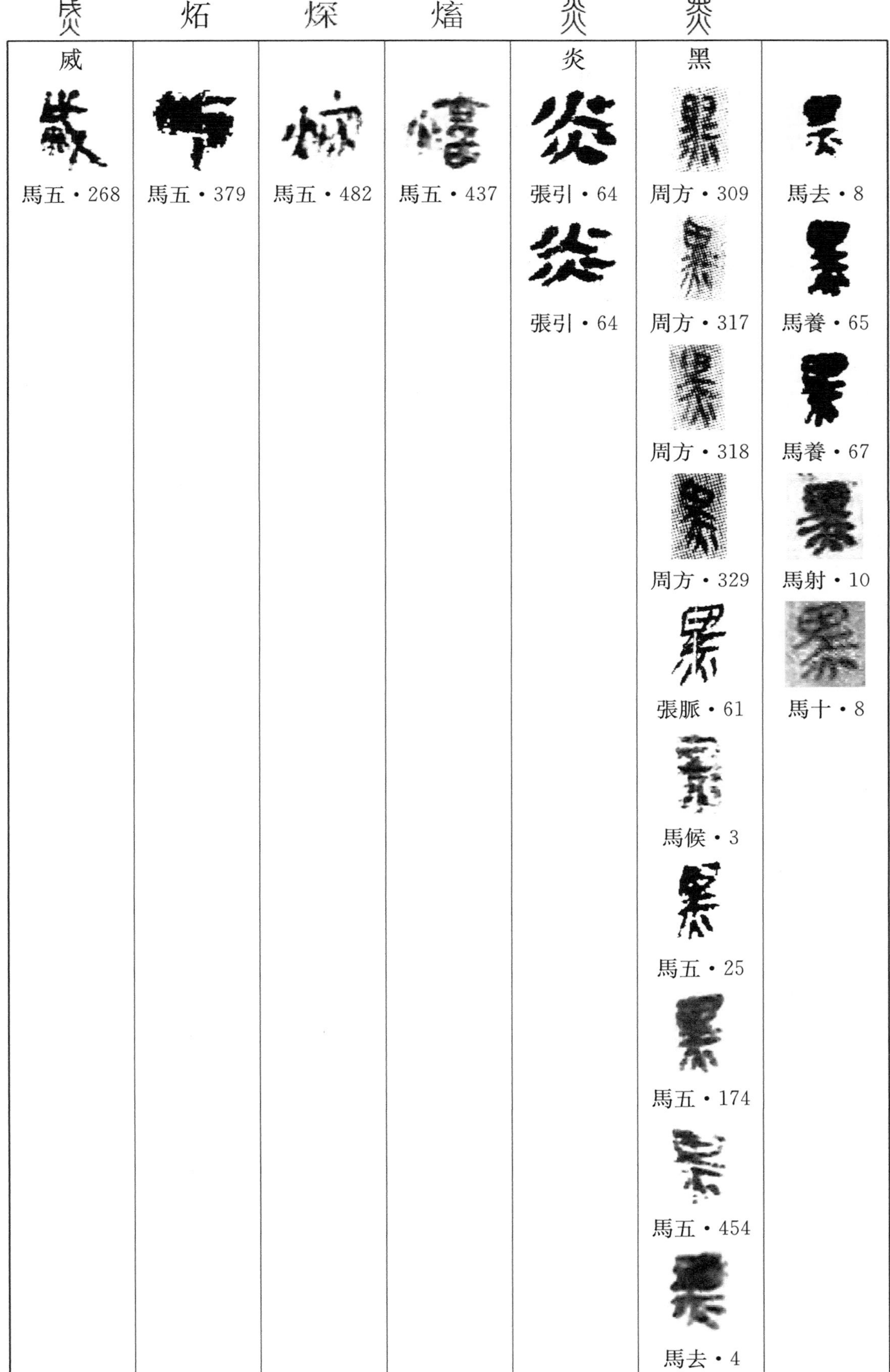

	炻	[illegible]	熆			
威				炎	黑	
馬五・268	馬五・379	馬五・482	馬五・437	張引・64	周方・309	馬去・8
				張引・64	周方・317	馬養・65
					周方・318	馬養・67
					周方・329	馬射・10
					張脈・61	馬十・8
					馬候・3	
					馬五・25	
					馬五・174	
					馬五・454	
					馬去・4	

黯	黔	黭	黟	炙		赤
張脈・40	馬五・44	陰甲・30	馬十・91	周方・317	馬五・298	里・8-1363
	馬五・275			張脈・5	馬五・352	周方・336
				馬五・55	馬五・354	張脈・12
				馬五・71	馬五・356	馬五・3
				馬五・122	馬五・360	馬五・71
				馬五・145	馬五・364	馬五・131
				馬五・164	馬五・368	馬五・465
				馬五・193	馬五・424	馬養・81
				馬五・245	馬五・426	馬射・10
				馬五・295	馬五・殘	馬天・49

	赧	赭	䞓		大	
武·18	張脈·1	武·56	馬胎·14	馬養·84	周方·315	陰乙·14
武·31			馬胎·15		周方·317	馬脈·4
武·56			馬房·41		周方·372	馬五·目
武·84甲					張脈·59	馬五·7
武·85乙					張脈·61	馬五·48
武·87甲					張引·2	馬五·50
					張引·19	馬五·73
					張引·41	馬五·105
					陰甲·18	馬五·107
					陰甲·24	馬五·252

			奎	夾		奄
馬五・259	馬養・111	武・4	馬五・238	張脈・17	陰甲・28	馬養・81
馬五・272	馬房・3	武・44		張脈・17	陰乙・1	
馬五・285	馬房・13	武・46		張脈・31	陰乙・9	
馬五・300	馬房・20	武・54		張脈・36		
馬五・379	馬胎・4	武・60		張脈・39		
馬五・殘	馬十・57	武・76		張引・51		
馬養・23	馬十・64	武・79		馬足・3		
馬養・45	馬十・67	武・82 甲		馬足・10		
馬養・49	馬合・9	武・83 甲		馬足・10		
馬養・78	馬合・30	武・84 乙		陰甲・18		

天

馬十・24

馬十・28

馬十・54

吳

張引・76

武・64

武・73

亦

周方・331

張引・36

馬五・228

馬養・91

馬房・39

馬胎・32

馬十・51

北漢・2870

腋

馬足・6

夷

里・8-1057

馬五・23

馬五・337

馬五・351

馬五・362

馬五・366

馬五・366

戠

周方・337

馬養・62

夸

張引・38

張引・50

張引・53

張引・55

張引・67

張引・79

張引・84

馬五・210

馬五・386

馬五・432

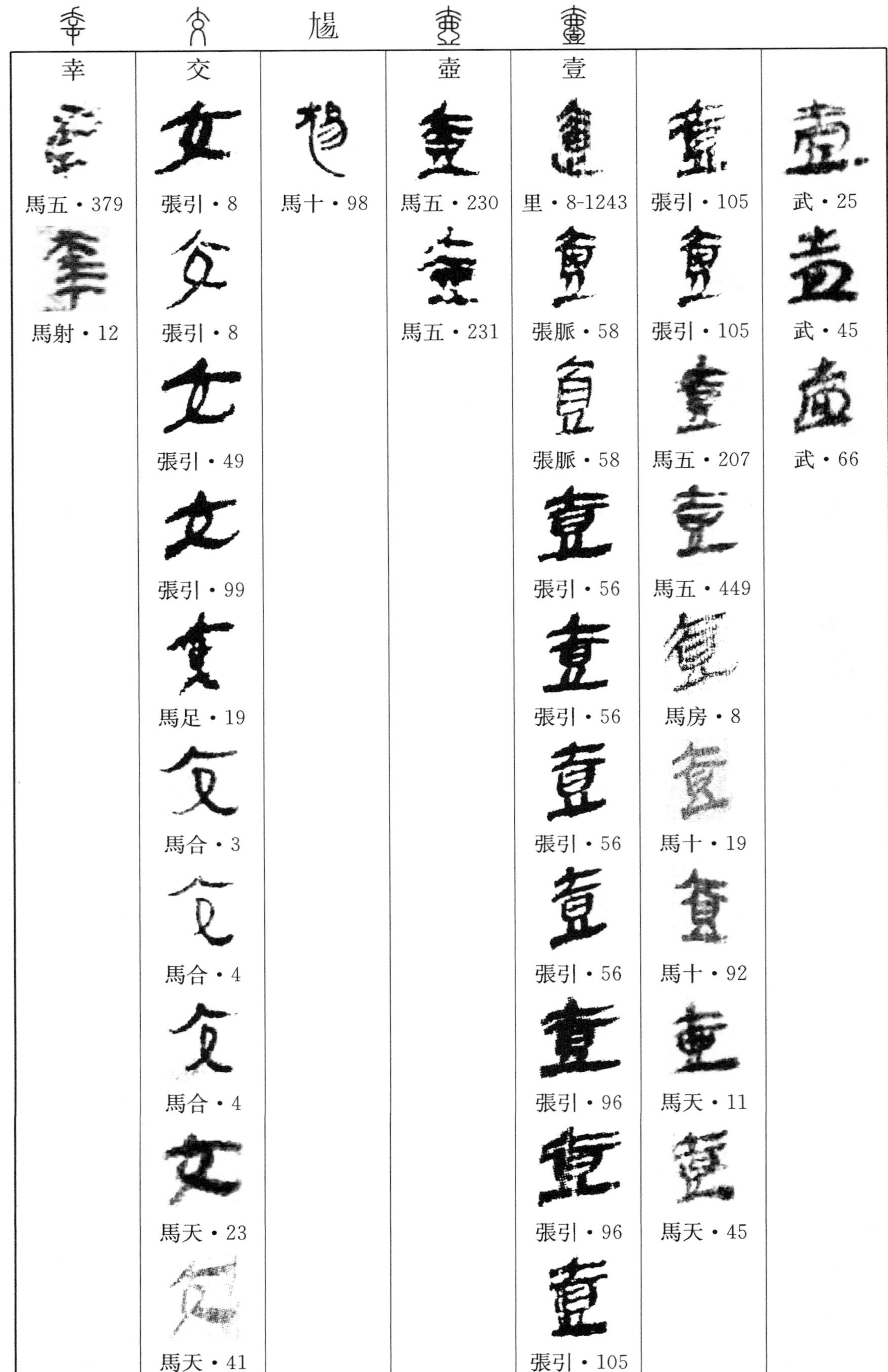

幸	交		壺	壹		
馬五・379	張引・8	馬十・98	馬五・230	里・8-1243	張引・105	武・25
馬射・12	張引・8		馬五・231	張脈・58	張引・105	武・45
	張引・49			張脈・58	馬五・207	武・66
	張引・99			張引・56	馬五・449	
	馬足・19			張引・56	馬房・8	
	馬合・3			張引・56	馬十・19	
	馬合・4			張引・56	馬十・92	
	馬合・4			張引・96	馬天・11	
	馬天・23			張引・96	馬天・45	
	馬天・41			張引・105		

睪	執	亢	奏		奚	耎
周方・326	馬五・348	馬五・213	張引・99	武・84 甲	馬五・97	馬十・86
周方・338	馬十・75	馬五・219	張引・103	武・85 甲	馬五・98	馬天・23
周方・343	馬十・76		張引・111		馬五・392	
馬五・379	馬十・77		馬足・25		馬天・9	
馬禁・1	馬十・81		馬足・27			
	馬十・83		馬五・130			
	馬十・85		馬十・8			
	馬十・90		馬十・38			
	馬合・5		馬合・13			
			馬天・16			

夫			立		端	竭
張脈·53	馬十·61	馬禁·1	張引·50	敦·1997	周方·323	馬五·13
張脈·54	馬十·64	馬禁·8	張引·67	武·10	張引·29	
張脈·55	馬十·82		張引·82	武·13	張引·41	
張脈·56	馬十·83		張引·84	武·14	張引·48	
張脈·64	馬十·85		馬五·221	武·51	張引·49	
陰甲·25	馬十·87				張引·67	
陰乙·15	馬十·99				張引·69	
馬五·201	馬合·20				馬養·45	
馬五·451					馬天·48	
馬胎·28						

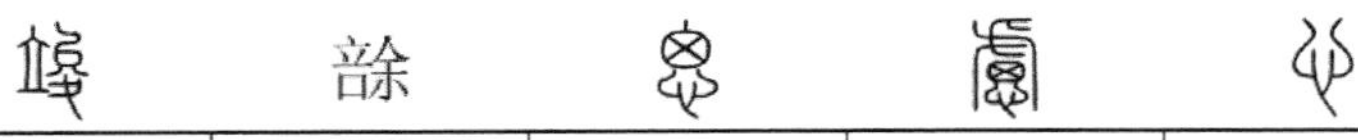

竣	⿰咅余	思	慮	心		
馬十・48	馬養・82	馬養・83	馬十・44	里・8-1221	張脈・67	馬五・83
馬十・48		馬養・220		里・8-1718	張引・84	馬養・66
馬十・49		馬天・31		周方・337	張引・100	馬養・144
馬十・49		馬天・31		周方・345	張引・101	馬房・42
馬十・51		馬天・32		北秦・4-028	馬足・14	馬胎・11
馬十・51				北秦・4-028	馬足・25	馬十・55
馬十・51				張脈・20	陰甲・27	馬十・97
馬十・51				張脈・25	陰甲・34	馬十・98
				張脈・40	陰乙・11	馬天・39
				張脈・46	陰乙・17	北漢・2978

		息			志	意
北漢・2978	武・18	張脈・32	馬十・51	武・21	馬養・64	張引・33
北漢・2978	武・21	張引・36	馬合・24	武・69	馬十・33	張引・35
北漢・2978	武・63	張引・99	馬合・24		馬十・35	馬足・17
北漢・2600		陰甲・32	馬天・29		馬十・36	馬足・25
老・117		馬五・51	馬天・31		馬十・40	陰乙・10
老・117		馬去・2	馬天・34		馬十・69	武・85 乙
老・328		馬十・33	馬天・39		馬十・70	
敦・2012		馬十・36	老・117		馬天・12	
肩壹・1		馬十・37			敦・2000	
肩伍・3		馬十・38			武・85 乙	

恩

敦·2013

慈

武·91甲

慧

㥂

馬十·97

忠

馬脈·11

武·49

慎

馬十·51

馬十·55

應

里·8-1620

張引·72

張引·103

張引·112

馬五·103

老·117

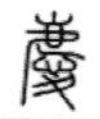

慶	懷	想	悷	急		悒
馬五・356	馬養・193	張引・108	怢	張引・33	武・84 甲	張脈・39
馬五・357	馬胎・20		陰甲・21	張引・33		陰甲・29
				張引・33		
				張引・108		
				馬五・300		
				馬養・87		
				馬合・24		

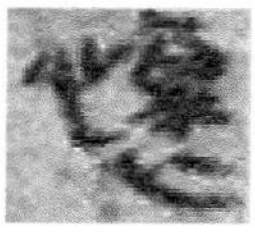

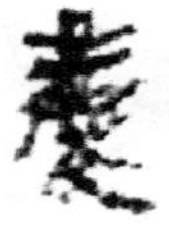

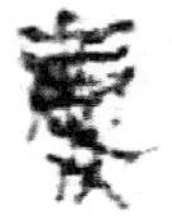

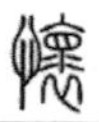

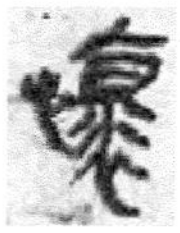

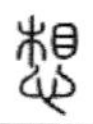

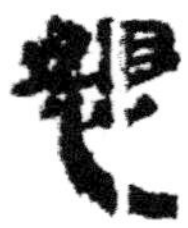

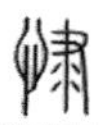

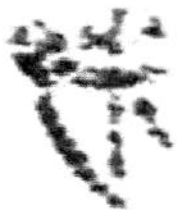

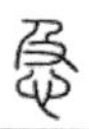

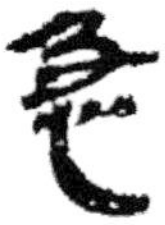

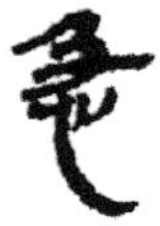

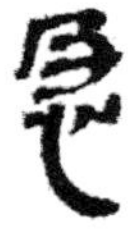

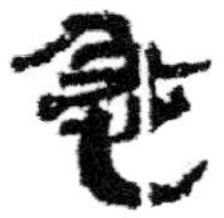

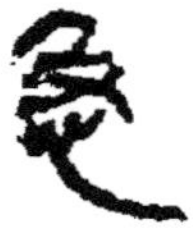

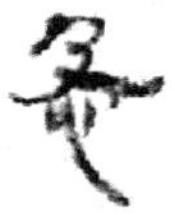

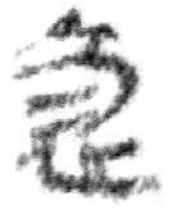

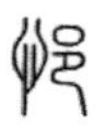

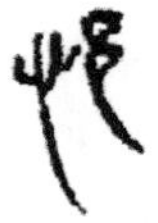

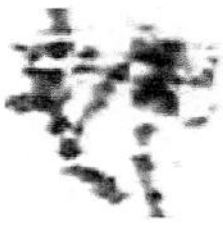

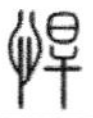

悍	忘		惑	忌	怒	
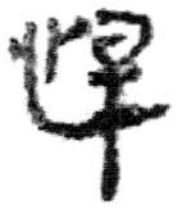 馬十・51	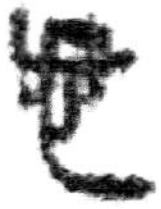 馬十・69	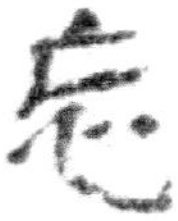 武・34	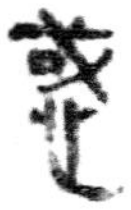 馬十・88	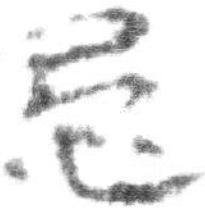 武・21	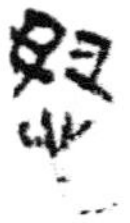 張脈・40	武・85乙
老・346	馬天・9				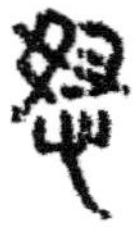 張引・107	
					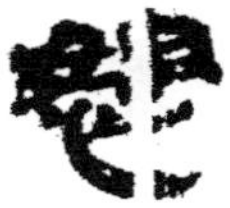 張引・108	
					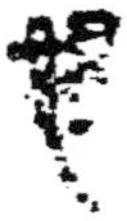 陰甲・29	
					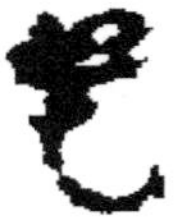 陰乙・12	
					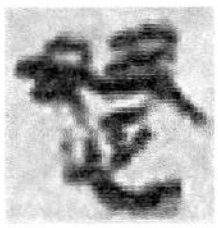 馬養・199	
					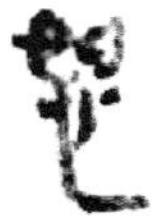 馬十・53	
					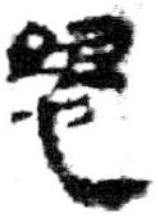 馬天・24	

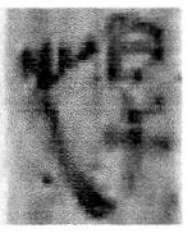

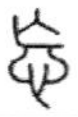

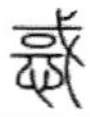

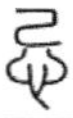

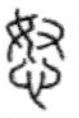

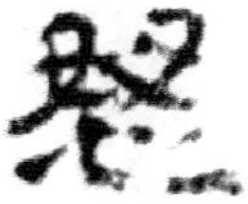

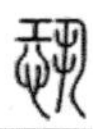

恐

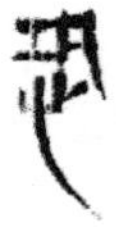

張脈・40

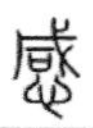

感

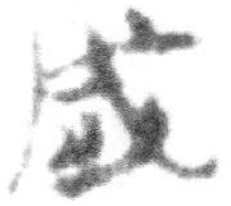

武・73

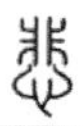

悲

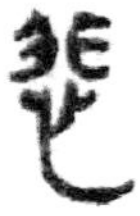

馬十・54

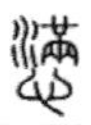

懣

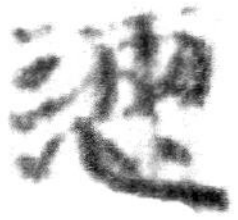

武・19

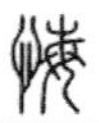

悔

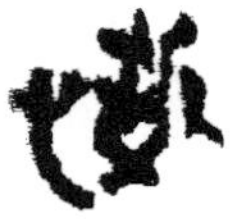

張引・53

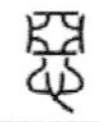

惡

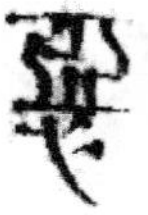

里・1363

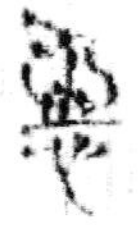

里・1363

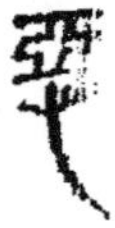

張脈・24

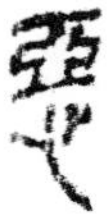

張脈・60

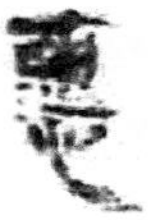

馬五・328

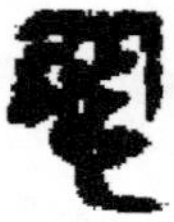

馬養・144

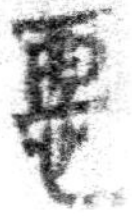

馬十・24

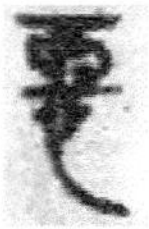

馬十・29

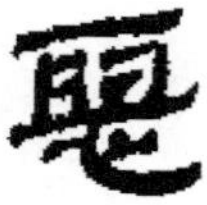

北漢・2870

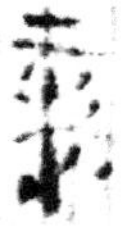

馬禁・2

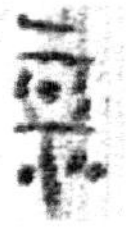

馬禁・3

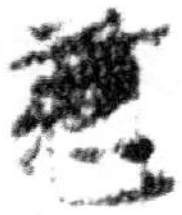

武・64

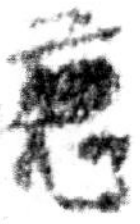

武・67

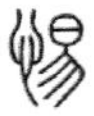

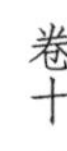

惕	憨	恳	⿰木⿱豈心	⿰車⿱京心		
惕 張脈・24 傷 陰甲・11	馬養・176	馬導・42	馬合・24	馬合・78		

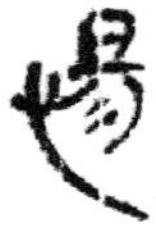

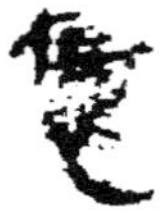

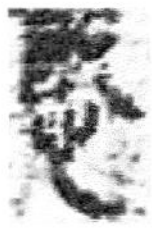

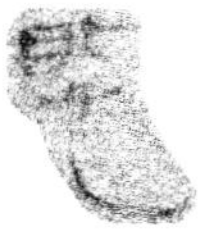

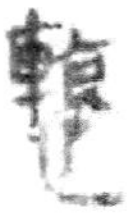

卷十一

水

里・8-1369

周方・342

北秦・4-248

張脈・13

張脈・52

張引・2

張引・97

張引・109

陰甲・11

馬五・34

馬五・48

馬五・71

馬五・94

馬五・283

馬五・342

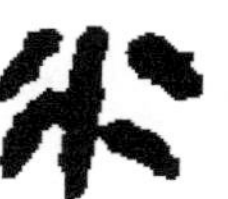
馬養・16

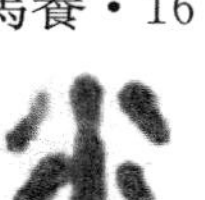
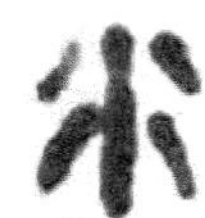
馬養・66

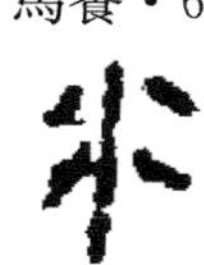
馬養・88

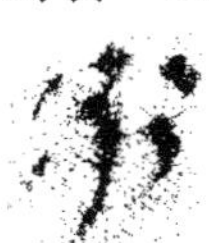
馬房・41

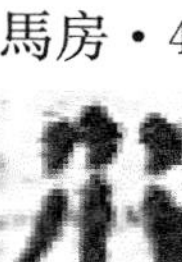
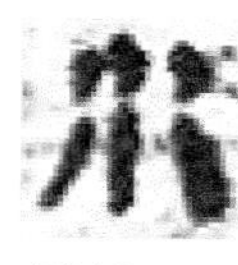
馬射・13

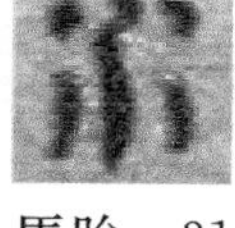
馬胎・31

馬十・57

馬十・97

馬合・13

馬天・12

阜萬・W004

羅・49 正

敦・563A

敦・1177

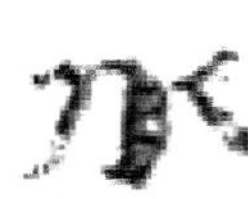
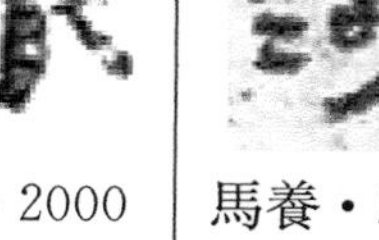
敦・2000

武・31

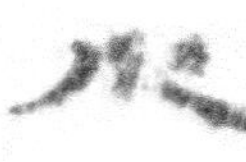
武・35

武・75

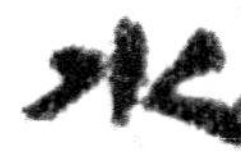
武・83 甲

武・85 甲

武・87 甲

河

馬五・128

馬養・215

馬養・216

馬養・217

武・91 乙

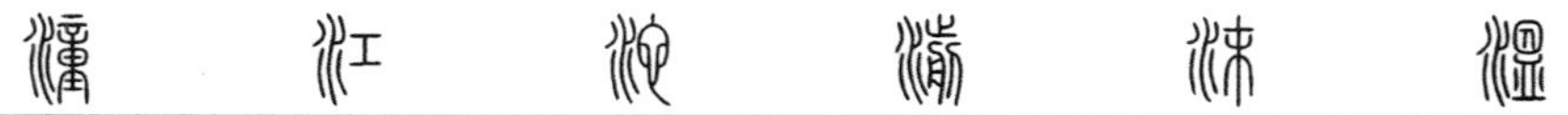

潼	江	沱	湔	沫	溫	
		池				
馬五・363	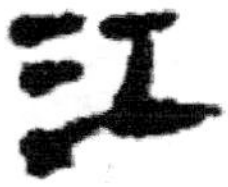 馬十・66		馬五・298	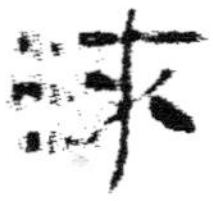 張脈・15	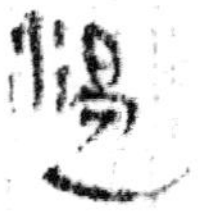 里・8-1221	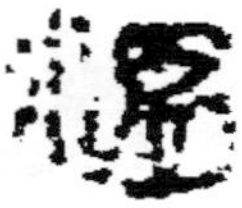 馬五・197
		周方・338	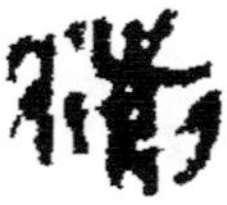 馬五・462		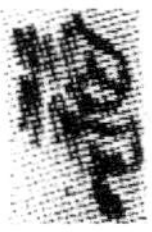 周方・317	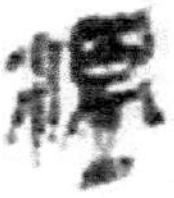 馬五・245
		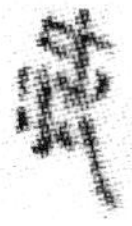 周方・339			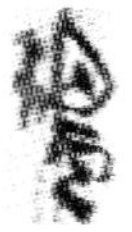 周方・324	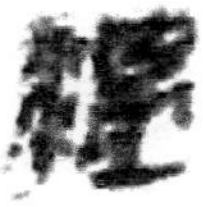 馬五・250
					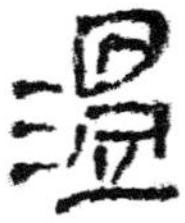 張脈・15	馬五・315
					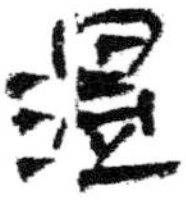 張脈・22	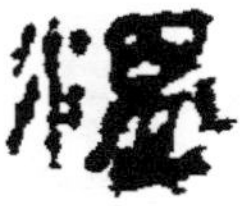 馬五・427
					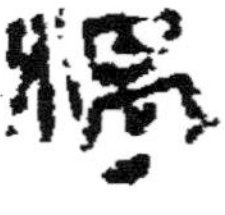 張引・22	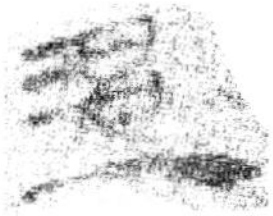 馬導・36
					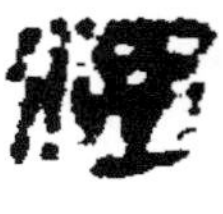 馬五・6	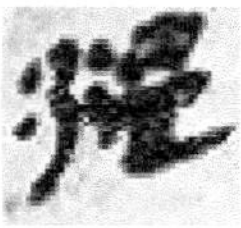 馬房・43
					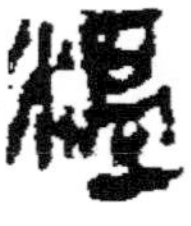 馬五・22	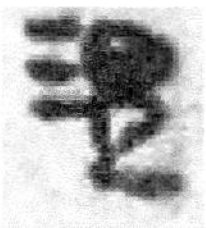 馬十・30
					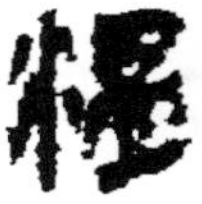 馬五・24	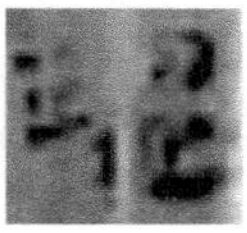 老・156
					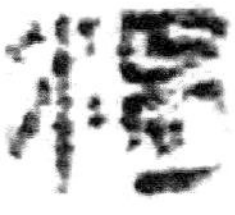 馬五・187	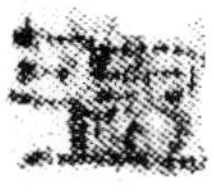 肩貳・1

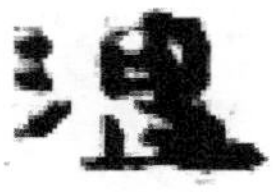

	灊	沮	涂		溺	
居・1	張脈・19	馬五・339	周方・372	馬禁・5	馬五・340	武・84 甲
武・13			馬五・93			
武・13			馬五・133			
武・18			馬五・271			
武・84 甲			馬五・352			
武・85 甲			馬五・390			
			馬五・392			
			馬養・47			
			馬養・89			

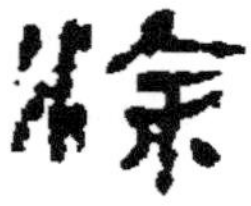

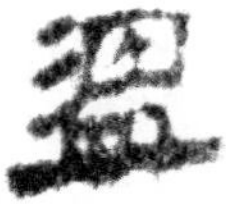

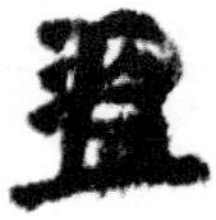

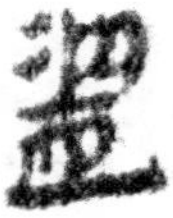

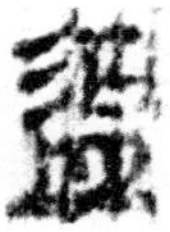

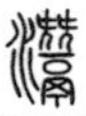

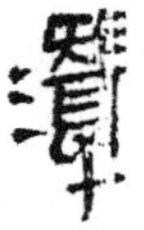

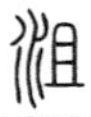

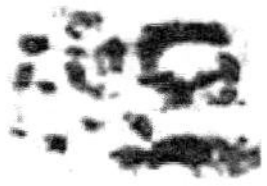

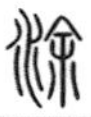

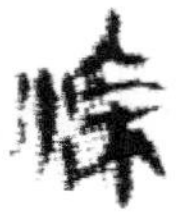

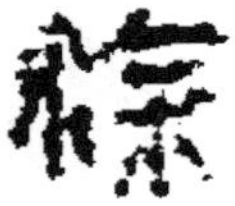

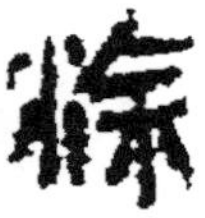

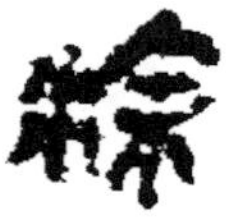

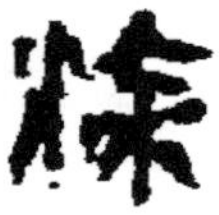

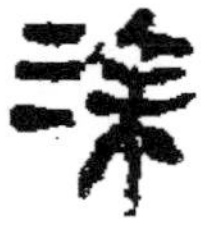

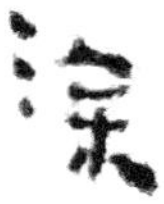

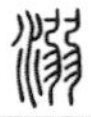

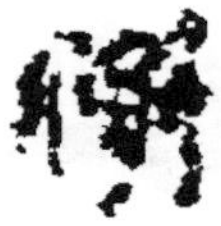

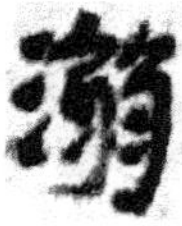

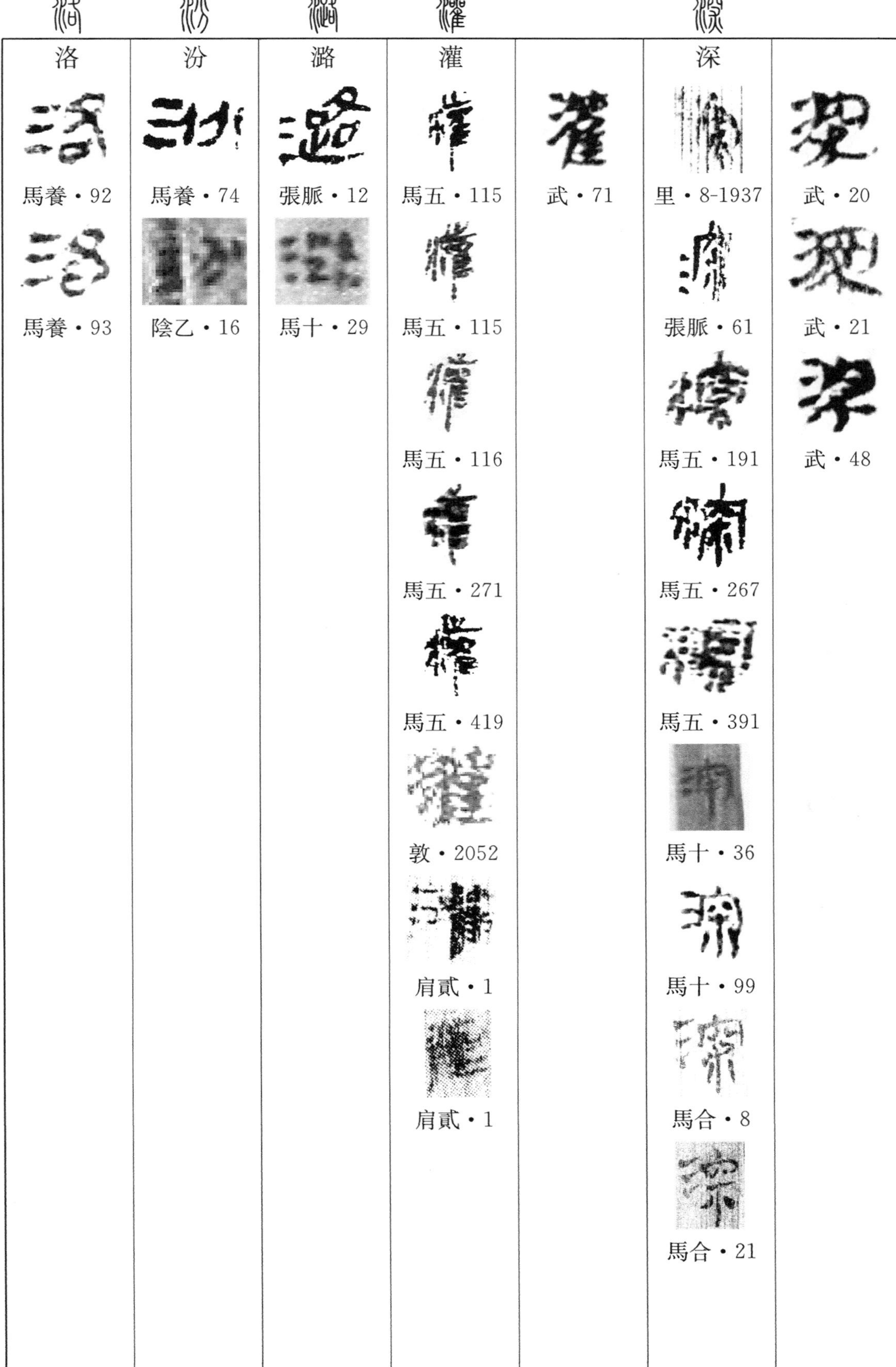

洛	汾	潞	灌		深	
馬養・92	馬養・74	張脈・12	馬五・115	武・71	里・8-1937	武・20
馬養・93	陰乙・16	馬十・29	馬五・115		張脈・61	武・21
			馬五・116		馬五・191	武・48
			馬五・271		馬五・267	
			馬五・419		馬五・391	
			敦・2052		馬十・36	
			肩貳・1		馬十・99	
			肩貳・1		馬合・8	
					馬合・21	

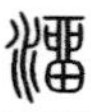

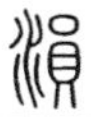

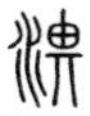

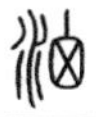

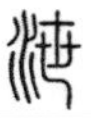

溜		湏	淠	汹	泄	
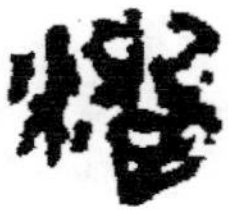 馬五・348	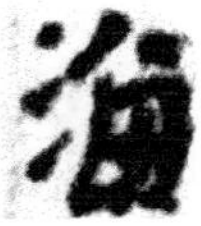 武・84 甲	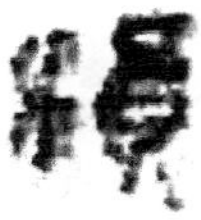 馬五・306	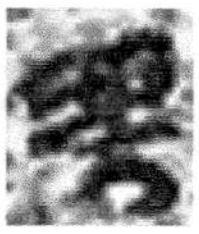 陰乙・4	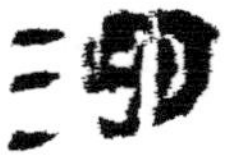 張引・2	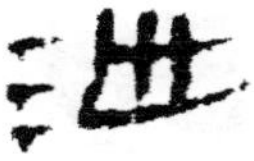 張脈・8	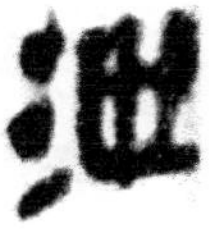 武・82 甲
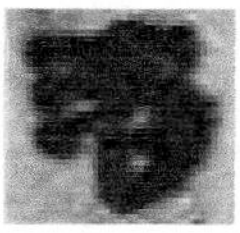 馬十・23				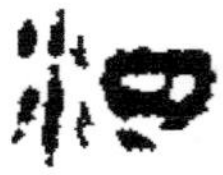 馬五・366	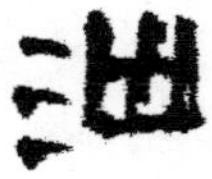 張脈・35	
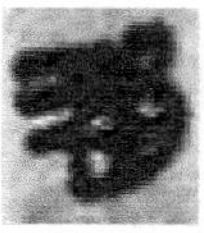 馬十・23				馬五・424	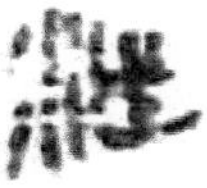 陰甲・56	
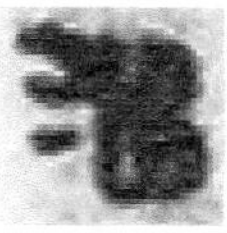 馬十・29				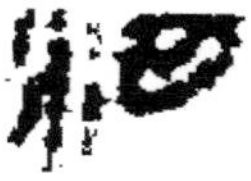 馬五・467	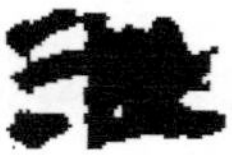 陰乙・11	
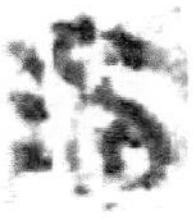 馬十・57				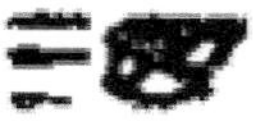 馬養・目	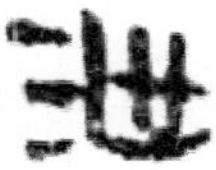 馬十・52	
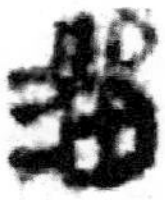 馬十・81				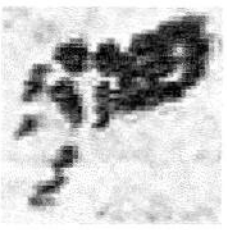 馬房・7	馬天・21	
				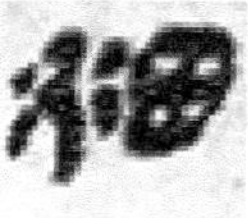 馬房・41	敦・1997	
				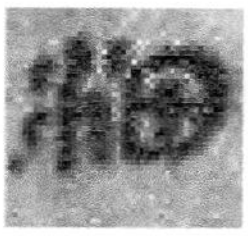 馬胎・15	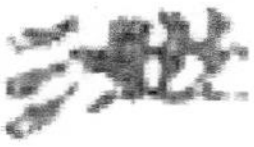 敦・2012	
				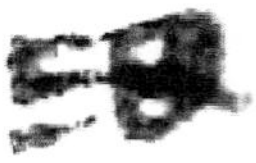 馬天・24	⿰火世	
				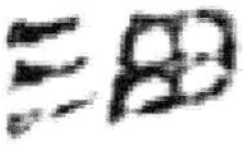 北漢・2870	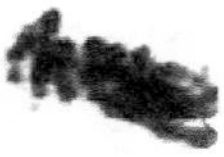 馬五・281	

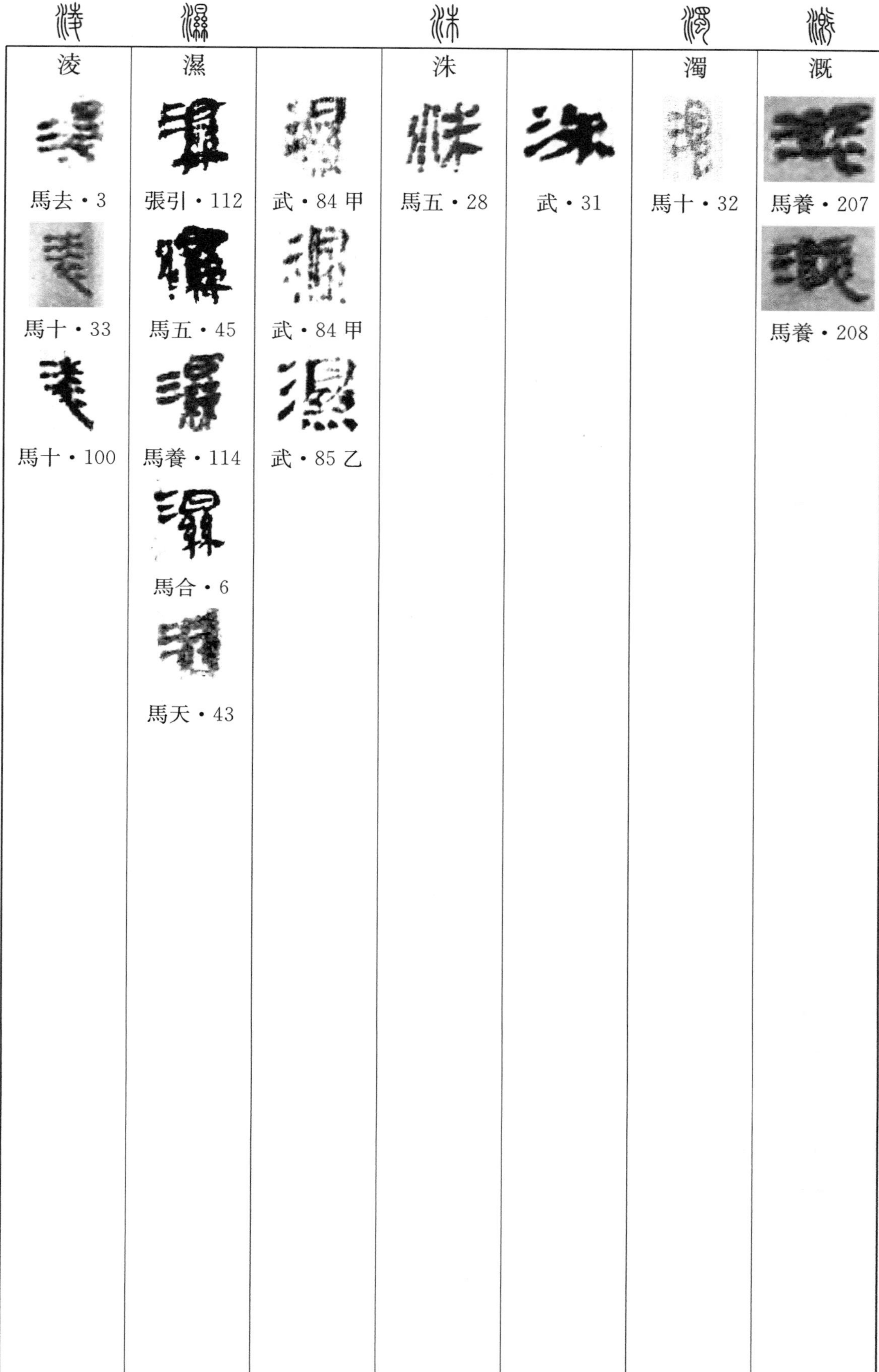

淩	濕		洙		濁	漑
馬去・3	張引・112	武・84 甲	馬五・28	武・31	馬十・32	馬養・207
馬十・33	馬五・45	武・84 甲				馬養・208
馬十・100	馬養・114	武・85 乙				
	馬合・6					
	馬天・43					

治				濅	濟	濡
里・8-1221	陰甲・51	馬十・73	武・3	㴇	老・161	張脈・54
里・8-1243	陰乙・3	馬天・33	武・13	張脈・2		馬五・49
周方・324	馬脈・73	北漢・2600	武・14	張脈・2		馬五・80
張脈・19	馬五・28	老・328	武・46	張引・33		馬五・253
張脈・25	馬五・206	羅・39 正	武・54	張引・48		馬五・366
張脈・57	馬五・342	敦・2000	武・57	馬五・270		馬五・384
張引・33	馬養・目	居・5	武・73	馬五・437		馬胎・29
張引・104	馬養・26	居新・2	武・78			
張引・105	馬胎・14	肩壹・2	武・82 甲			
馬足・23	馬十・67	武・88 乙	武・87 乙			

沽	泥	洵	洇	淉	海	
張脈・52	馬五・93	馬五・432	馬足・14	馬天・15	馬合・2	武・85甲
馬候・88	馬五・101				敦・1177	
	馬五・316					
	馬五・340					
	馬五・340					

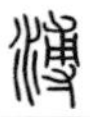 溥	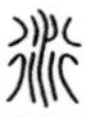 衍	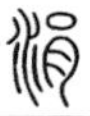 涓	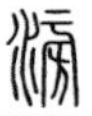 滂	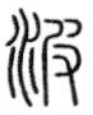 波	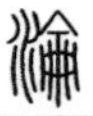 淪	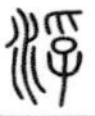 浮
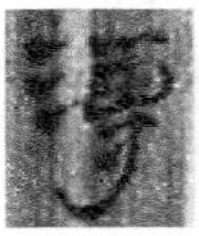 馬合・6	馬五・14	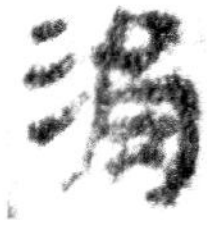 武・84甲	陰甲・68	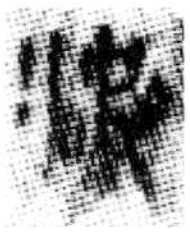 周方・339	馬五・目	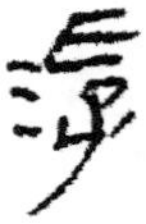 張脈・55

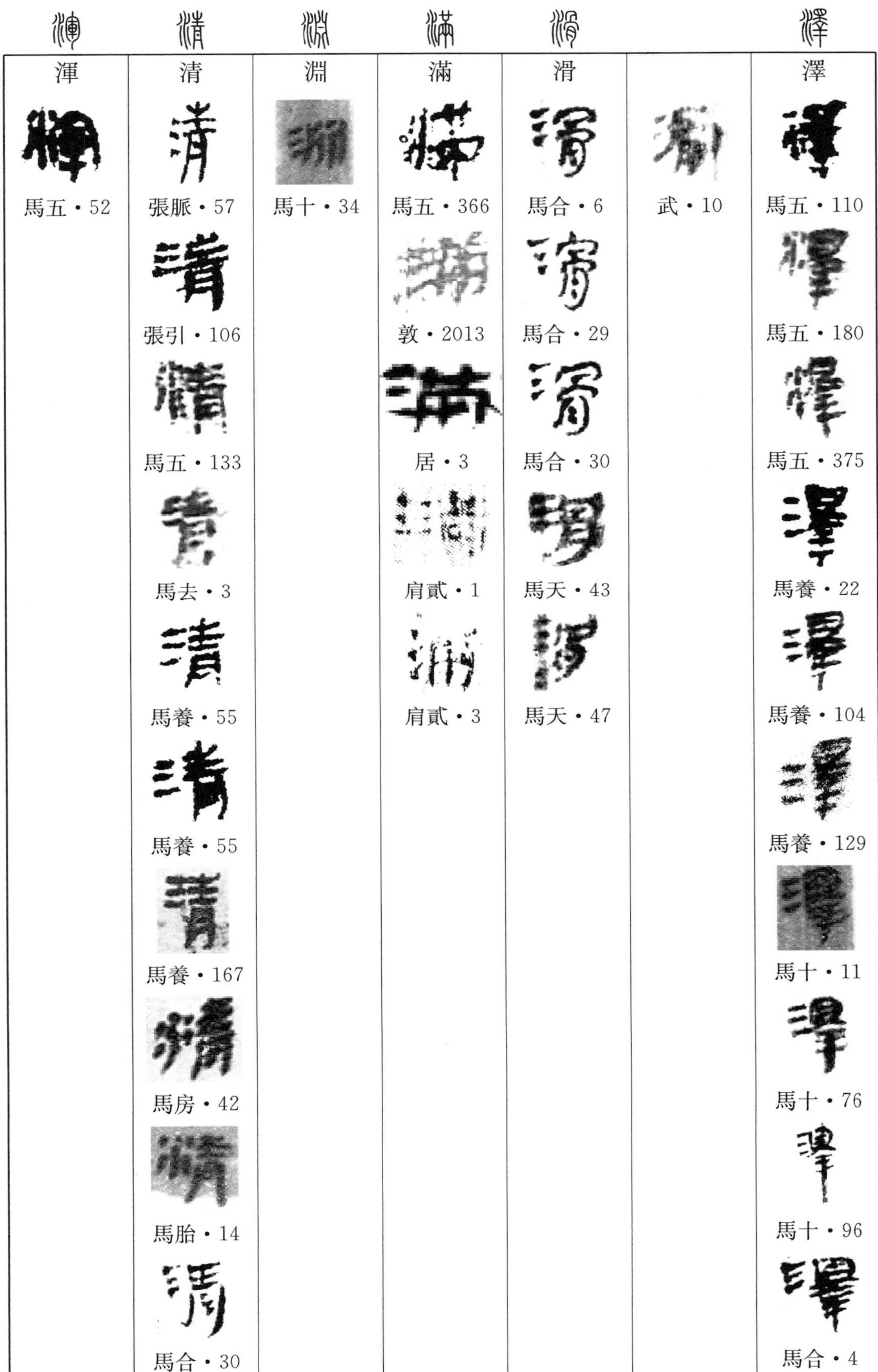

渾
馬五・52
清
張脈・57
張引・106
馬五・133
馬去・3
馬養・55
馬養・55
馬養・167
馬房・42
馬胎・14
馬合・30
淵
馬十・34
滿
馬五・366
敦・2013
居・3
肩貳・1
肩貳・3
滑
馬合・6
馬合・29
馬合・30
馬天・43
馬天・47
武・10
澤
馬五・110
馬五・180
馬五・375
馬養・22
馬養・104
馬養・129
馬十・11
馬十・76
馬十・96
馬合・4

淫	潰		淺	沙		瀆
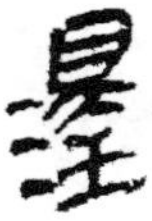 張脈・12	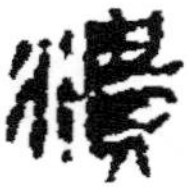 馬五・261	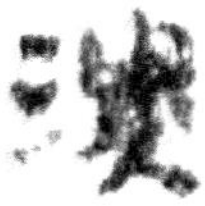 武・55	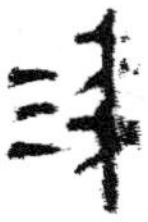 張脈・59	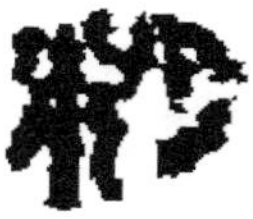 馬五・130	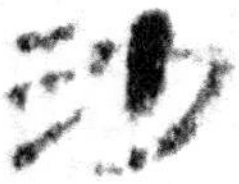 武・86 甲	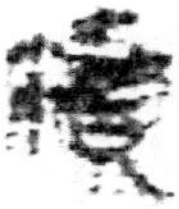 馬五・208
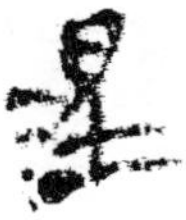 張脈・56	馬五・342	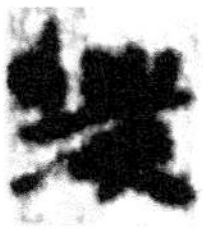 武・61	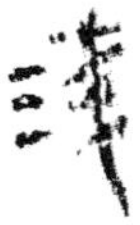 張脈・61	馬五・340		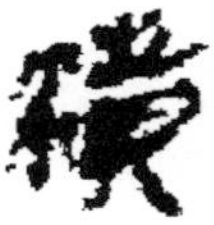 馬五・208
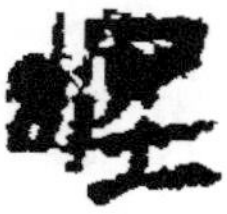 馬五・130	馬五・419		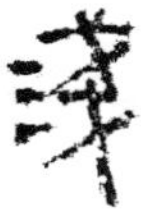 張脈・61			馬五・453
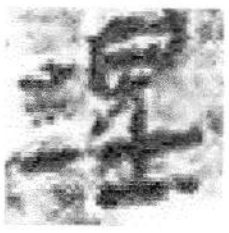 馬養・殘	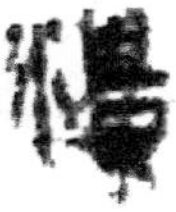 馬五・466		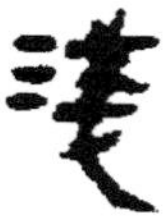 馬養・16			
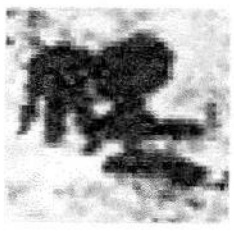 馬射・10	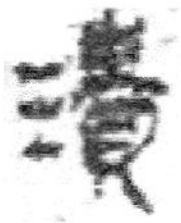 馬養・89		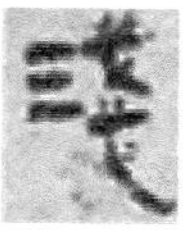 馬養・204			
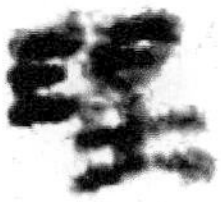 馬天・7			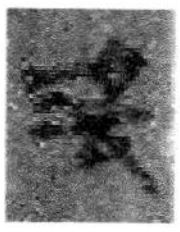 馬十・6			
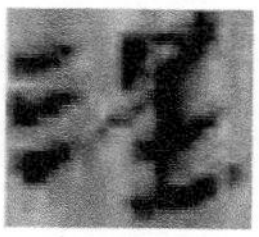 老・346			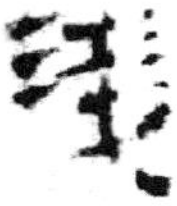 馬合・18			
			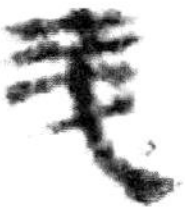 馬天・35			
			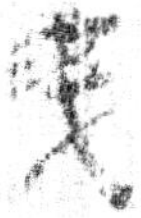 馬天・42			

汙

武・84 甲

武・84 乙

沸

馬五・34

馬五・172

馬養・109

敦・2052

武・17

武・80 乙

武・80 乙

武・87 甲

瀆

馬五・44

馬五・175

馬養・4

馬養・86

馬養・90

洫

張脈・53

馬養・61

瀆

里・8-1369

張脈・54

渠

張引・24

決

張引・19

張引・20

馬房・8

馬合・11

馬合・11

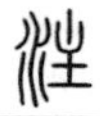

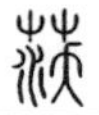

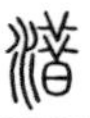

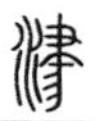

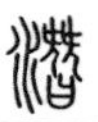

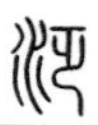

注	泆 沃		湝	津	潛	泛
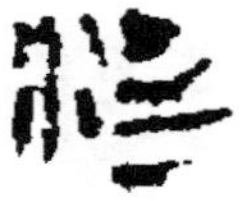 馬五・57		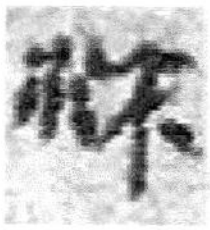 馬射・殘	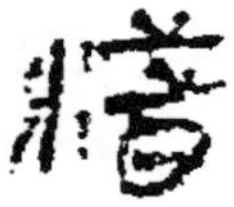 馬五・371	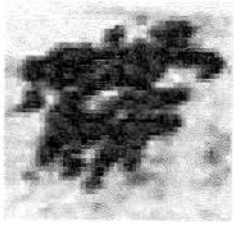 馬房・41	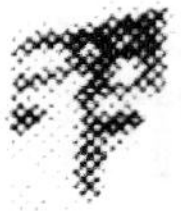 皁萬・W004	張脈・60
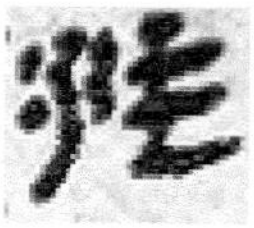 馬房・43	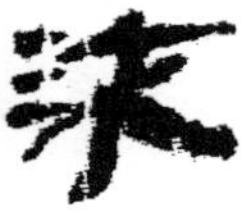 張引・15			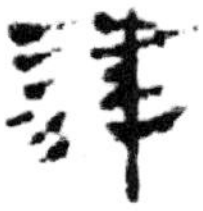 馬合・2		
	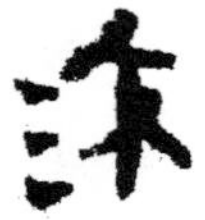 張引・64					
	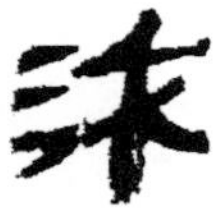 張引・81					
	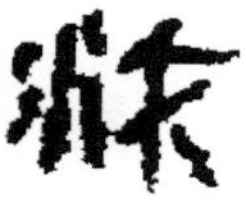 馬五・64					
	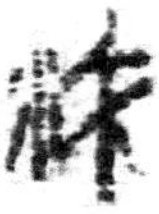 馬五・95					
	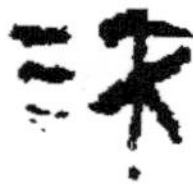 馬養・5					
	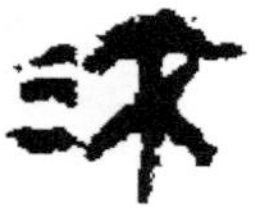 馬養・7					
	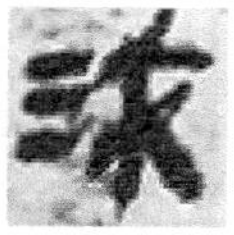 馬養・166					
	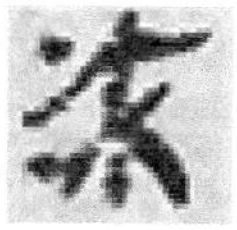 馬養・166					

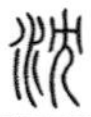

沈	涿	淒		沒	湮	湛
張脈・56	馬五・438	馬五・69	羅・39正	馬合・9	馬五・52	馬養・221
	馬五・438	馬五・70			馬五・57	馬十・66
	馬五・438				馬五・114	
	馬五・439				馬五・169	
	馬五・444					
	馬養・55					

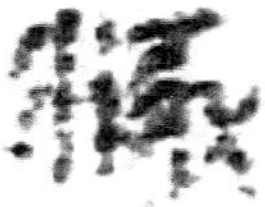

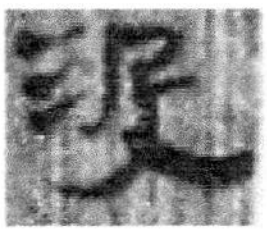

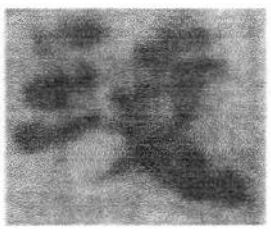

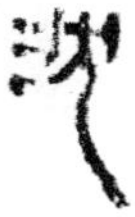

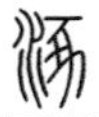

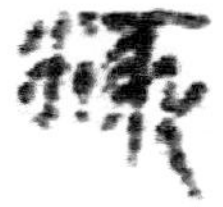

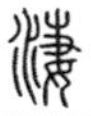

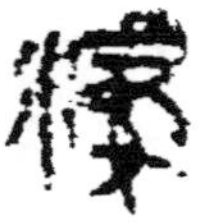

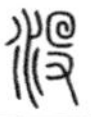

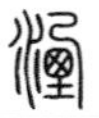

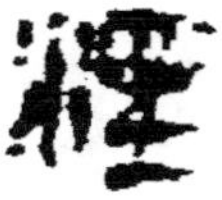

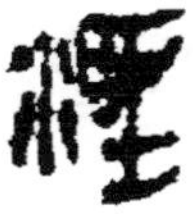

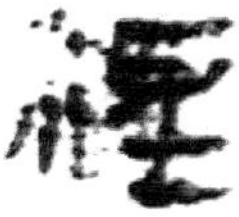

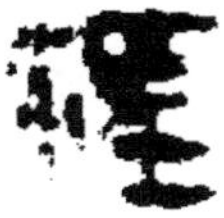

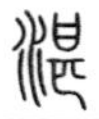

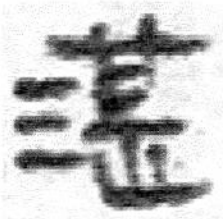

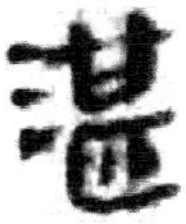

漬			浞	汽	消	
周方・315	馬養・28	武・47	周秦・374	馬五・357	馬五・368	武・4
張引・33	馬養・88	武・58	張脈・54		武・86 甲	武・46
張引・97	馬養・90	武・71				武・50
馬足・2	馬養・91					武・77
馬五・5	馬養・93					
馬五・37	馬房・11					
馬五・245	馬射・22					
馬五・264	[illegible]					
馬五・324	馬五・254					
馬五・361						

渴	汙	洎		湯		
張脈・9	張引・8	馬五・15	武・80 乙	馬足・23	馬去・3	居・2
張脈・15	馬房・39	馬五・94		馬五・22	馬養・200	
張脈・15		馬五・94		馬五・326	馬十・32	
張脈・46		馬五・386		馬五・327	馬十・88	
張引・109		馬養・66		馬五・343	湯	
馬養・55				馬五・345	武・82 乙	
馬養・217				馬五・389	武・87 乙	
馬天・21				馬五・427		
				馬五・427		
				馬五・447		

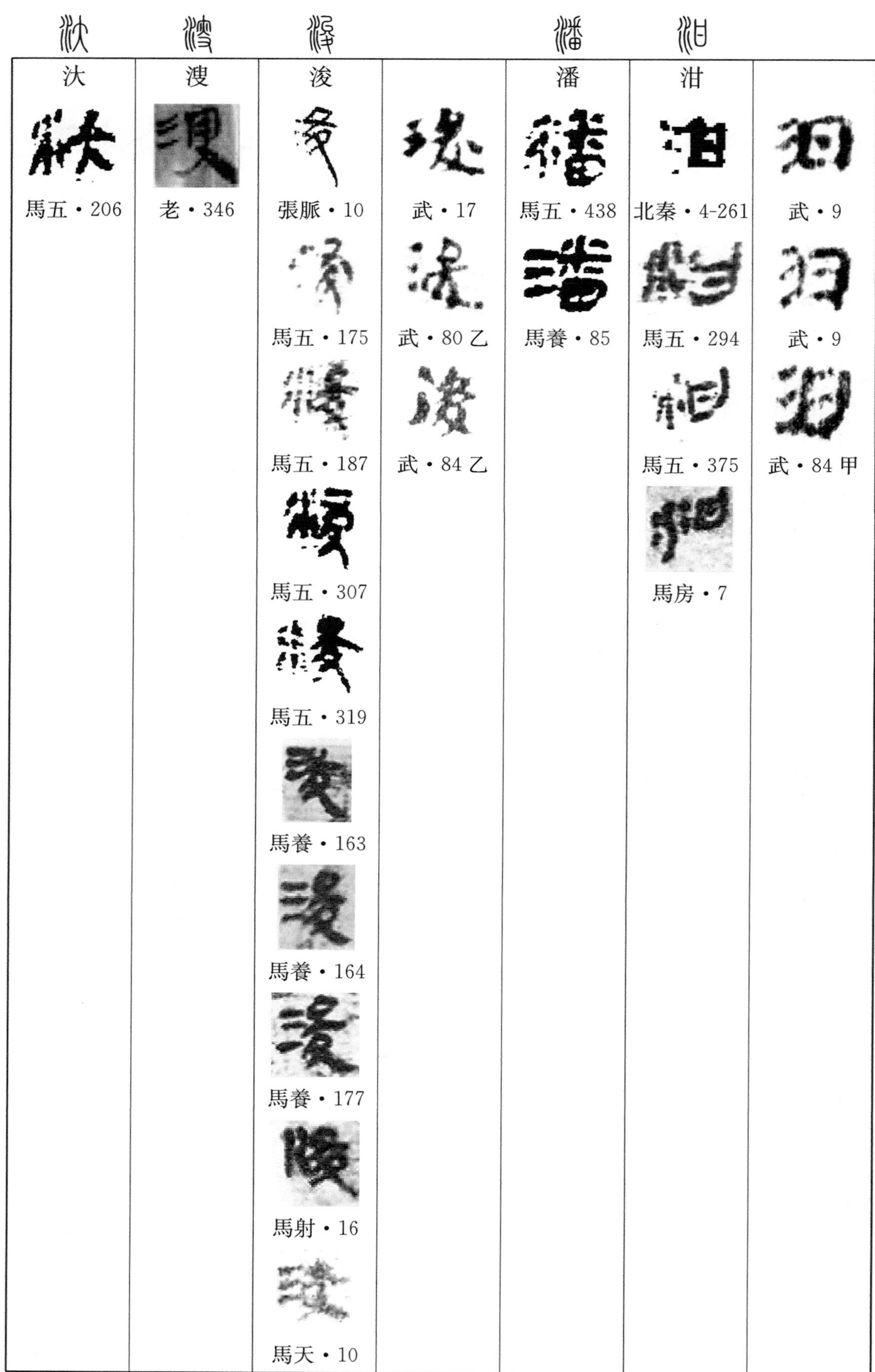

汏	溲	浚		潘	泔	
馬五・206	老・346	張脈・10	武・17	馬五・438	北秦・4-261	武・9
		馬五・175	武・80乙	馬養・85	馬五・294	武・9
		馬五・187	武・84乙		馬五・375	武・84甲
		馬五・307			馬房・7	
		馬五・319				
		馬養・163				
		馬養・164				
		馬養・177				
		馬射・16				
		馬天・10				

滫	滓	浆		涼	澆	汁
馬五·371	馬五·187	馬五·206	武·53	馬合·28	張脈·3	張脈·12
	馬養·48	馬五·263		馬合·30		陰乙·4
		馬五·264				馬五·34
		馬五·384				馬五·95
		馬養·3				馬五·100
		馬養·6				馬五·181
		馬養·6				馬五·206
		馬養·7				馬五·264
		浖				馬五·301
		馬五·57				馬五·383

		洒	漱 ⿱漱土	淬	沐	沫
馬養・31	武・5	張脈・23		馬五・260	周方・314	馬天・7
馬養・37	武・16	陰甲・44	張引・2		周方・314	馬天・20
馬養・62	武・54	馬五・63			張脈・10	馬天・22
馬養・142	武・70	馬五・191			張引・4	馬天・23
馬養・154	武・71	馬五・300			張引・6	
馬房・11	武・85乙	馬五・389			張引・7	
馬房・41		馬養・56			馬五・425	
馬房・52					馬養・61	
馬射・20					馬養・61	
阜萬・W004					馬養・61	

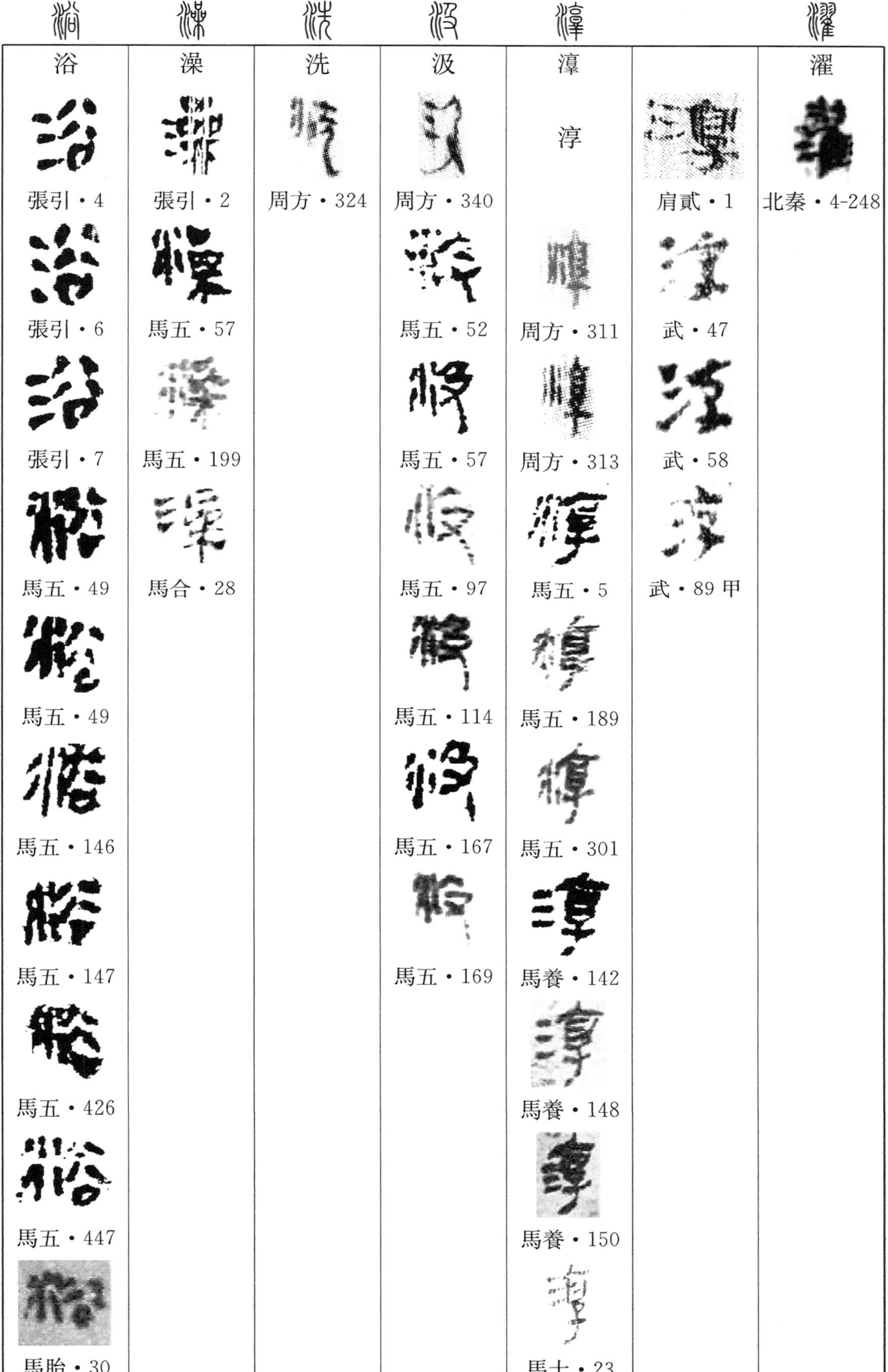

浴	澡	洗	汲	淳		濯
張引・4	張引・2	周方・324	周方・340	淳	肩貳・1	北秦・4-248
張引・6	馬五・57		馬五・52	周方・311	武・47	
張引・7	馬五・199		馬五・57	周方・313	武・58	
馬五・49	馬合・28		馬五・97	馬五・5	武・89 甲	
馬五・49			馬五・114	馬五・189		
馬五・146			馬五・167	馬五・301		
馬五・147			馬五・169	馬養・142		
馬五・426				馬養・148		
馬五・447				馬養・150		
馬胎・30				馬十・23		

灑	染	泰	湩	汗	泣	
馬五・殘	周方・315	周方・335	馬十・72	周方・316	張脈・2	武・84甲
馬養・殘	馬養・49	張脈・33		張脈・14	馬禁・5	
	馬養・59	馬足・18		張引・109	馬天・15	
		馬足・19		馬足・12		
		馬足・26		陰甲・41		
		馬足・29		馬候・87		
		馬足・30		馬五・32		
		馬五・235		馬合・30		
		馬養・85		馬天・26		
		馬養・146		居・1		

溫	淊	澰	漏	漕	涑	涕
温						
	張脈・53	張脈・60	武・11	敦・2052	武・87乙	居・5
馬足・9	張脈・53		武・50			
馬足・10						
馬足・12						
馬足・13						
馬足・19						
馬足・25						
馬足・26						
馬足・30						
馬足・34						

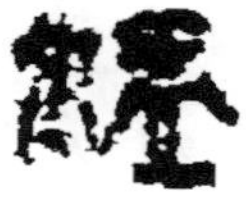

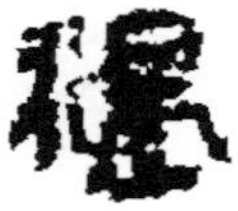

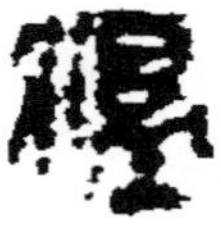

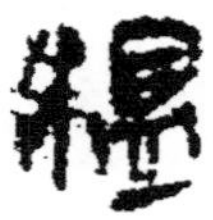

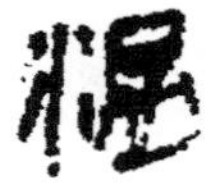

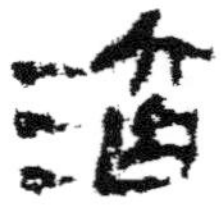

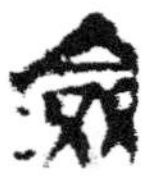

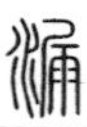

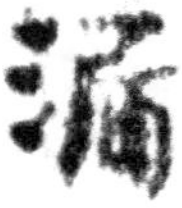

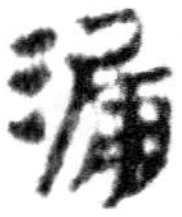

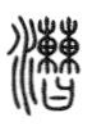

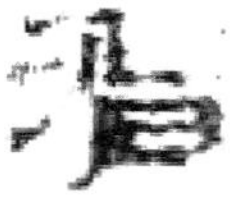

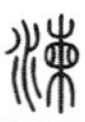

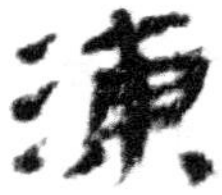

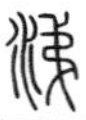

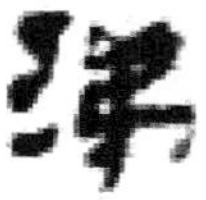

⿰氵乃	潹	洵	涿	涅	淵	潛
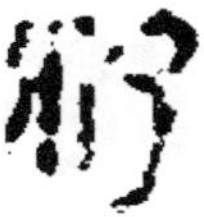 馬五・286	張脈・63	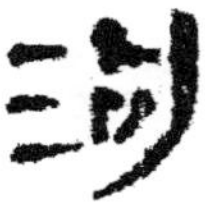 張引・2	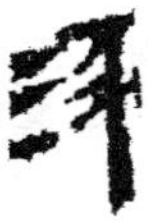 張引・98 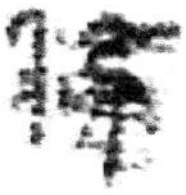	馬五・20	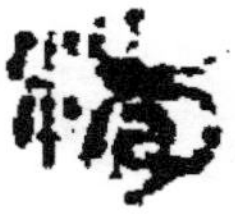 馬五・41	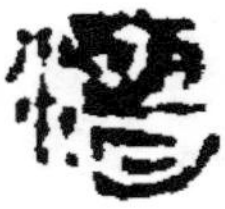 馬五・69
馬五・427			馬五・185			

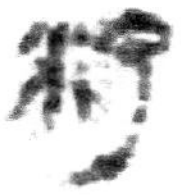

浚	沘	潛	渫	湶	汐	瀸
馬五・310	馬養・75	馬胎・26	敦・1177	馬天・46	馬合・6	馬合・24

瀕	流	湯	涚	浬	濳	滾
瀕	流					
頻						
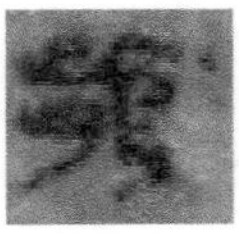 馬胎・1	張脈・51	馬五・487	馬天・15	馬十・52	馬十・32	馬天・52
	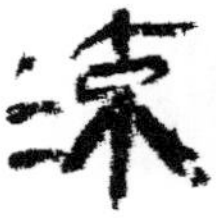 張脈・55				湆	
	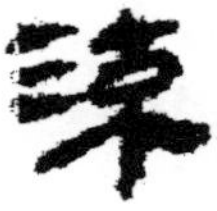 張引・37				馬十・33	
	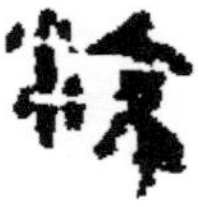 馬候・87					
	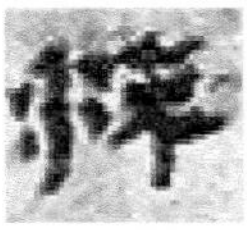 馬房・7					
	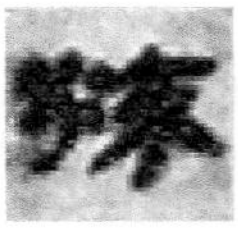 馬房・41					
	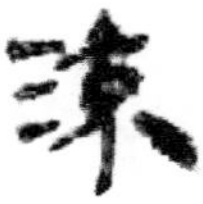 馬十・87					
	馬天・31					

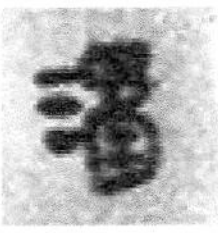

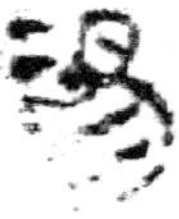

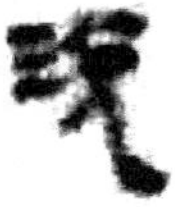

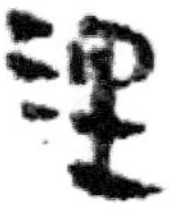

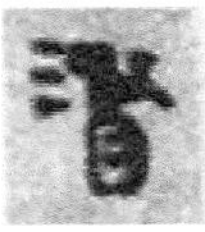

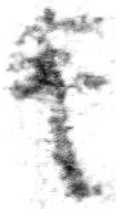

巠	州	泉	原	脈		
馬養・目	馬五・276	馬十・11	馬五・228	張脈・19	張引・92	馬十・52
	馬十・63	馬十・18		張脈・25	張引・99	覛
	馬天・22	馬十・29		張脈・29	馬合・26	里・8-1224 按：《字彙補・見部》："覛，與脈音義同。"
		馬十・29		張脈・47	⿰月川	
		馬十・64		張脈・50	陰乙・13	
		馬十・72		張脈・54	陰乙・16	
		馬十・96		張脈・57	陰乙・17	
		馬天・10		張脈・58	馬五・目	
				脉	朓	
				張引・90	馬十・49	

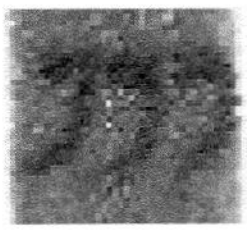

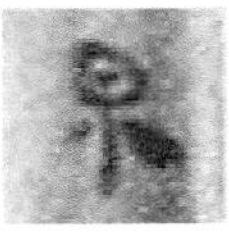

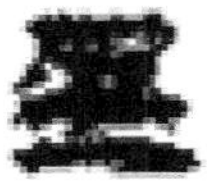

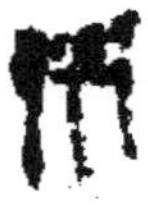

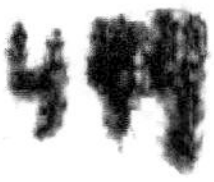

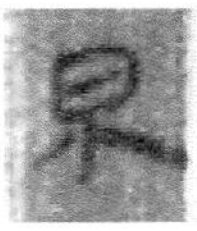

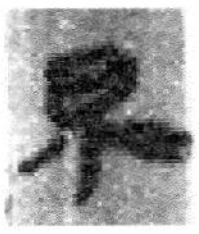

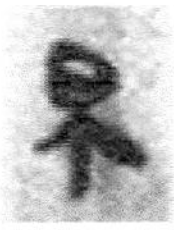

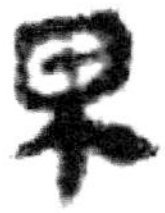

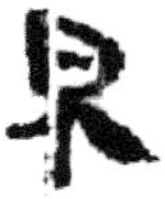

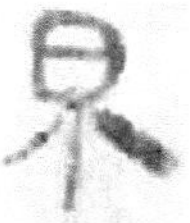

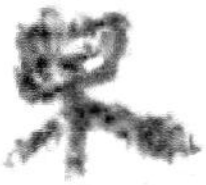

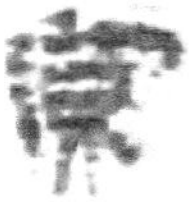

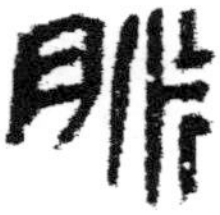

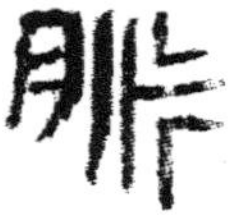

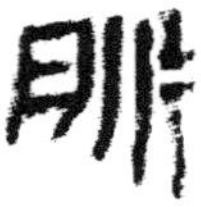

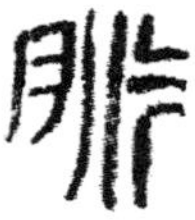

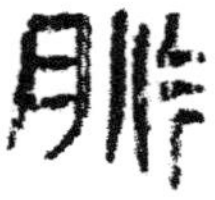

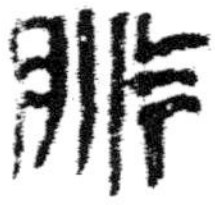

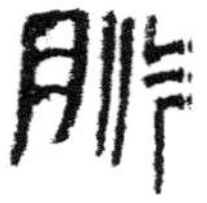

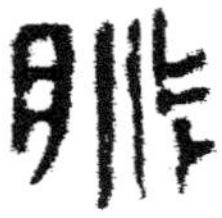

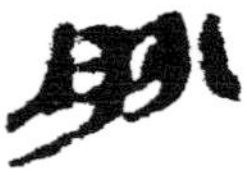

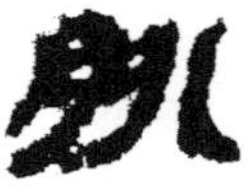

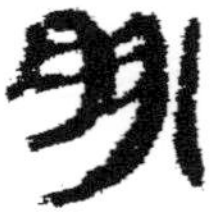

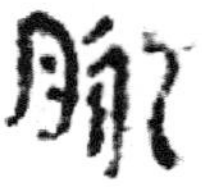

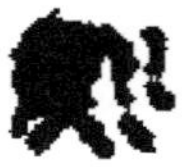

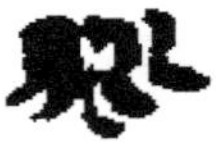

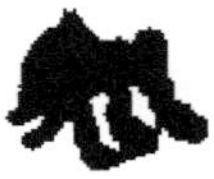

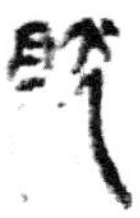

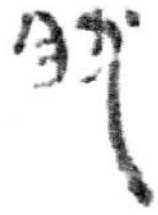

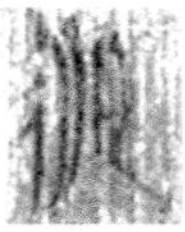

	谷	谿	冰	凍	冬	治
武・25	馬五・82	馬胎・34	阜萬・W036	馬五・441	張引・1	里・8-258
武・27					張引・104	里・8-1221
					馬五・63	里・8-1766
					馬五・329	里・8-1772
					馬去・3	周方・372
					馬養・90	馬五・3
					馬養・106	馬五・7
					馬養・149	馬五・23
					馬十・32	馬五・25
					武・80甲	馬五・29

			雨	靁	震	霝
馬五・100	馬養・125	馬禁・8	周方・333	馬五・48	馬養・204	馬養・127
馬五・175	馬養・161	馬禁・10	張引・103	馬五・466		
馬五・240	馬房・12	武・4				
馬五・323	馬胎・22	武・14				
馬養・18	老・109	武・70				
馬養・64	敦・1060	武・81				
馬養・76	武・8	武・83 甲				
馬養・106	武・10	武・84 乙				
馬養・108	武・16	武・87 乙				
馬養・111	武・29	尚・181				

零	霤	屚	露	霜	霚	霾
零	霤	屚	露	霜	霚	
馬五・421	馬五・219	北秦・4-248	張引・103	馬十・32	馬去・3	馬五・21
		馬五・408	馬五・434		馬去・4	
		馬養・128	⿱雨洛		馬去・4	
		馬養・128	張引・2			
		馬十・52				
		馬十・55				

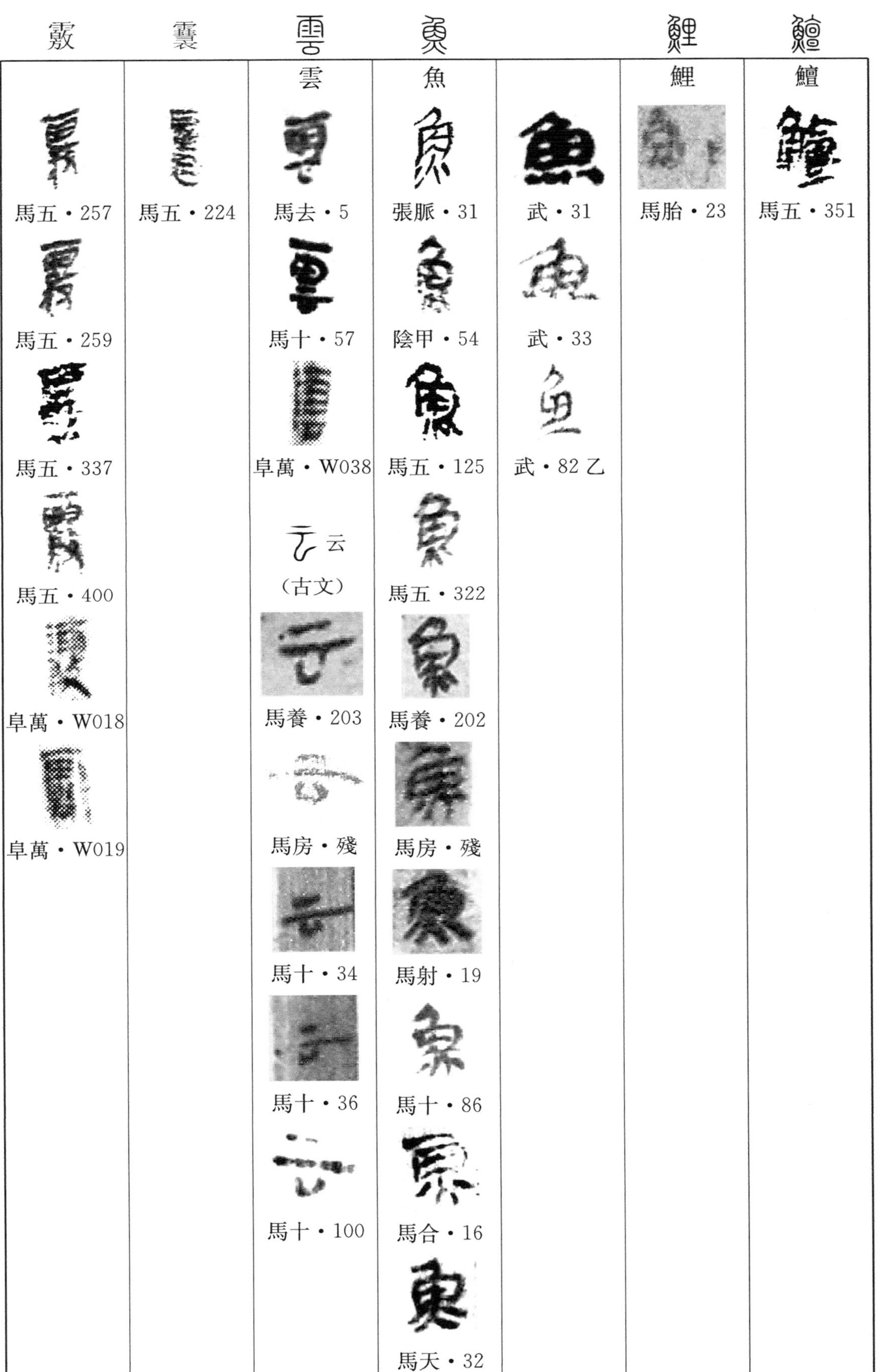
霰
馬五・257
馬五・259
馬五・337
馬五・400
阜萬・W018
阜萬・W019
馬五・224
雲
馬去・5
馬十・57
阜萬・W038
云
（古文）
馬養・203
馬房・殘
馬十・34
馬十・36
馬十・100
魚
張脈・31
陰甲・54
馬五・125
馬五・322
馬養・202
馬房・殘
馬射・19
馬十・86
馬合・16
馬天・32
武・31
武・33
武・82乙
鯉
馬胎・23
鱣
馬五・351

鮒	鮮	鯖	⿰魚支	龍		飛
馬五·262	馬五·135	周方·341	馬射·13	陰甲·44	武·14	馬五·27
	馬五·251			馬五·167	武·54	
	馬胎·33			馬養·176	武·66	
	馬十·9				武·82 甲	

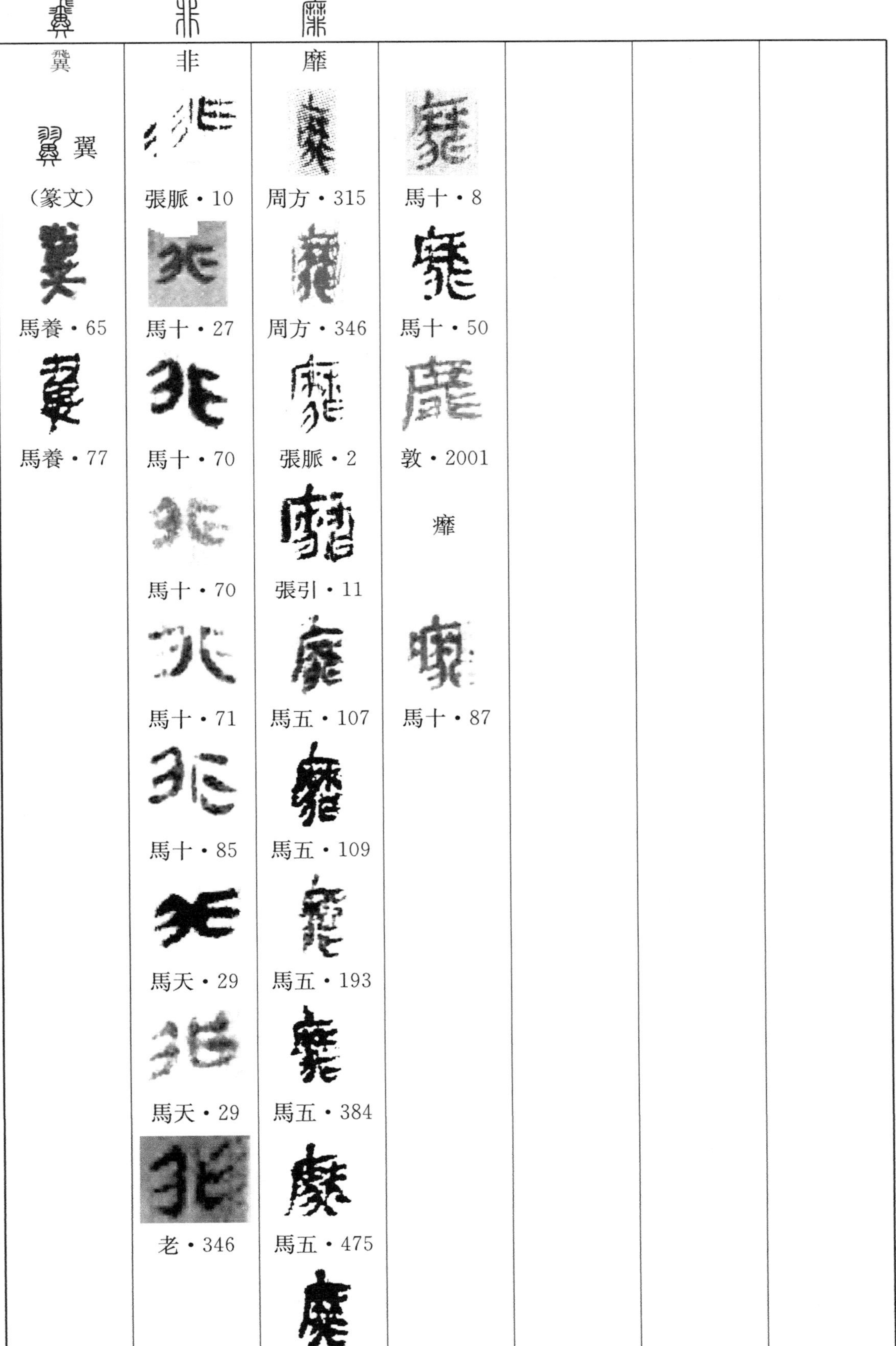

翼	非	靡				
翼（篆文）	張脈・10	周方・315	馬十・8			
馬養・65	馬十・27	周方・346	馬十・50			
馬養・77	馬十・70	張脈・2	敦・2001			
	馬十・70	張引・11	癱			
	馬十・71	馬五・107	馬十・87			
	馬十・85	馬五・109				
	馬天・29	馬五・193				
	馬天・29	馬五・384				
	老・346	馬五・475				
		馬養・79				

卷十二

乳

周方・314
張脈・10
張脈・25
張引・94
馬足・11
陰乙・6
馬五・252
馬去・4
馬合・6
馬天・43
武・16
武・29
武・65

不

里・8-792
周方・313
北秦・4-028
張脈・14
張脈・57
張引・48
張引・104
馬足・22
陰甲・14
陰乙・3
馬脈・12
馬候・4
馬五・目
馬五・30
馬五・53
馬五・261
馬去・5
馬養・目
馬養・50
馬房・46
馬射・14
馬胎・31
馬十・53
馬合・31
馬天・14
北漢・2978
阜萬・W001
老・213
敦・2013
肩貳・1
居・1
武・14
武・27
武・31
武・48
武・55
武・84 乙
武・90 甲
武・90 甲
武・90 甲

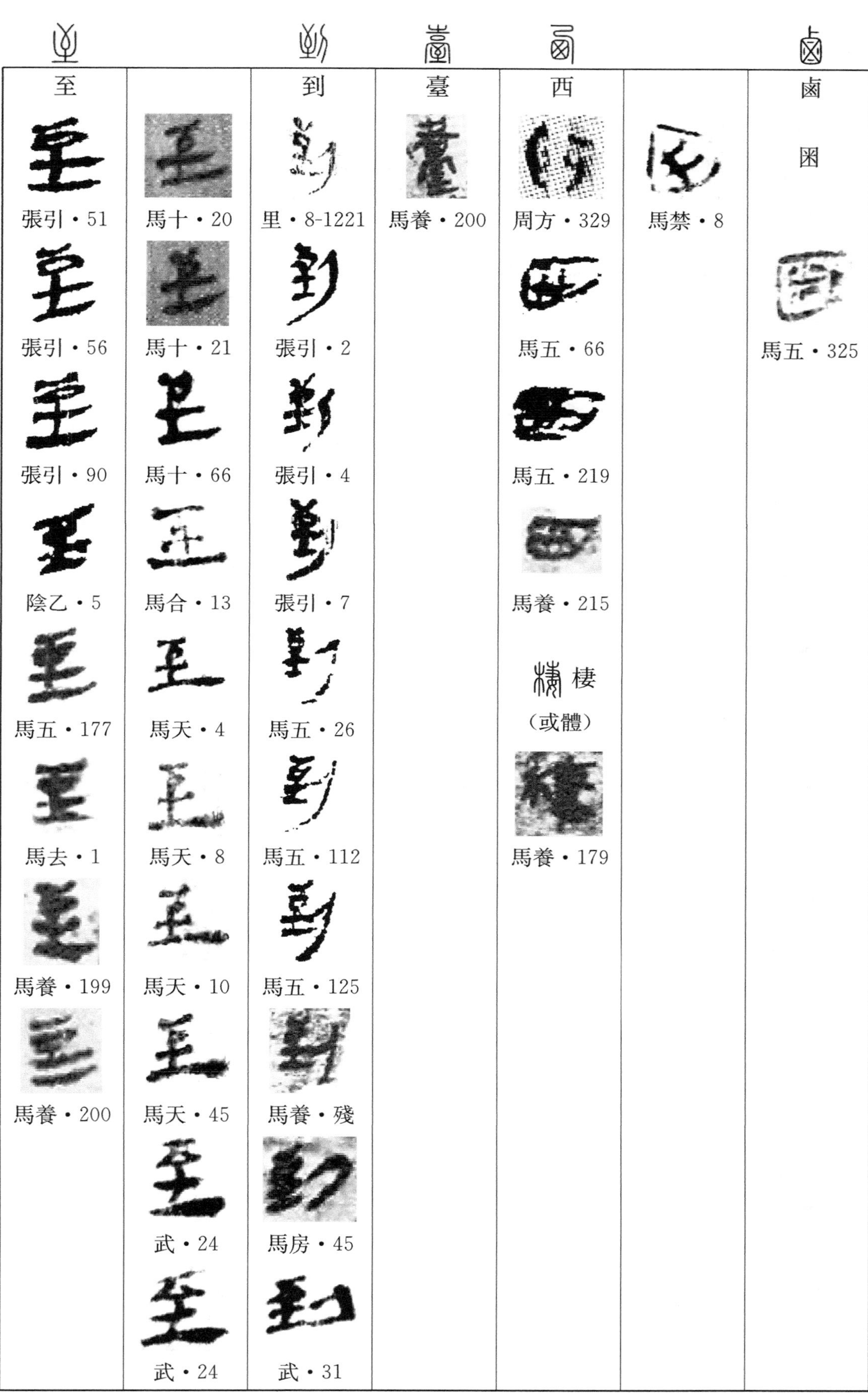

至		到	臺	西		鹵
張引・51	馬十・20	里・8-1221	馬養・200	周方・329	馬禁・8	囱
張引・56	馬十・21	張引・2		馬五・66		馬五・325
張引・90	馬十・66	張引・4		馬五・219		
陰乙・5	馬合・13	張引・7		馬養・215		
馬五・177	馬天・4	馬五・26		棲（或體）		
馬去・1	馬天・8	馬五・112		馬養・179		
馬養・199	馬天・10	馬五・125				
馬養・200	馬天・45	馬養・殘				
	武・24	馬房・45				
	武・24	武・31				

鹽	戶	房		門		閨
馬五・31	張脈・24	周方・339	武・30	張引・111	武・80 甲	馬十・34
馬五・46	張脈・52	馬養・206		馬五・53	武・85 乙	
馬五・80	陰甲・11	馬房・12		馬五・53		
馬五・135	陰乙・5	馬胎・23		馬五・452		
馬五・182	馬五・329	馬合・1		馬合・3		
馬五・182	馬五・452			馬合・4		
馬合・25	馬禁・2			馬禁・3		
馬天・53	馬禁・4			馬天・36		
武・16						

閭	闕	闔	閒			闌
馬養・48	馬天・9	張引・103	張脈・16	馬足・33	武・19	張脈・50
		張引・111	張脈・29	陰甲・36		張脈・53
		張引・111	張引・4	馬五・目		張脈・56
			張引・78	馬五・50		馬五・222
			張引・101	馬養・18		馬五・317
			張引・104	馬養・123		馬五・425
			張引・104	馬房・17		馬射・8
			馬足・5	北漢・2978		馬射・23
			馬足・19			
			馬足・19			

閉		關	闇	閱	問	耳
張脈・24	武・45	馬養・190	馬養・75	馬房・12	馬射・3	張脈・6
張脈・35	武・48					張脈・19
張引・99						張脈・20
陰甲・11						張脈・29
馬五・329						張引・95
馬十・17						張引・99
馬十・54						馬足・2
馬合・27						陰甲・16
馬天・8						馬養・180
馬天・8						馬養・192

		耿	聖	聽	職	聲
陰乙・8	武・9	武・84乙	張脈・56	馬脈・1	馬五・21	里・8-1363
馬胎・6	武・66		張脈・57	馬五・217	馬五・365	馬十・16
馬十・19			馬養・202	馬十・63		馬十・84
馬十・36			馬天・29	馬十・75		馬合・12
馬十・66			馬十・27	馬合・10		馬天・11
馬十・78						
馬合・11						
馬天・14						
阜萬・W018						

	聞	聾	聶	𦣝	手	
武・8	里・8-1363	張脈・19	馬十・78	頤（篆文）	周方・340	張引・72
武・68	張脈・56	馬足・8		張脈・4	周方・344	張引・80
	馬十・24	陰甲・17		張引・49	張脈・27	張引・81
	馬十・36			張引・83	張脈・29	張引・88
	馬十・60			張引・94	張引・7	張引・96
	馬十・74			張引・100	張引・13	張引・97
	馬十・79			馬五・388	張引・14	馬足・3
	馬十・94				張引・46	陰甲・16
	阜萬・W001				張引・56	陰乙・16
					張引・61	馬五・66

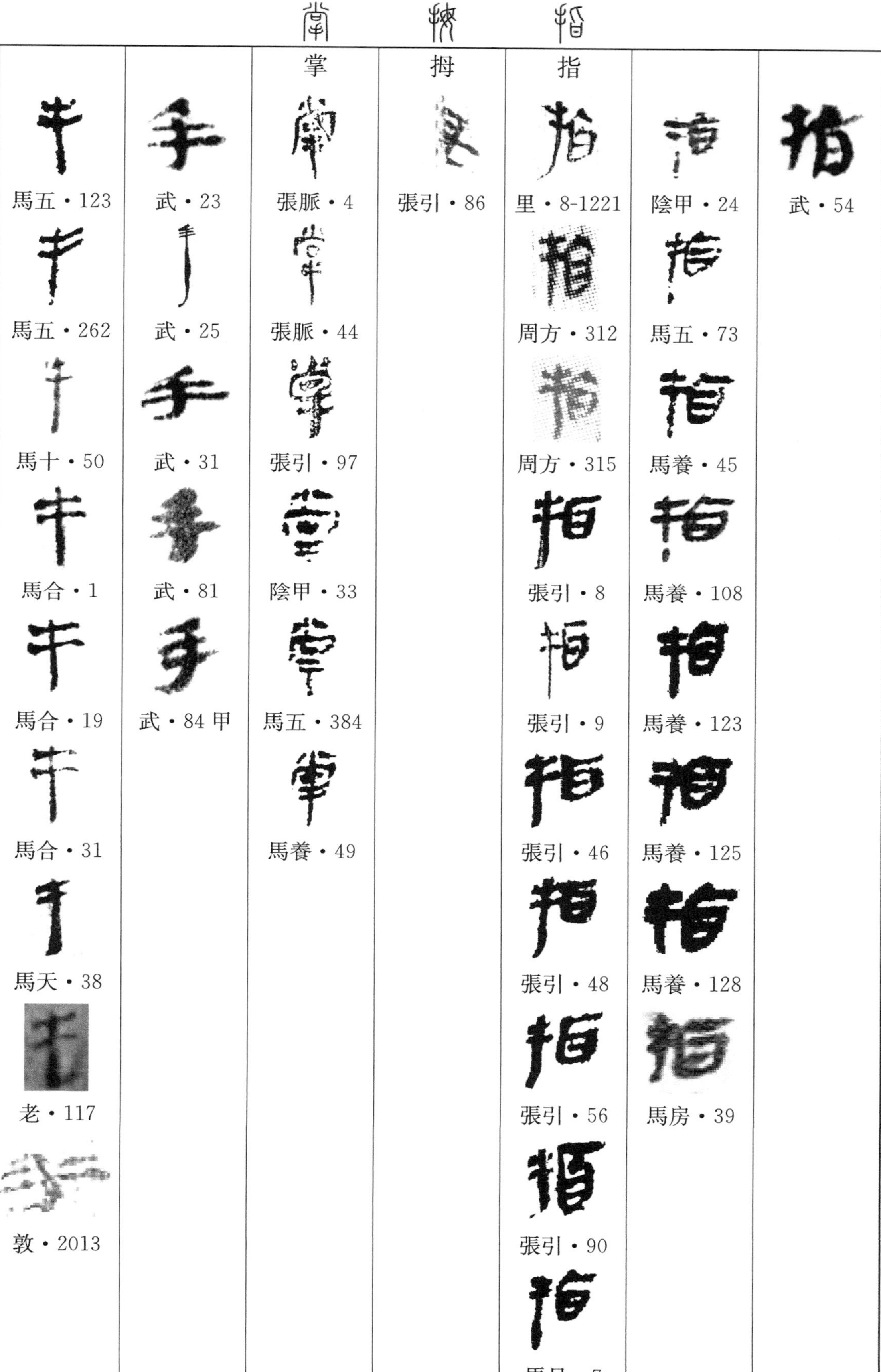
掌
拇
指
馬五·123
馬五·262
馬十·50
馬合·1
馬合·19
馬合·31
馬天·38
老·117
敦·2013
武·23
武·25
武·31
武·81
武·84甲
張脈·4
張脈·44
張引·97
陰甲·33
馬五·384
馬養·49
張引·86
里·8-1221
周方·312
周方·315
張引·8
張引·9
張引·46
張引·48
張引·56
張引·90
馬足·7
陰甲·24
馬五·73
馬養·45
馬養·108
馬養·123
馬養·125
馬養·128
馬房·39
武·54

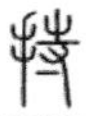

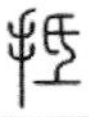

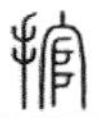

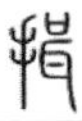

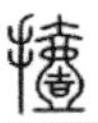

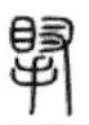

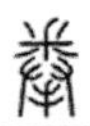

持	抵	揗	揖	撎	掔	拳
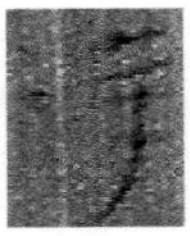 馬合・23	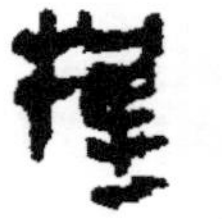 馬五・390	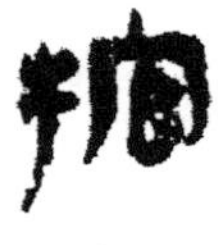 張引・68	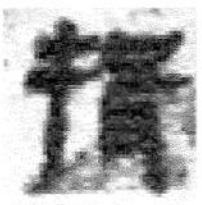 馬養・220	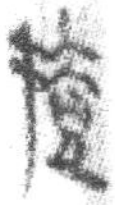 周方・336	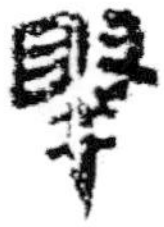 張引・102	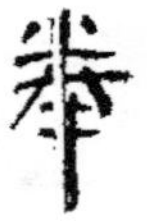 張脈・10
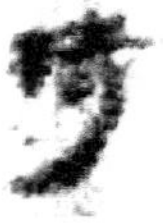 馬天・51	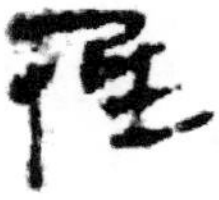 馬合・1	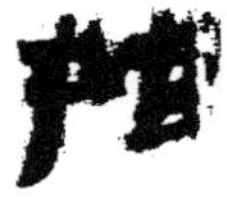 張引・88		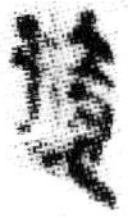 周方・336		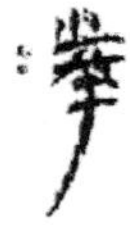 張脈・52
	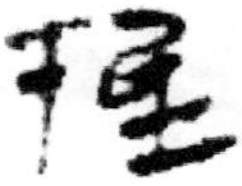 馬合・2	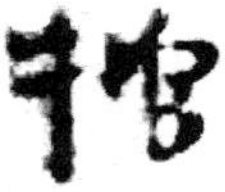 馬合・1				

挈	操	據	攝	挾	握	撣
馬五・131	周方・327	張引・17	敦・1177	馬五・221	馬合・1	馬脈・8
馬五・殘	周方・329	張引・19				
	張引・68	張引・20				
	馬五・208	張引・45				
	馬五・218	張引・46				
	馬養・93	張引・53				
	馬胎・34	張引・84				
	馬合・4	張引・101				
	馬合・7	馬養・199				
	馬天・43	馬天・41				

把	提	擪	揗	擇	捉	搣
張引·36	馬五·221	張脈·16	馬足·16	張脈·66	馬五·18	馬養·77
張引·53		張引·86	馬足·21	馬五·353	馬五·19	
馬五·17		[illegible]	馬合·1	馬天·24	馬房·41	
馬五·43		張引·90	馬合·2	馬天·49		
馬五·252		張引·90	馬合·4			
馬五·262						
馬養·122						
馬養·122						
馬養·141						
老·156						

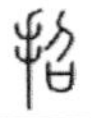

招	接	承	抱		撮	捽
張引・27	馬合・9	張引・69	馬五・103	武・54	馬五・42	馬五・72
	馬合・9	馬五・97	馬五・209		馬射・6	
	馬合・19	馬合・2	馬胎・33		⿱最手	
	馬合・20	老・117	馬合・5		馬五・230	
	馬天・38		馬合・6			
	馬天・41					

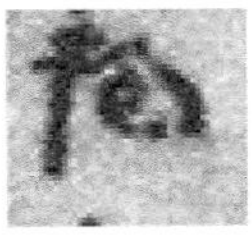

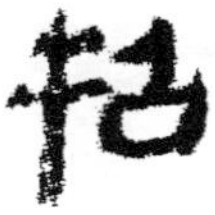

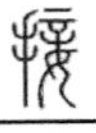

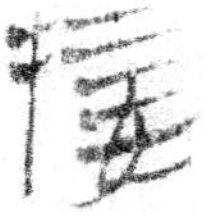

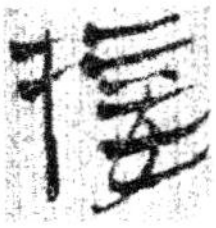

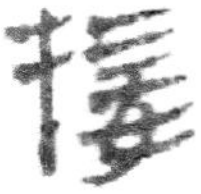

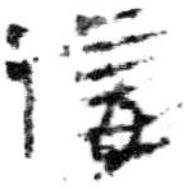

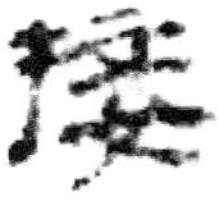

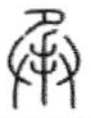

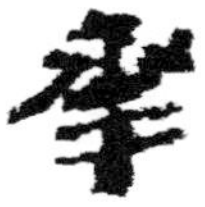

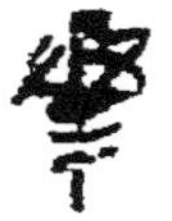

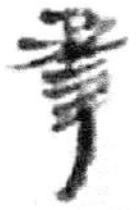

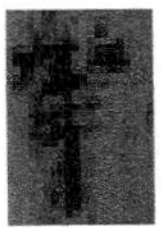

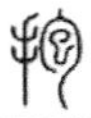

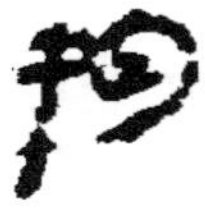

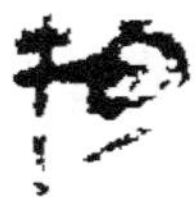

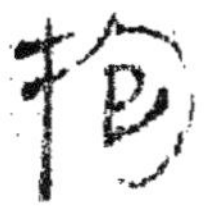

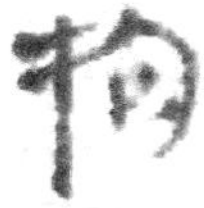

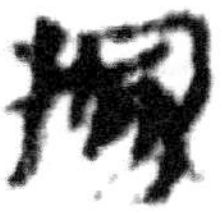

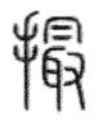

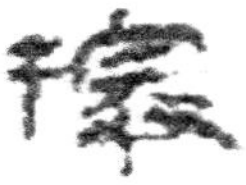

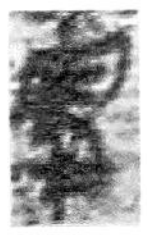

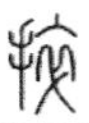

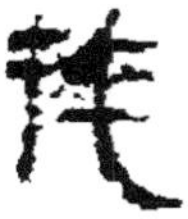

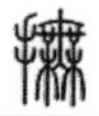

撫	捪	投	挑	抉	撓	
張引·59 張引·61 張引·100 馬五·419	捪 馬五·55 抿 馬養·89 馬養·91 馬房·6	周方·339 周方·343 周方·344 馬五·380 馬五·453 馬射·6	馬養·88 馬養·128	馬五·135	里·8-1766 馬五·24 馬五·46 馬五·186 馬五·363 馬五·464 馬養·47 馬房·43	武·59 武·60

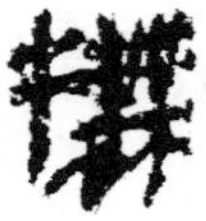

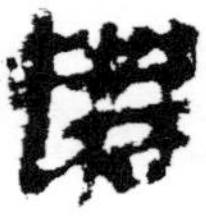

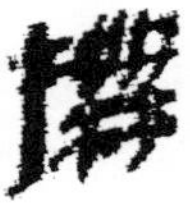

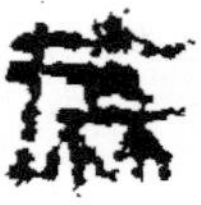

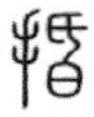

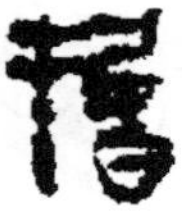

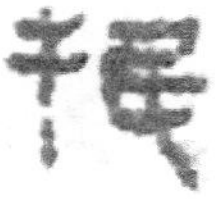

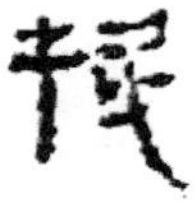

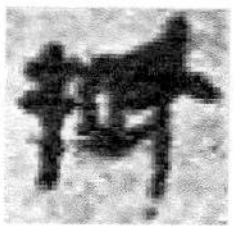

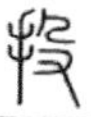

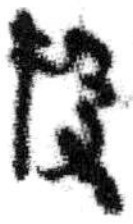

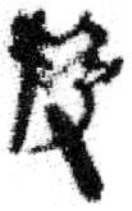

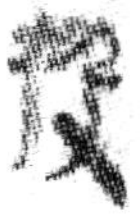

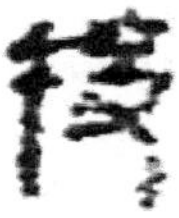

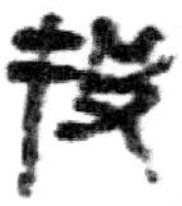

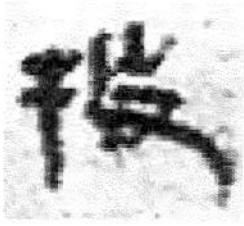

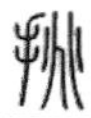

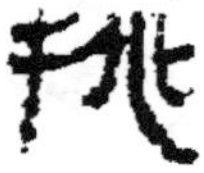

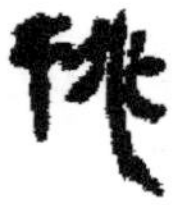

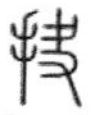

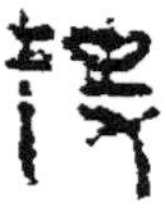

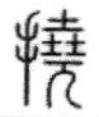

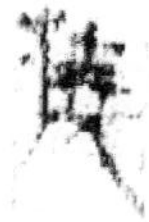

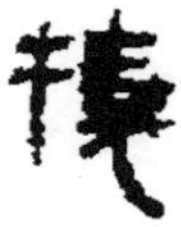

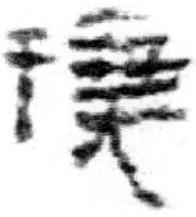

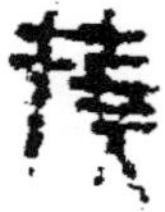

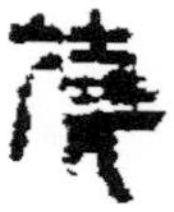

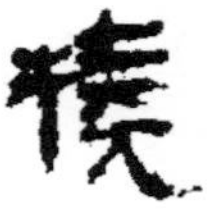

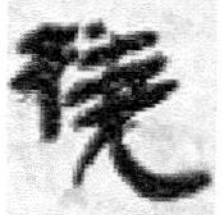

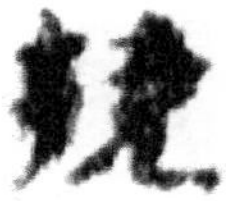

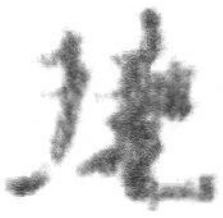

搖	揚	舉	振	撟	損	失
張引・10	馬五・92	張引・49	陰甲・7	周方・344	馬養・153	張脈・55
馬養・200		張引・49	陰乙・4	張引・15	馬養・201	張引・86
		張引・83	馬合・20	張引・18		馬去・8
		張引・94	馬合・23	張引・21		馬十・8
		張引・100	馬合・25	張引・22		馬十・15
		馬五・31	馬天・38	張引・25		馬十・23
		馬養・殘	馬天・42	張引・95		馬十・55
		馬房・15	⿱辰手			馬天・9
		馬十・85	馬天・15			武・84甲
		肩伍・3				

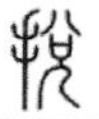

捝	抒	拔	擣	攣	探	捼
馬養・78	馬五・34	馬五・102	馬五・484	馬五・46	馬十・30	馬五・279
	馬五・387	馬養・63	馬養・75	馬五・236	馬十・37	
	馬合・8		搗	老・213	〈揬〉	
			馬五・68		張引・73	
			武・18			

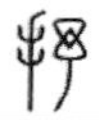

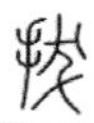

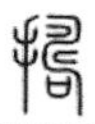

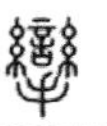

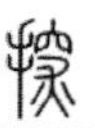

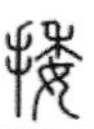

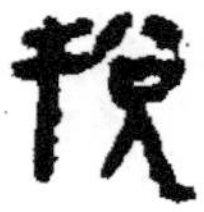

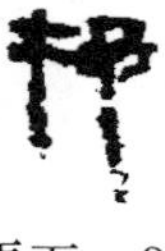

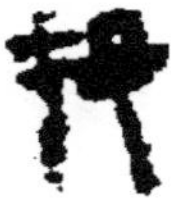

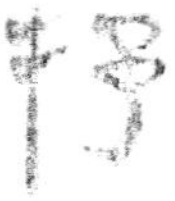

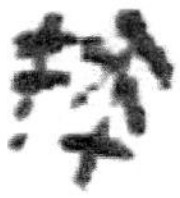

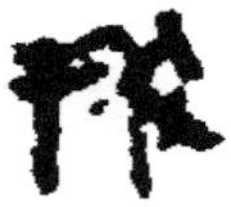

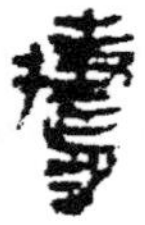

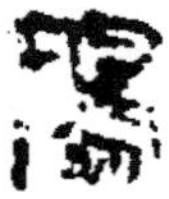

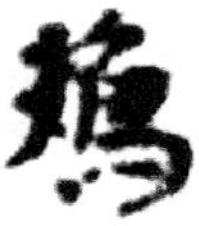

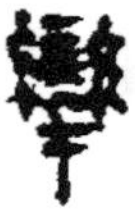

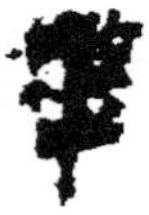

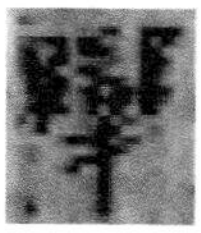

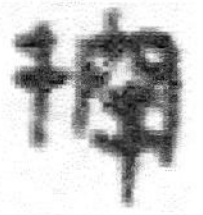

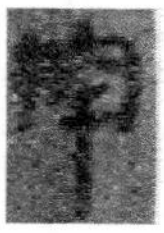

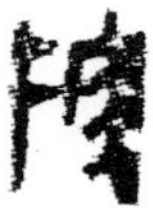

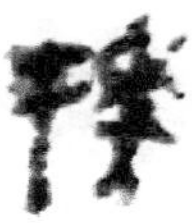

搣	揮	摩		撞	搏	播
馬合・7	張引・15	老・213	武・63	馬養・204	馬房・9	馬十・56
	張引・15		武・63	馬養・223		
	張引・17		武・64			
	張引・26		武・65			
	張引・26					
	張引・45					
	張引・45					
	張引・48					

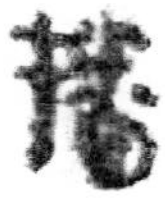

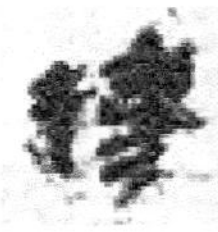

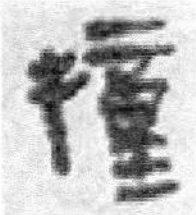

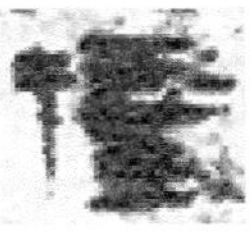

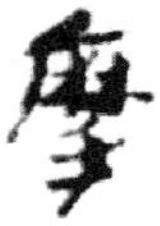

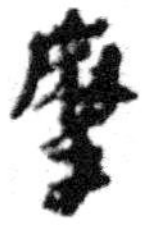

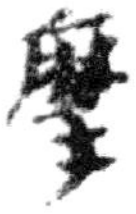

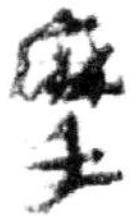

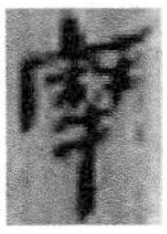

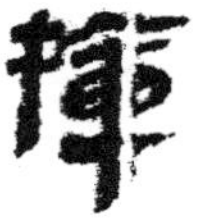

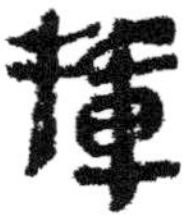

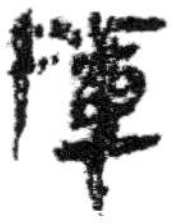

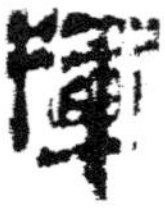

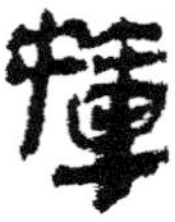

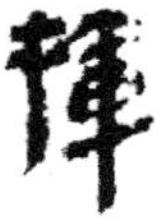

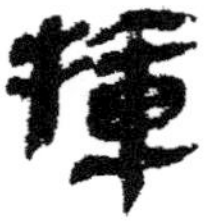

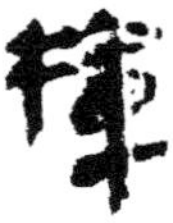

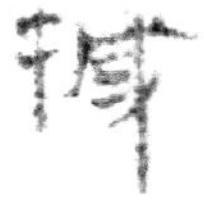

摩

張引・12

張引・91

𪮇

張引・56

張引・68

攠

馬合・22

馬合・22

扜

馬天・31

捐

馬養・153

挈

馬五・327

馬養・64

撅

馬合・8

捕

張脈・40

馬合・16

擊

張引・22

捖	捚	搞	擕	⿰扌責	捆	[illegible]
馬養・39	馬五・439	⿱亠⿱口手	馬五・309	周方・339	張脈・52	搜
抏	馬五・439	馬五・383			馬候・3	馬五・123
馬養・96	馬五・439					

⿰扌古	抬	捂	抻	揕	⿰扌寸	扽
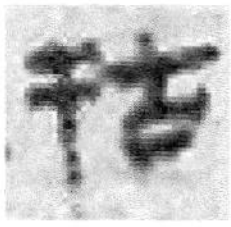 馬養・203	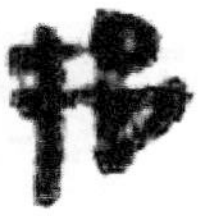 馬十・64	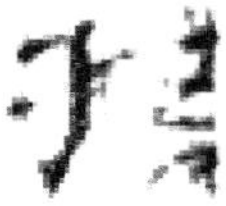 居・6	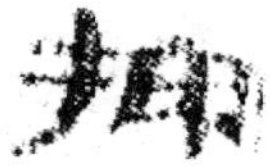 肩貳・1	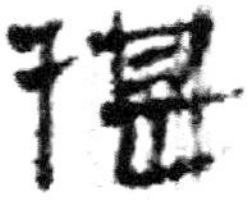 馬合・7	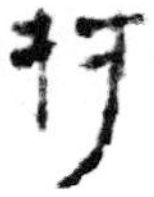 馬合・1 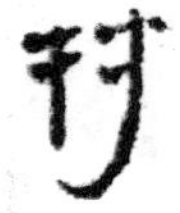 馬合・19 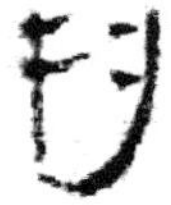 馬合・21 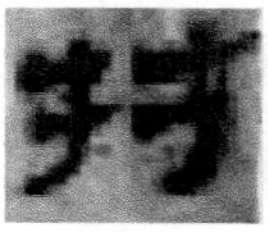 老・346	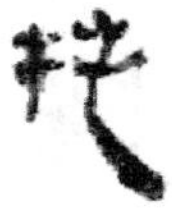 馬十・88

脊	女			姚	妻	婦
張脈·7	里·8-1376	馬射·3	馬禁·9	馬十·73	馬胎·28	馬禁·4
馬足·3	周方·323	馬胎·6	羅·39正		馬禁·2	武·85乙
馬足·14	周方·331	馬胎·18	武·92乙		馬禁·8	如
陰甲·28	北秦·4-248	馬合·9				武·65
馬五·50	馬五·13	馬合·26				武·88甲
馬十·63	馬五·147	馬天·30				武·88乙
馬合·12	馬五·391	馬天·48				
馬天·24	馬養·53	馬天·55				
膭	馬養·60					
張引·51	馬養·89					

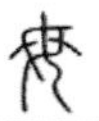 母		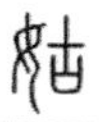 姑	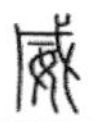 威		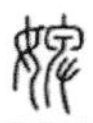 婢	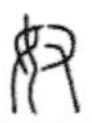 奴
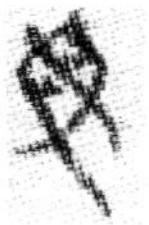 周方・327	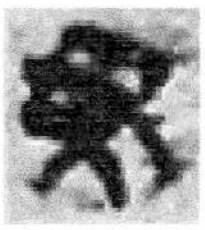 馬養・152	故	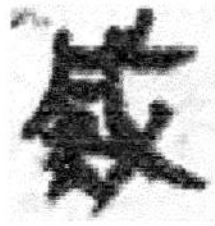 馬養・173	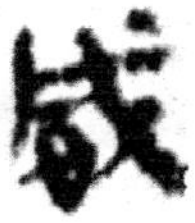 武・84 乙	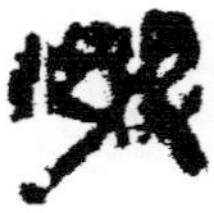 張引・101	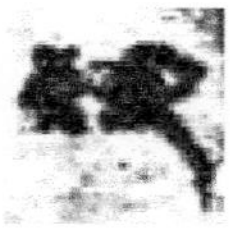 馬射・14
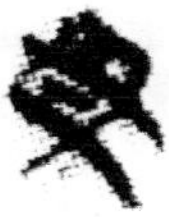 周方・372	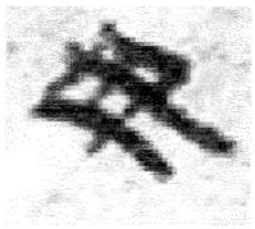 馬射・殘	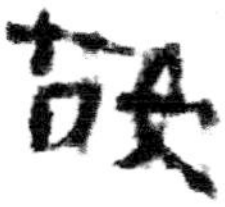 馬禁・4	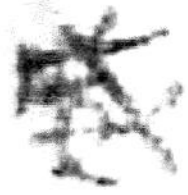 馬十・74	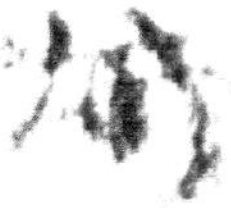 武・91 乙		
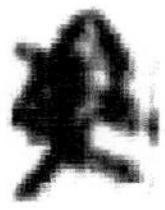 北秦・4-028	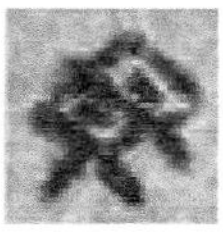 馬胎・32		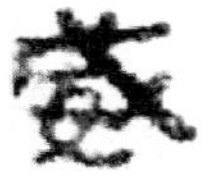 馬十・76			
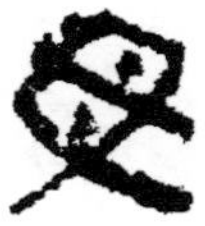 張引・95	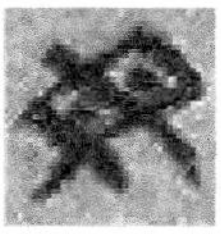 馬胎・34		馬十・77			
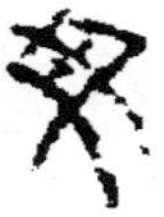 馬五・84	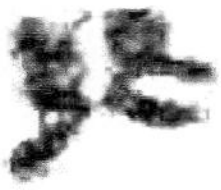 馬天・55		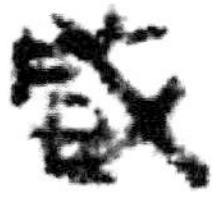 馬十・80			
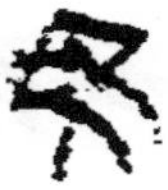 馬五・96	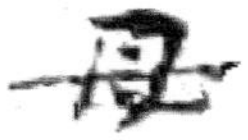 敦・505		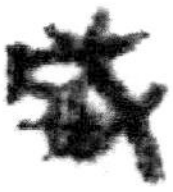 馬十・82			
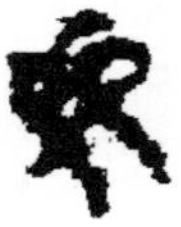 馬五・212	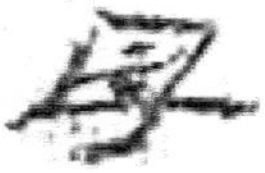 居新・4		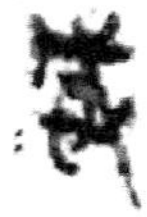 馬十・84			
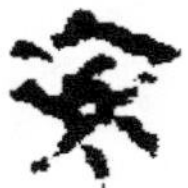 馬五・220			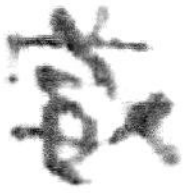 馬十・89			
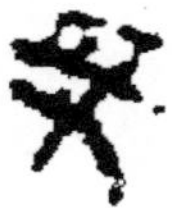 馬五・238						
馬五・453						

始		好	委	如		
張引・35	馬房・46	馬十・24	馬五・150	里・8-1290	馬足・22	馬五・423
馬五・46	馬胎・2	馬十・29	馬射・3	里・8-1243	陰甲・34	馬養・4
馬五・106	馬胎・4	馬合・5		周方・315	陰乙・12	馬養・49
馬五・272	馬胎・7			周方・321	馬脈・4	馬養・91
馬五・303	馬十・68			張脈・8	馬五・27	馬養・殘
馬五・306	馬合・11			張脈・15	馬五・56	馬房・17
馬去・2	馬合・25			張脈・54	馬五・73	馬十・48
馬養・61	馬天・53			張引・22	馬五・255	馬十・97
馬養・74	武・90甲			張引・33	馬五・258	馬天・7
馬房・44				張引・97	馬五・306	老・213

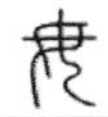

毋

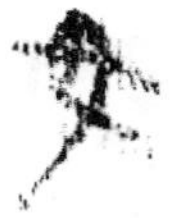

里・8-1243

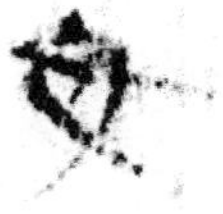

里・8-1766

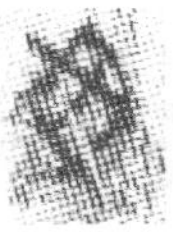

周方・341

北秦・4-261

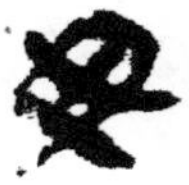

張引・4

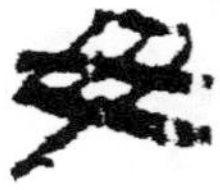

張引・112

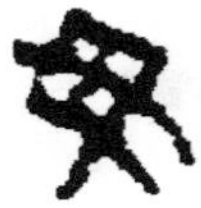

馬五・12

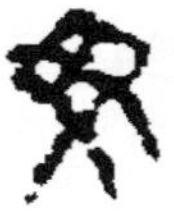

馬五・25

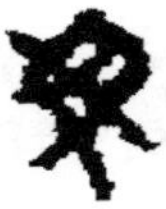

馬五・27

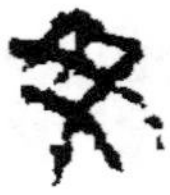

馬五・33

嬲

娚

馬天・55

始

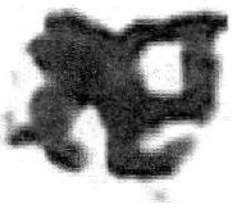

陰乙・17

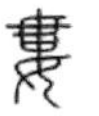

婁

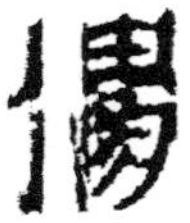

張引・112

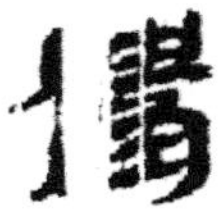

張引・112

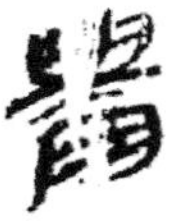

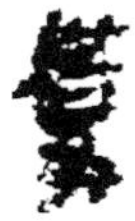

張引・112

馬五・354

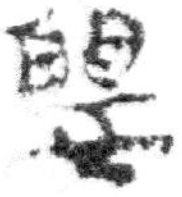

武・4

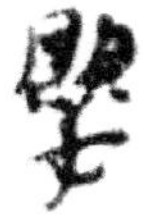

武・79

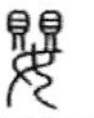

嬰

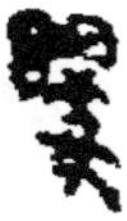

馬五・347

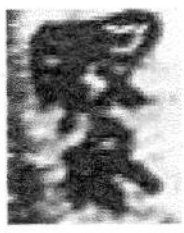

馬養・156

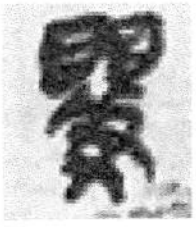

馬養・166

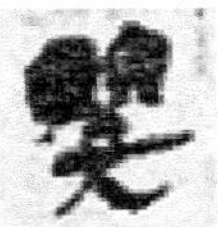

馬房・42

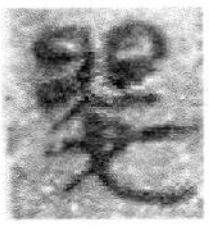

馬十・19

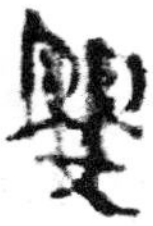

馬禁・4

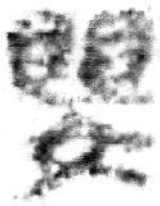

馬天・48

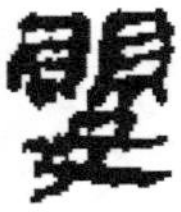

北漢・2664

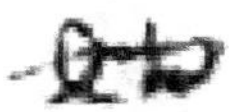

敦・505

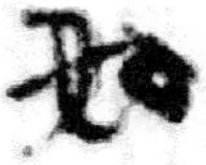

武・4

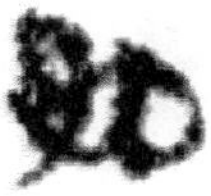

武・44

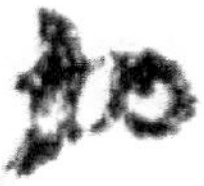

武・45

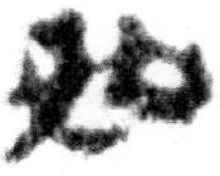

武・60

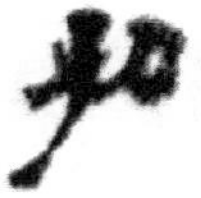

武・79

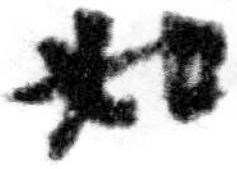

武・79

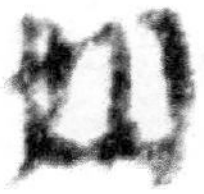

武・82甲

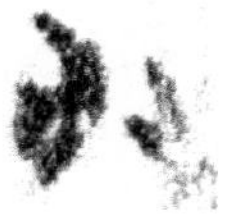

武・83甲

			民	弗	也	
馬五・123	馬射・4	居新・6	馬十・8	張引・109	周方・328	馬養・124
馬五・136	馬胎・10	武・23	馬十・8	馬五・35	周方・335	馬十・78
馬五・177	馬胎・32	武・23	馬十・15	馬射・11	周方・376	馬十・83
馬五・194	馬十・63	武・45	馬十・23	馬十・44	張脈・38	馬合・4
馬五・263	馬十・90	武・61	馬十・24	馬十・92	張引・2	馬合・25
馬五・346	馬合・8	武・61	馬十・85	馬天・1	張引・57	馬天・30
馬養・15	馬合・11	武・84乙		馬天・2	張引・104	馬天・41
馬養・162	馬天・3			馬天・7	陰乙・16	北漢・2978
馬養・209	敦・2013			馬天・7	馬去・4	阜萬・W018
馬房・41	居新・5			馬天・27	馬去・4	老・346

戰

陰甲・34

賊

馬射・14

㦸

馬五・109

戎

馬五・182

武・16

居・5

武・42

氏

馬十・76

北漢・2870

武・27

武・34

武・53

武・84 乙

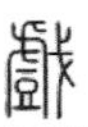 戲	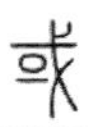 或	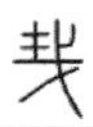 戈	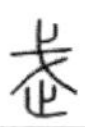 武	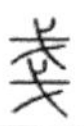 戔	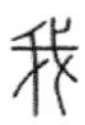 我	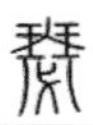 瑟
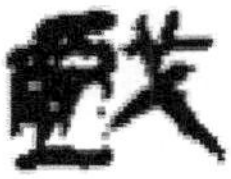 馬養・目	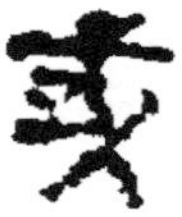 馬五・134	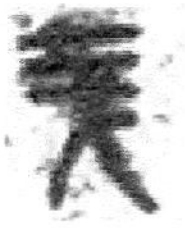 馬養・218	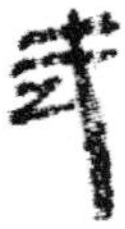 張引・28	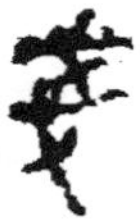 馬五・276	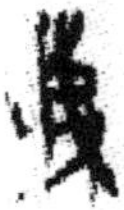 周方・345	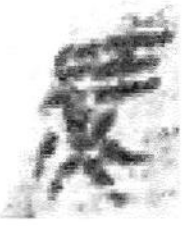 馬養・殘
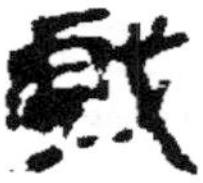 馬養・60	馬五・134	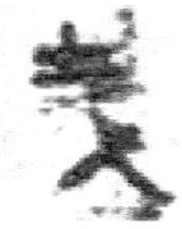 馬養・220			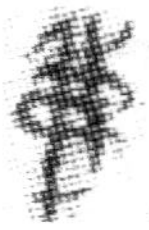 周方・376	
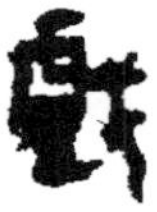 馬養・64	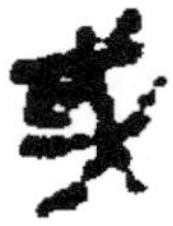 馬五・134	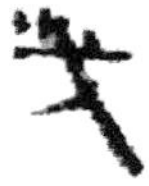 馬十・54			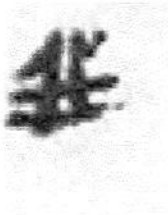 馬養・196	
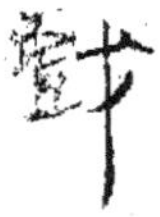 馬合・5	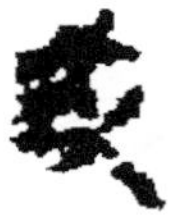 馬五・134				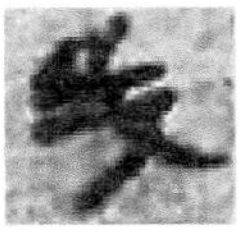 馬養・208	
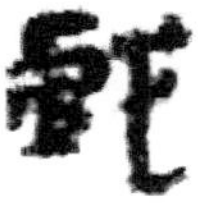 馬天・22	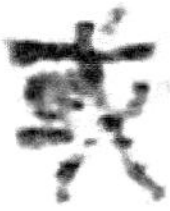 馬五・252				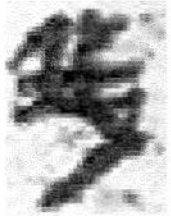 馬養・219	
					馬養・220	
					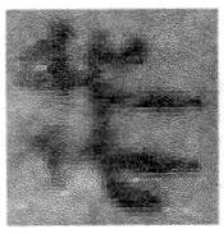 馬胎・1	

直		亡	無	區	匿	匽
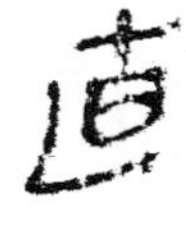 張脈・63	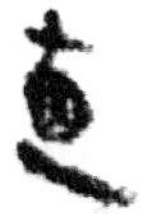 馬十・62	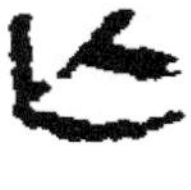 馬五・391	武・90 乙	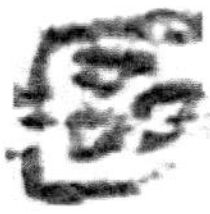 馬五・192	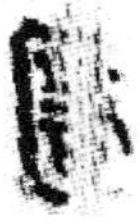 周方・333	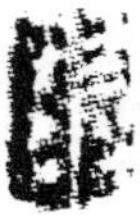 張引・20
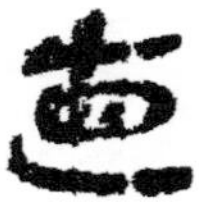 張引・9	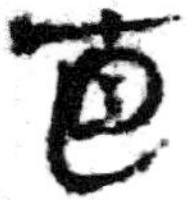 馬合・19	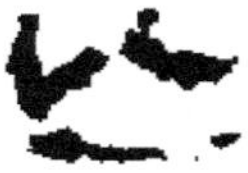 馬五・391	无（奇字）		馬五・453	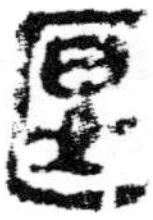 張引・26
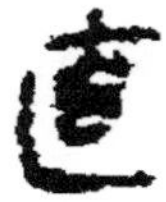 馬足・2	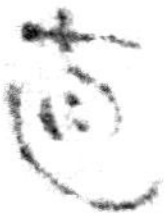 馬禁・6		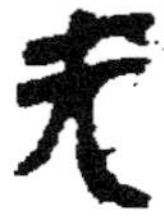 馬足・23		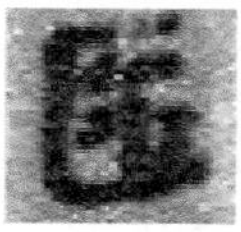 馬十・44	
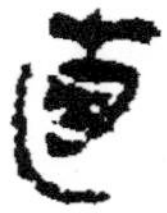 馬五・45	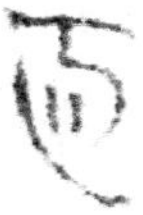 馬禁・11		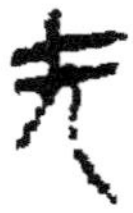 陰甲・6		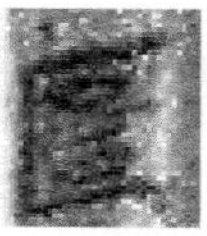 馬天・3	
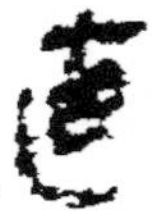 馬五・209	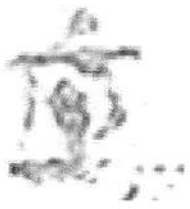 居新・2		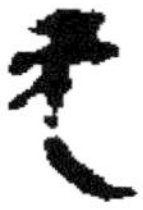 陰乙・3			
馬五・278	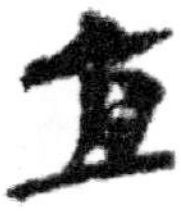 武・91 甲		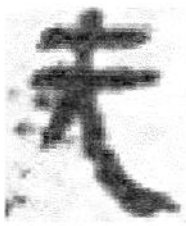 馬養・198			
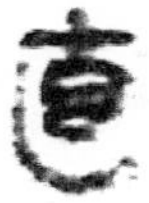 馬五・448	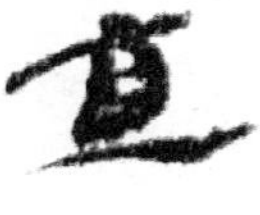 武・91 甲		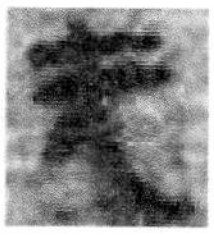 馬養・208			
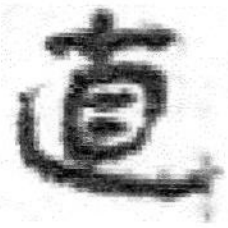 馬房・3	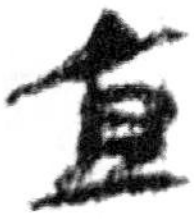 武・91 甲		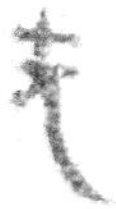 馬十・70			
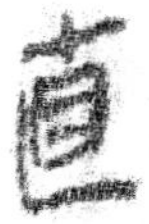 馬天・38	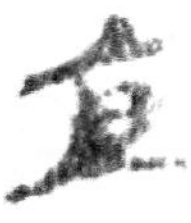 武・91 乙		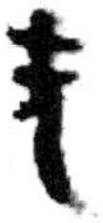 馬十・71			
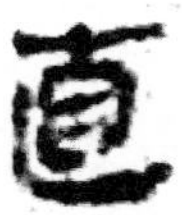 馬天・42	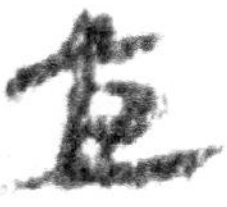 武・91 乙		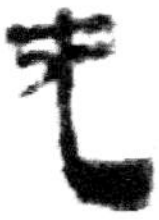 馬天・29			

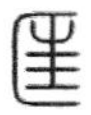 匡	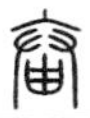 畚	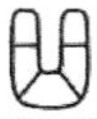 曲	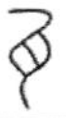 瓦	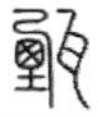 甄	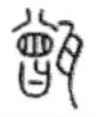 瓿	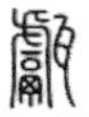 甗
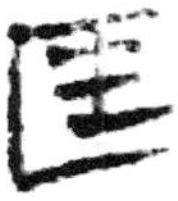 馬合・2	畚	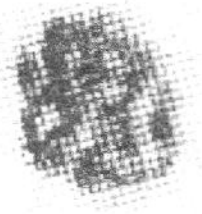 周方・339	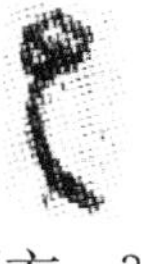 周方・327	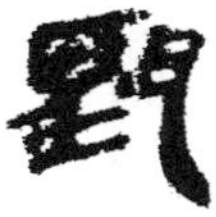 張引・99	馬五・300	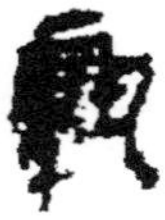 馬五・94
	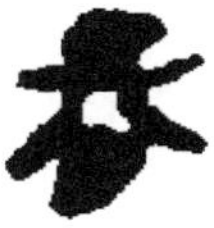 馬養・37	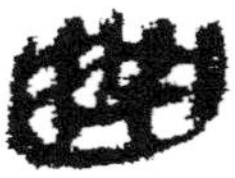 張引・70	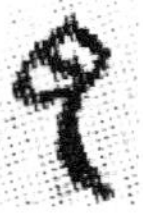 周方・327			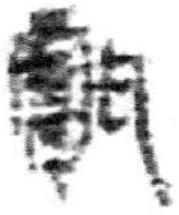 馬五・95
		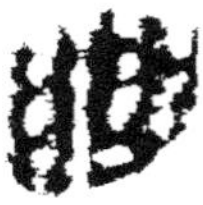 張引・105	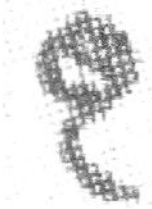 周方・328			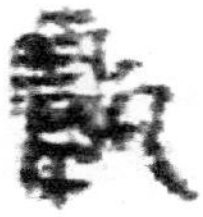 馬五・227
			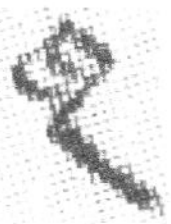 周方・329			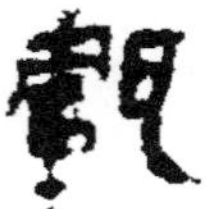 馬養・22
			馬五・361			
			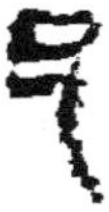 馬五・448			
			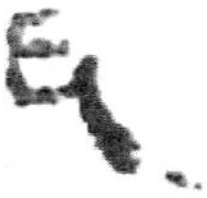 馬養・4			
			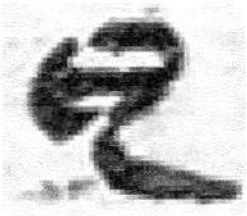 馬房・41			
			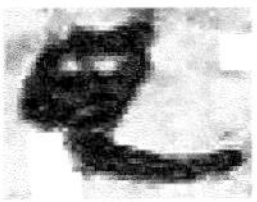 馬房・42			
			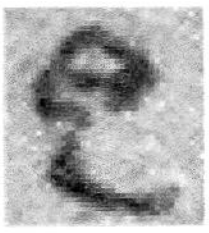 馬胎・16			

甌	甂	弓		弧	張	
馬五・18	鍽	馬五・390	武・11	馬五・238	張脈・8	陰甲・21
馬房・42	馬五・128		武・57		張脈・13	陰乙・11
馬胎・16	馬五・129		武・88甲		張脈・35	馬五・483
			武・88乙		張引・35	馬養・96
			武・89甲		張引・35	馬養・111
			尚・181		張引・69	馬十・24
					張引・74	馬十・79
					張引・85	馬十・84
					馬足・17	馬合・32
					馬足・22	馬天・52

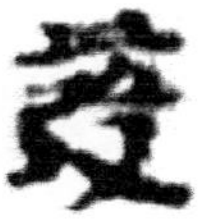

武・48

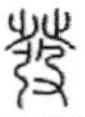

發

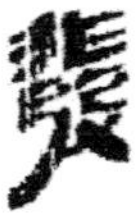

張引・100 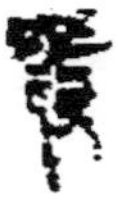
馬五・112 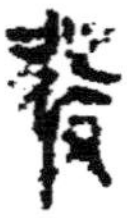
馬五・128 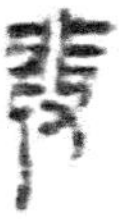
馬五・303
馬五・309 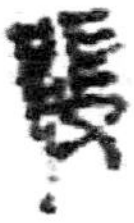
馬五・375 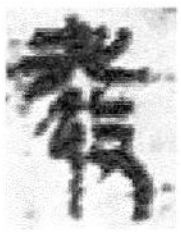
馬養・167 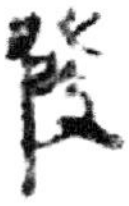
馬十・50 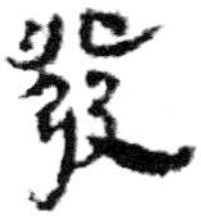
馬合・27

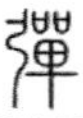

弹

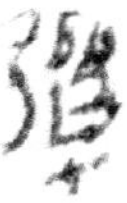

武・82 甲

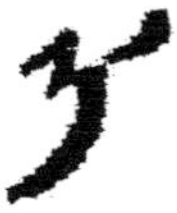

張引・100 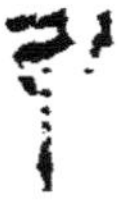
馬五・61 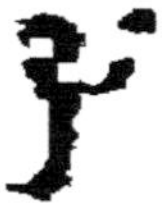
馬五・275 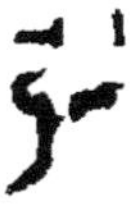
馬養・62 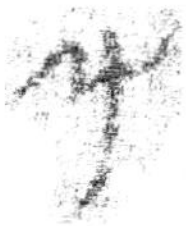
馬導・35 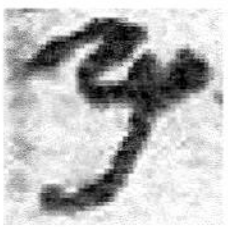
馬射・24 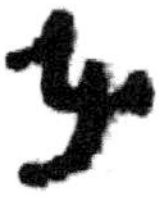
馬十・71

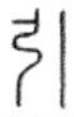

引

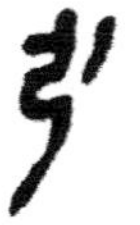

張引・1 背 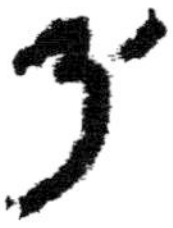
張引・13 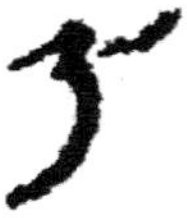
張引・43 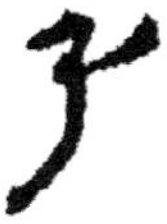
張引・56 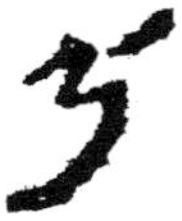
張引・59 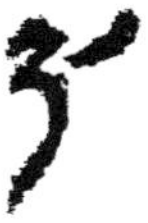
張引・61 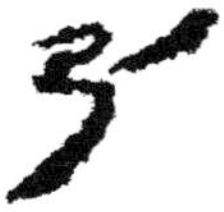
張引・67 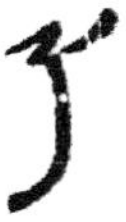
張引・69 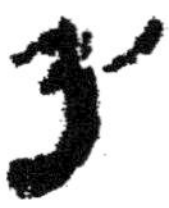
張引・80 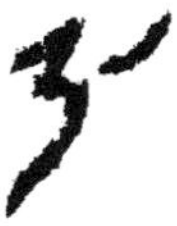
張引・92

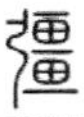

疆

馬房・22

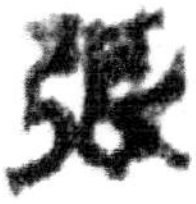

武・15

弦	盭	孫		繇		
⿰弓系	⿱⿰糸攵皿	馬天・14	武・83 乙	馬十・41		
馬五・227	馬五・252	馬天・14		馬十・82		
馬養・牝		馬天・15		由		
馬養・殘		馬天・18		馬五・217		
		馬天・26		馬五・318		
		馬天・27				
		馬天・27				
		老・213				

卷十三	糸	綃	經	織	紀	絕
	武・10	居新・5	張引・33	馬五・369	馬十・68	張引・109
			張引・50		馬天・48	馬足・22
			張引・74		馬天・53	陰乙・12
			張引・101		絽	馬五・32
			張引・104		馬五・203	馬五・38
			馬十・29			馬五・252
			馬十・39			馬養・48
			馬十・59			馬天・21
						敦・2001

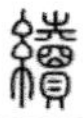

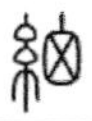

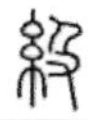

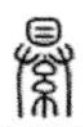

𢇍（古文）	續		細		級	纍
馬五・17	馬五・17	武・84乙	馬五・309	武・55	馬天・42	馬養・195
馬五・61	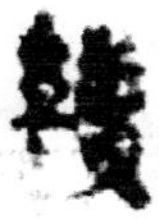 馬十・69	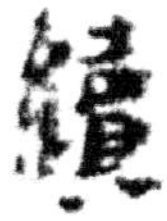 武・91乙	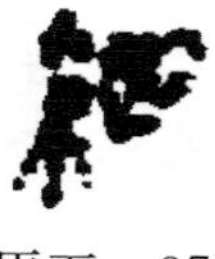 馬五・378	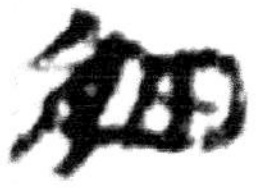 武・77		
馬十・2			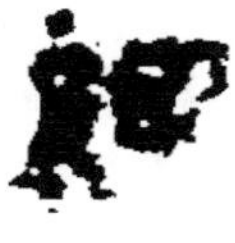 馬五・384			
馬十・11			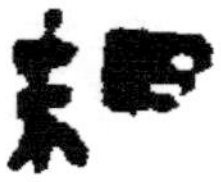 馬養・82			
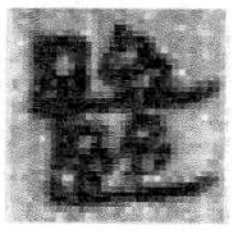			馬養・113			
			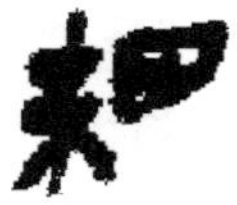 馬養・125			
			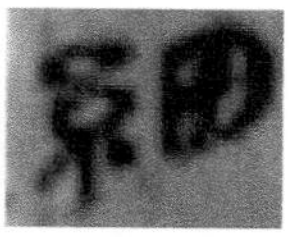 老・109			
			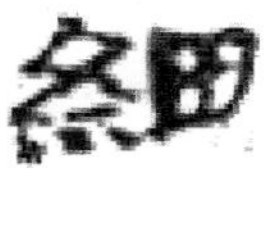 敦・2000			

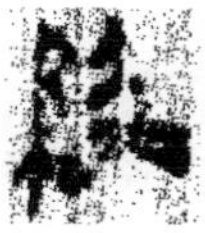

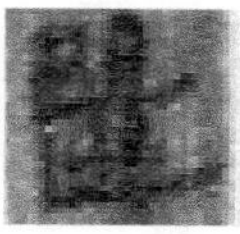

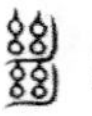

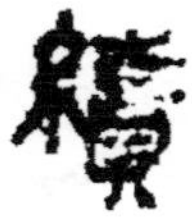

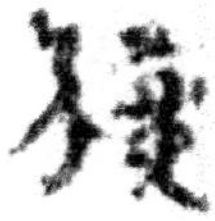

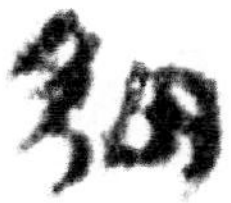

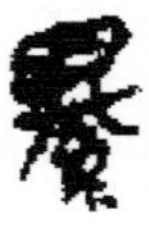

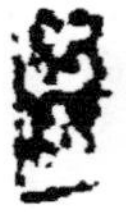

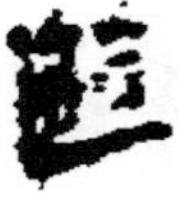

約	結	縛	給	終	繒	縠
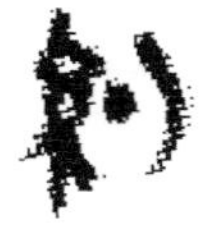 周方・315	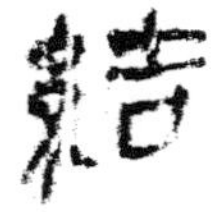 張脈・18	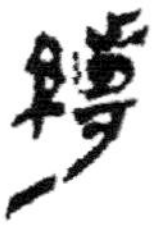 張引・48	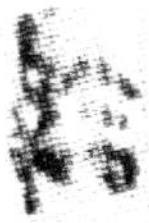 周方・374	馬五・393	馬五・29	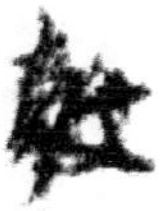 武・66
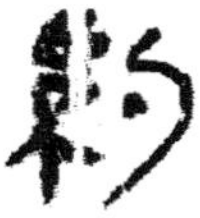 張脈・8				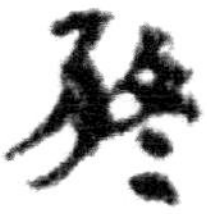 武・84乙	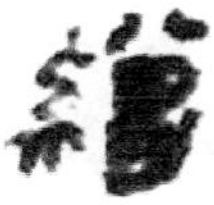 馬養・115	
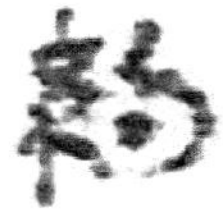 馬五・203					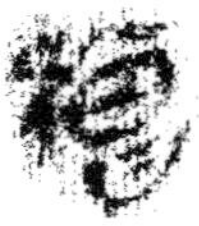 馬房・18	
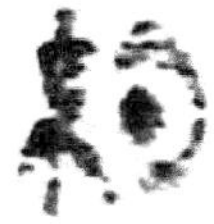 馬五・358						
馬五・362						
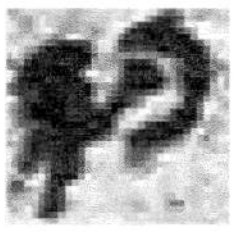 馬房・4						
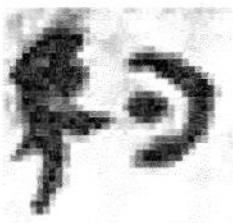 馬房・16						
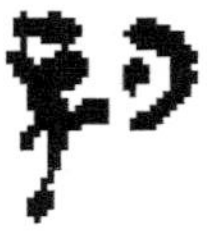 馬房・20						
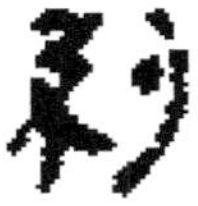 馬胎・19						
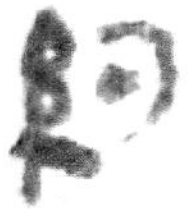 馬天・17						

練	纏	縹	繪	絑	紅	縟
練	纏	縹	繪	絑	紅	縟
	纏					
馬十・71		居新・5	里・8-1243	馬候・3	馬養・127	馬五・468
馬十・72	馬射・10			張脈・51		

纗	綱	纍	繩	緘	編	維
馬五・179	馬合・2	張引・10	馬五・102	馬天・44	馬五・453	馬五・殘
		張引・10	馬五・258		馬十・76	馬導・37
		張引・41	馬五・459			
		張引・41				
		張引・67				
		張引・67				

絜	紨	纑		絮	繘	緐
馬五・257	馬天・38	馬五・37	武・69	馬五・37	周方・340	繁
絜	馬天・41			馬房・14	周方・341	馬十・49
馬房・53						

繆	縕	紻	紼	繲	⿰糸數	繳
繆	縕					
張引・111	馬五・18	陰乙・17	張脈・37	解	馬天・49	馬十・43
				馬五・51		

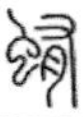

⿰糹叟	⿰糹冒	緩	虫		膯	蜎
		緩	虫		膯	蜎
馬合・30	馬十・63	張脈・43	周方・328	武・3	馬養・174	張脈・6
		馬養・114	張脈・3	武・44		
		馬十・46	馬足・21	武・47		
			馬五・437	武・50		
			馬房・42	武・79		
			馬射・11	武・91甲		
			馬射・12			
			馬胎・16			
			馬胎・21			
			馬十・11			

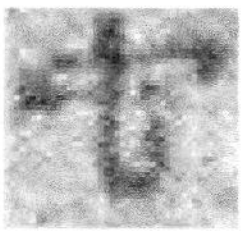

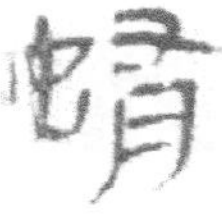

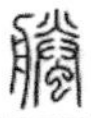

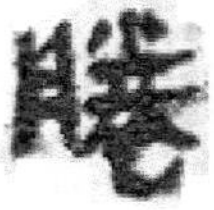

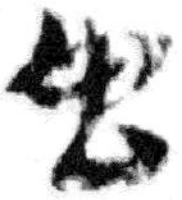

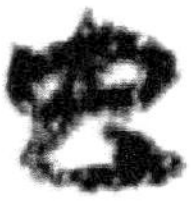

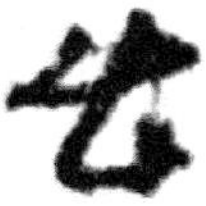

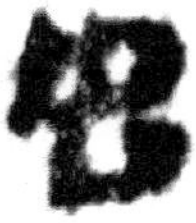

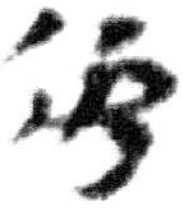

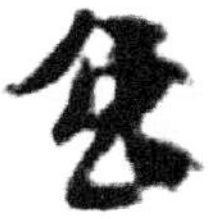

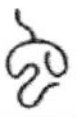

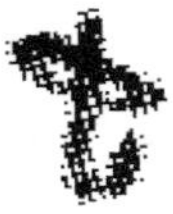

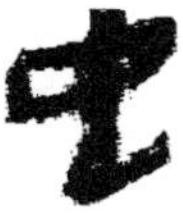

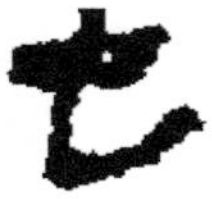

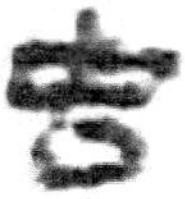

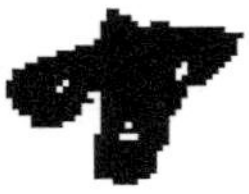

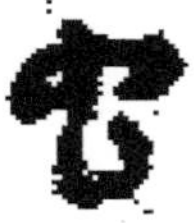

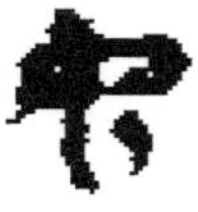

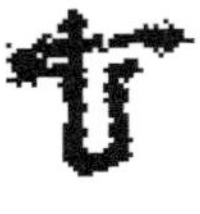

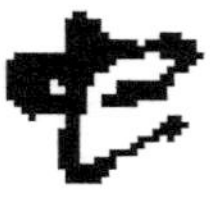

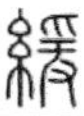

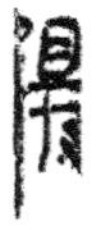

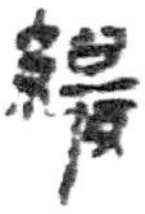

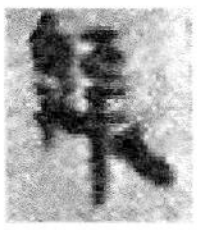

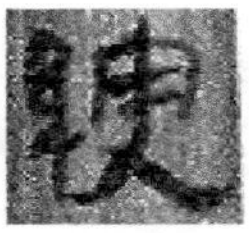

蟯	雖		蚖	蠸	蟦	蛭
馬五・267	里・8-1290	武・86 乙	馬五・87	馬五・目	張脈・3	馬五・85
	馬五・122	武・68	馬十・86	馬養・95		
	馬五・126					
	馬五・251					
	馬五・352					
	馬養・20					
	馬十・27					
	馬合・5					
	虽					
	馬養・目					

強		蜀		蠖	螻	蠪
張脈•19	馬養•168	馬五•84	肩叁•1	馬合•15	馬養•92	馬十•99
張脈•35	馬十•60	馬五•360	武•3			⿱龍巾
張脈•43	馬十•94	馬五•360	武•6			張引•17
陰甲•22	馬十•97	北漢•2600	武•11			
馬五•35	馬合•12	老•109	武•17			
馬五•212	馬合•13	敦•563A	武•31			
馬養•43	馬天•10	敦•2012	武•57			
馬養•110	馬天•12	居•2	武•79			
馬養•115	馬天•12		武•87甲			
馬養•116	馬天•28		武•89甲			

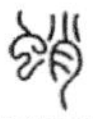

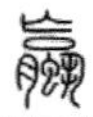

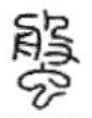

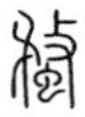

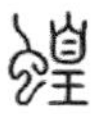

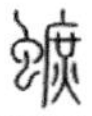

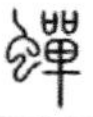

蟬	蟅	蝗	蝥	螌	蠃	蛸
馬養・202	武・47	馬合・15	蝐	馬養・81	馬五・195	阜萬・W018
䗇	武・50		馬養・81		馬五・252	
馬天・31					馬養・47	
					馬養・170	
					馬養・170	

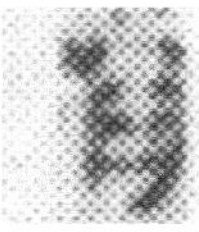

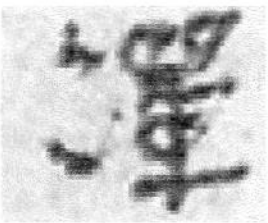

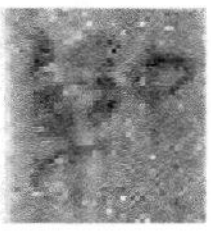

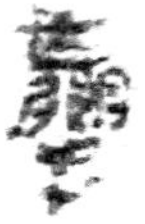

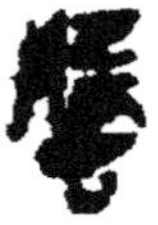

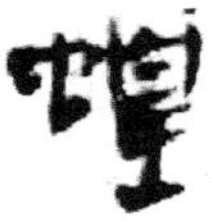

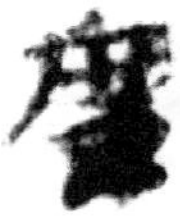

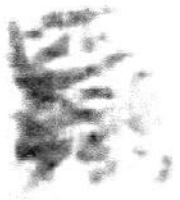

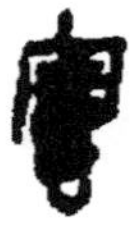

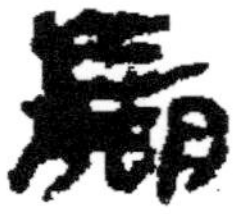

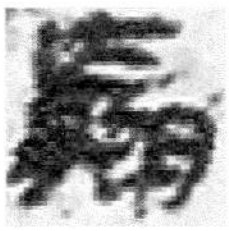

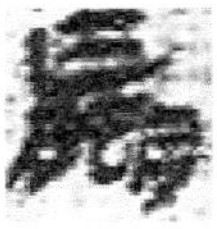

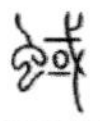

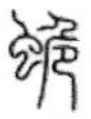

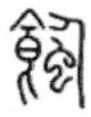

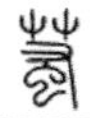

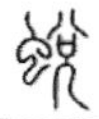

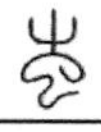

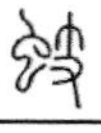

蚑	蚩	蛻	茧	蝕	蚖	蜮
馬射・13	馬五・420	馬五・236	馬五・91	⿱食虫	馬五・86	⿱或虫
	馬養・21		馬養・78	馬五・411		馬射・5
			馬養・78			馬射・6
						馬射・11
						馬射・12
						馬射・14
						馬射・殘

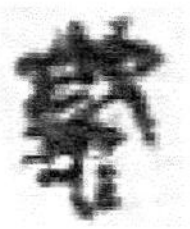

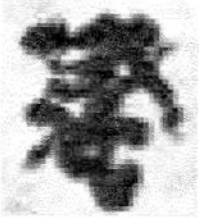

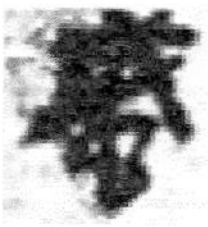

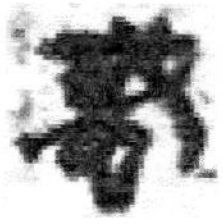

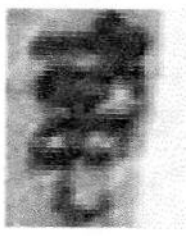

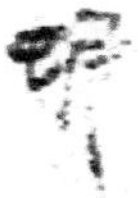

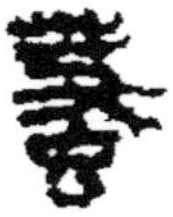

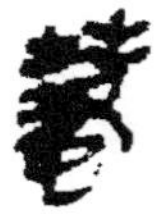

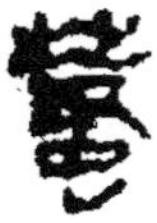

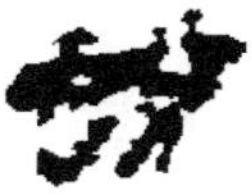

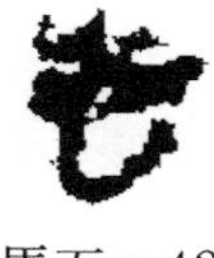

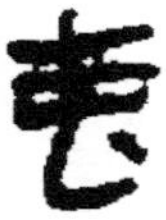

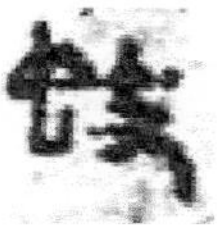

𧕟	𧐬	蟨	蝪	蟾	蟦	螑
蟄	蝠					
馬胎・9	周方・321	張脈・4	馬五・350	馬養・202	馬養・47	馬養・172

蠶	𧒽	𧒂		蠯	蠭	蠠
馬五 · 216	𧊅（或體）	蚤（或體）	馬禁 · 9	蜱（或體）	馬射 · 12	馬五 · 187
馬五 · 228	馬胎 · 16	張脈 · 13	馬禁 · 9	阜萬 W018	馬射 · 13	馬養 · 45
馬五 · 228		張引 · 2			蜂	馬養 · 殘
馬五 · 228		張引 · 106			馬養 · 32	馬房 · 26
馬胎 · 6		馬五 · 226			馬養 · 33	蜜
		馬五 · 380			𧓉	尚 · 181
		馬十 · 78			馬五 · 372	
		馬十 · 90			馬養 · 78	
		馬十 · 90			馬養 · 118	

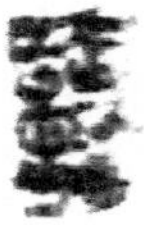

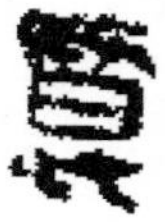

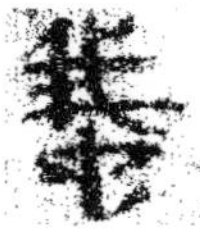

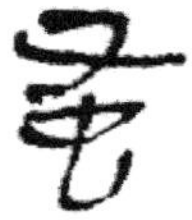

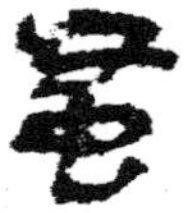

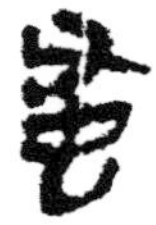

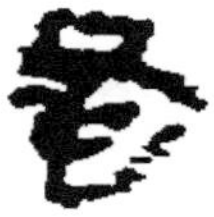

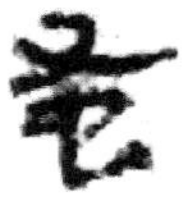

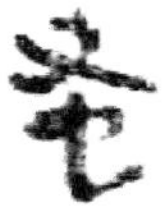

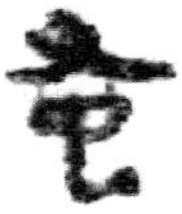

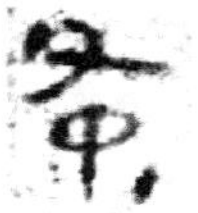

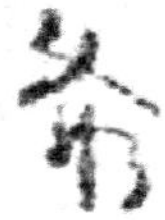

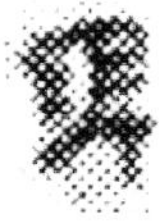

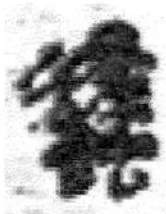

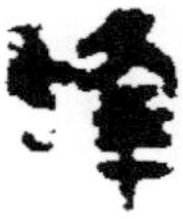

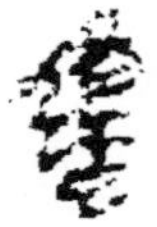

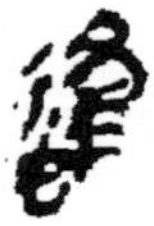

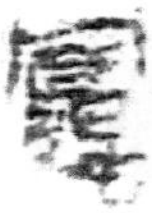

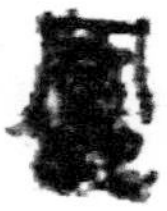

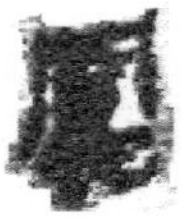

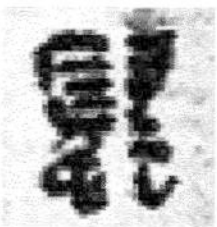

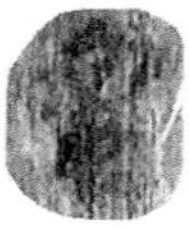

蝱	蠡	蟲	𧕟	蠱	風	
䖟	馬五・97	馬五・28	蜚（或體）	馬五・目	周方・333	馬養・193
武・11	馬五・98	馬五・134	馬十・11	馬五・447	張脈・14	馬十・3
武・50	馬五・238	馬五・135	馬射・13	馬五・448	張引・103	馬十・4
	馬五・454	馬五・259		馬五・451	馬五・30	老・109
		馬五・338		馬養・174	馬五・37	老・109
		馬五・356		馬養・177	馬五・234	武・6
		馬五・411			馬去・3	武・43
		馬養・34			馬去・4	武・77
					馬養・176	武・86 甲
					馬養・193	武・91 甲

它	蛇		黽	鼈	鼃	蠅
北秦・4-261	張引・18	馬養・174	敦・1177	蟞	張脈・8	馬五・54
馬脈・9	張引・99	馬養・174		馬射・21	姹	馬導・42
馬脈・9	馬五・目	馬房・20		馬十・86	馬五・259	
馬五・263	馬五・152	馬射・11				
馬胎・33	馬五・368	馬射・12				
北漢・2870	馬五・370	虵				
	馬五・448	武・85乙				
	馬五・448					
	馬養・45					
	馬養・85					

蛛	卵		二			
馬養・62	馬五・105	馬養・39	里・8-1221	馬五・263	馬合・17	敦・563A
	馬五・125	馬房・8	里・8-1937	馬去・2	馬合・19	居新・2
	馬五・126	馬房・8	周方・322	馬養・14	馬天・38	肩貳・2
	馬五・215	馬房・43	周方・331	馬養・65	馬天・48	武・3
	馬五・216	馬房・44	張脈・19	馬養・92	老・156	武・8
	馬五・249	馬房・44	張脈・58	馬養・203	羅・39 背	武・11
	馬五・320	馬房・44	陰甲・8	馬房・44	敦・2030	武・46
	馬養・35	馬房・45	陰乙・4	馬射・7	居・2	武・81
	馬養・36	馬房・45	馬脈・5	馬胎・21	式（古文）	武・83 甲
	馬養・37	馬十・83	馬五・109	馬十・75	馬五・338	尚・181

亟	恒		亘	凡		
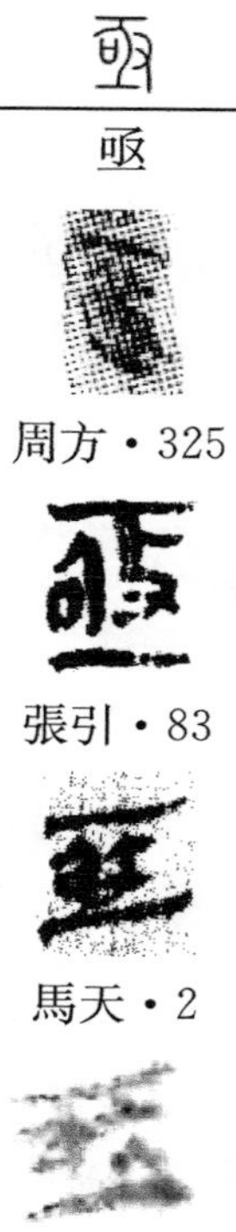 周方・325	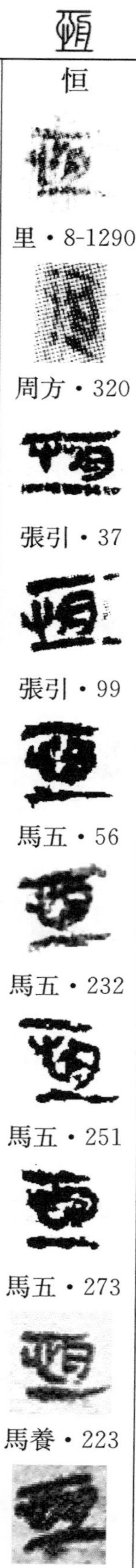 里・8-1290	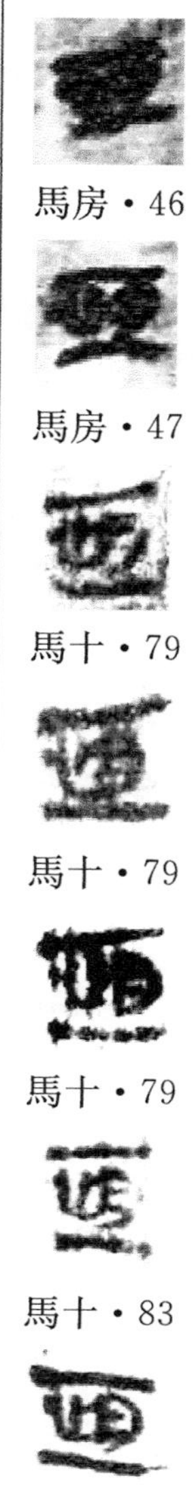 馬房・46	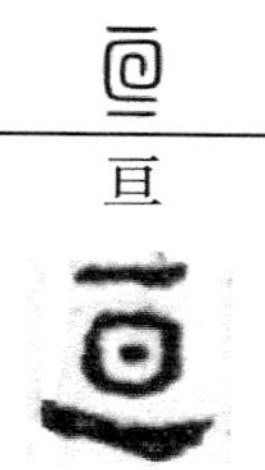 羅・39 正	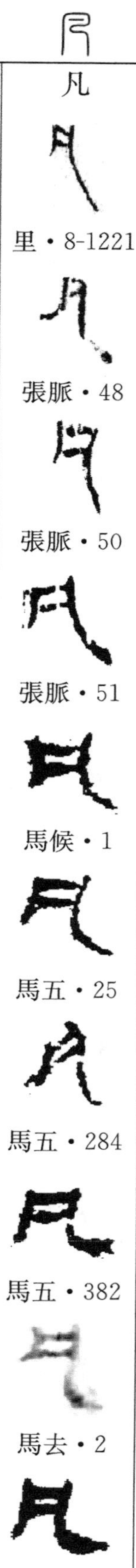 里・8-1221	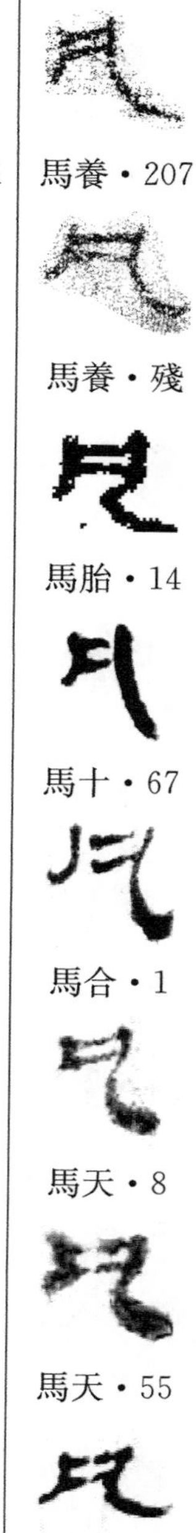 馬養・207	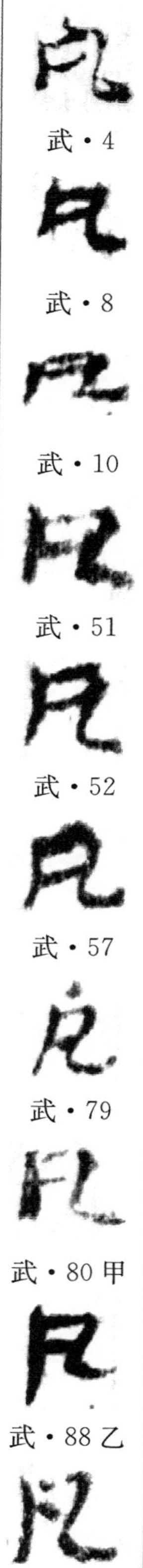 武・4
張引・83	周方・320	馬房・47		張脈・48	馬養・殘	武・8
馬天・2	張引・37	馬十・79		張脈・50	馬胎・14	武・10
馬天・23	張引・99	馬十・79		張脈・51	馬十・67	武・51
	馬五・56	馬十・79		馬候・1	馬合・1	武・52
	馬五・232	馬十・83		馬五・25	馬天・8	武・57
	馬五・251	馬十・89		馬五・284	馬天・55	武・79
	馬五・273			馬五・382	北漢・2600	武・80 甲
	馬養・223			馬去・2		武・88 乙
	馬房・45			馬養・125		武・89 甲

土	地			坡	均	埴
周方・346	周方・343	馬五・444	敦・564	馬十・6	馬養・166	馬胎・1
馬五・45	張脈・50	馬養・48	武・44	馬十・12	馬十・66	
馬五・61	張引・19	馬房・42	武・48	馬十・12		
馬五・280	張引・41	馬十・25	尚・181	馬十・16		
馬射・13	張引・84	馬十・25		馬十・33		
馬射・22	張引・108	馬十・26		馬十・52		
馬胎・29	張引・111	馬十・56		馬十・56		
馬胎・30	馬五・45	馬十・101				
馬天・52	馬五・267	馬合・3				
阜萬 W018	馬五・279					

凷	垣	堵	壁	堂	在	
馬五·106	周方·326	馬天·7	張引·36	張引·2	張脈·2	張引·92
馬五·106	周方·326		張引·36	張引·99	張脈·3	陰甲·33
馬五·106	周方·327		張引·36	馬五·221	張脈·4	陰乙·16
	周方·328		張引·72	[illegible]	張脈·5	馬五·96
	周方·329		張引·76	張引·4	張脈·8	馬五·437
	周方·330		張引·77		張脈·9	馬房·40
	馬五·54		張引·80		張脈·11	馬十·49
	馬五·230				張脈·12	馬天·55
	馬五·232				張引·43	老·117
	馬胎·18				張引·88	敦·2013

	坐		封	壐	墨	垸
武・19	張脈・39	武・84乙	馬五・21	馬五・381	張脈・24	馬五・2
武・46	張引・53	武・84乙	馬五・81	馬射・14	張脈・51	馬五・8
	張引・57		馬五・90	馬射・14	馬養・196	馬五・62
	張引・58		馬五・295	馬十・1	馬十・88	馬五・272
	張引・64		馬五・326			馬養・152
	張引・69		馬五・359			馬養・153
	張引・84		馬五・443			
	張引・91		馬養・156			
	馬五・268		馬天・47			
	馬天・22		馬天・52			

城	坎	埤	塞		壘	垔
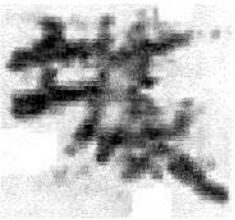 馬養・190	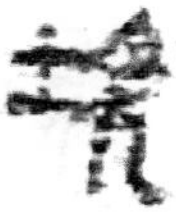 馬五・192	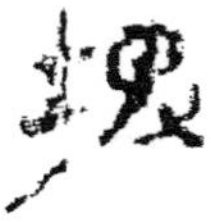 張引・9	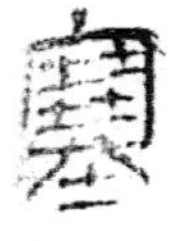 張脈・5	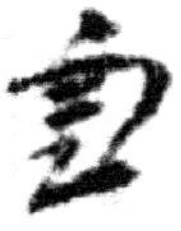 武・45	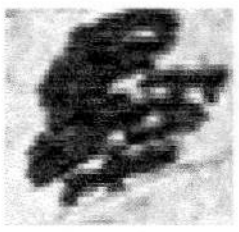 馬房・4	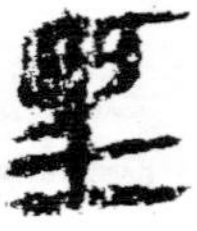 張引・16
			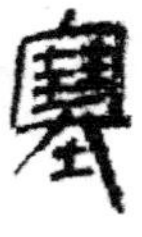 張脈・9	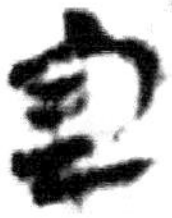 武・48		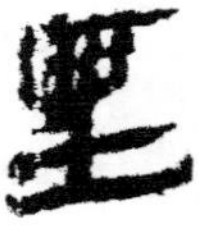 張引・18
			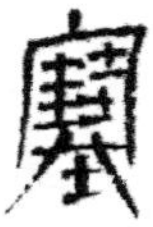 張脈・15	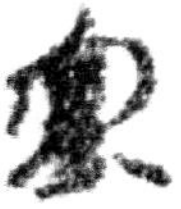 武・66		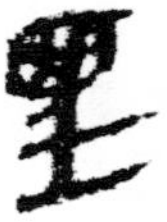 張引・18
			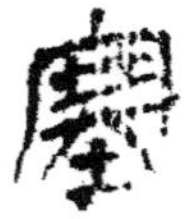 張脈・23	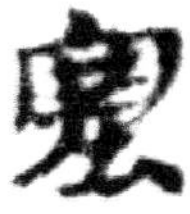 武・69		
			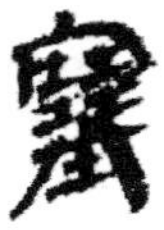 張引・33			
			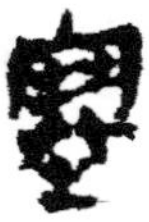 張引・40			
			馬五・244			
			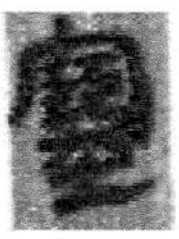 馬十・19			
			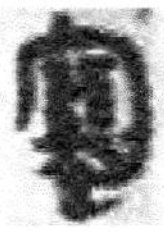 馬十・30			
			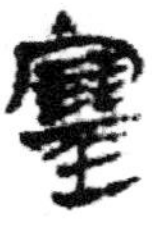 馬合・27			

毀	垢	垷	壅	壋	⿱䜌土	圭
毀	垢					圭
馬五・2	馬五・185	張引・9	馬脈・4	壋	馬五・45	老・109
馬五・117	馬五・222			馬五・132		老・156
馬養・35						武・45
馬房・43						武・70

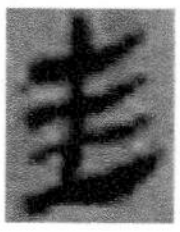

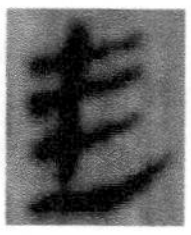

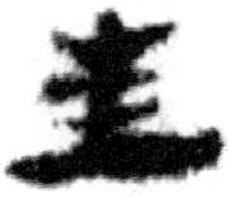

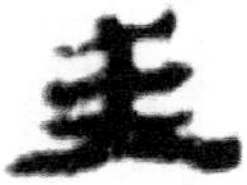

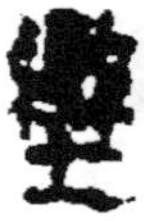

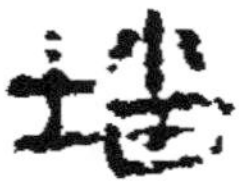

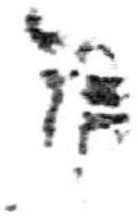

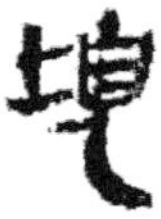

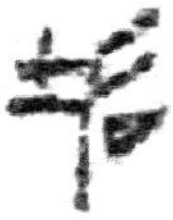

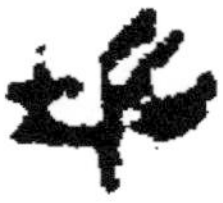

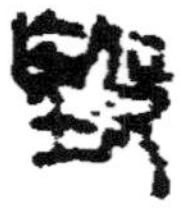

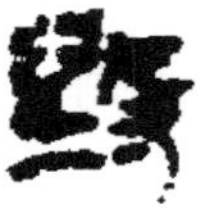

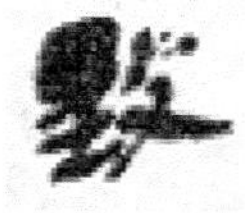

垂	塗		堯	堇	里	野
張引・53	馬五・127	武・60	馬十・42	馬五・63	馬天・49	馬五・99
馬胎・29	馬五・387	武・60	馬十・42		馬天・54	
馬十・62	馬五・442	武・64	馬十・43		老・201	
馬天・22	敦・2034	武・64	馬十・45		武・20	
	⿰土余	武・64				
	馬禁・1	武・66				
	馬禁・2	武・67				
	馬禁・2	武・87乙				
	馬禁・3					
	馬禁・4					

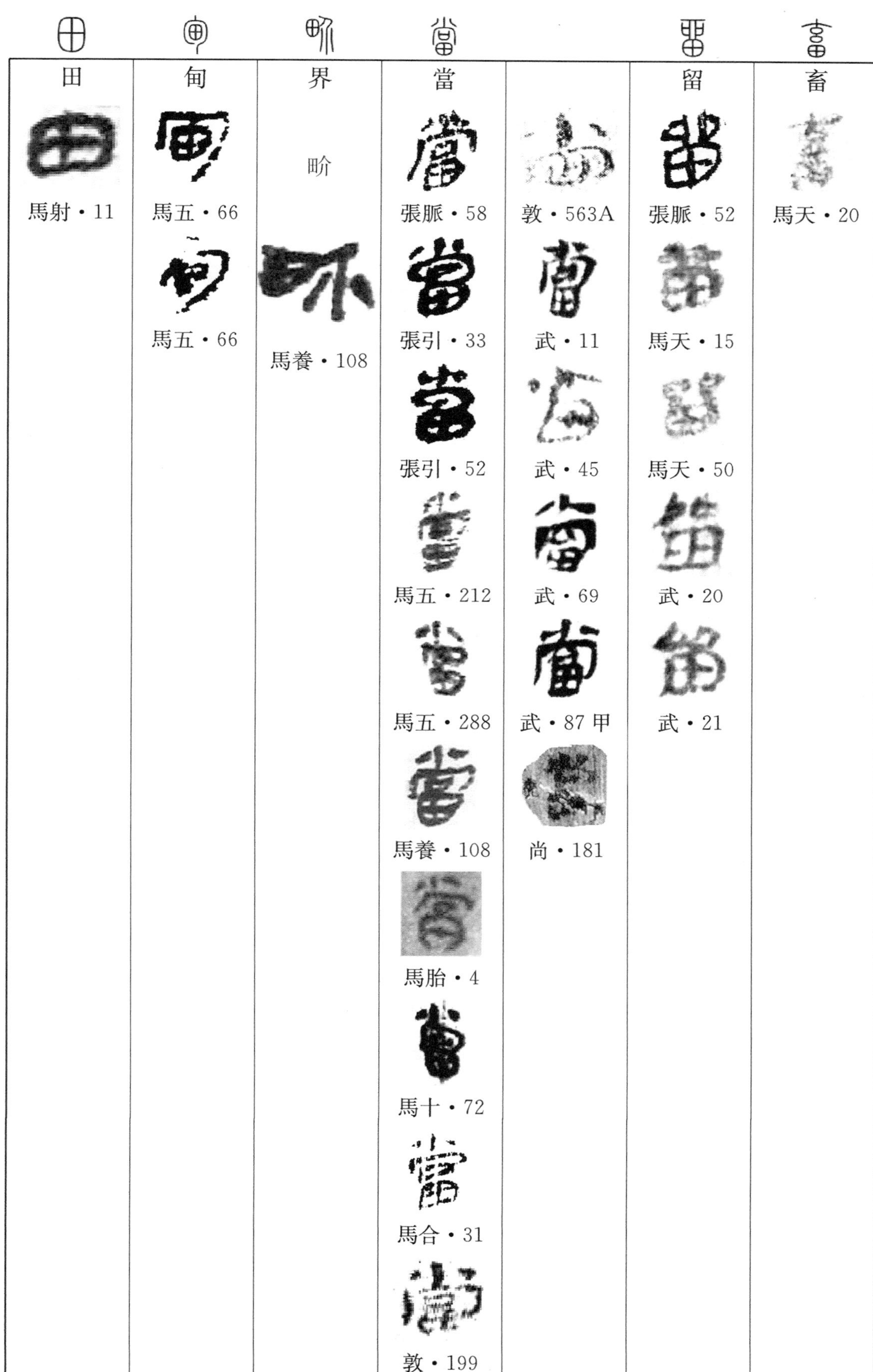

田	甸	界	當		留	畜
馬射·11	馬五·66	畍	張脈·58	敦·563A	張脈·52	馬天·20
	馬五·66	馬養·108	張引·33	武·11	馬天·15	
			張引·52	武·45	馬天·50	
			馬五·212	武·69	武·20	
			馬五·288	武·87甲	武·21	
			馬養·108	尚·181		
			馬胎·4			
			馬十·72			
			馬合·31			
			敦·199			

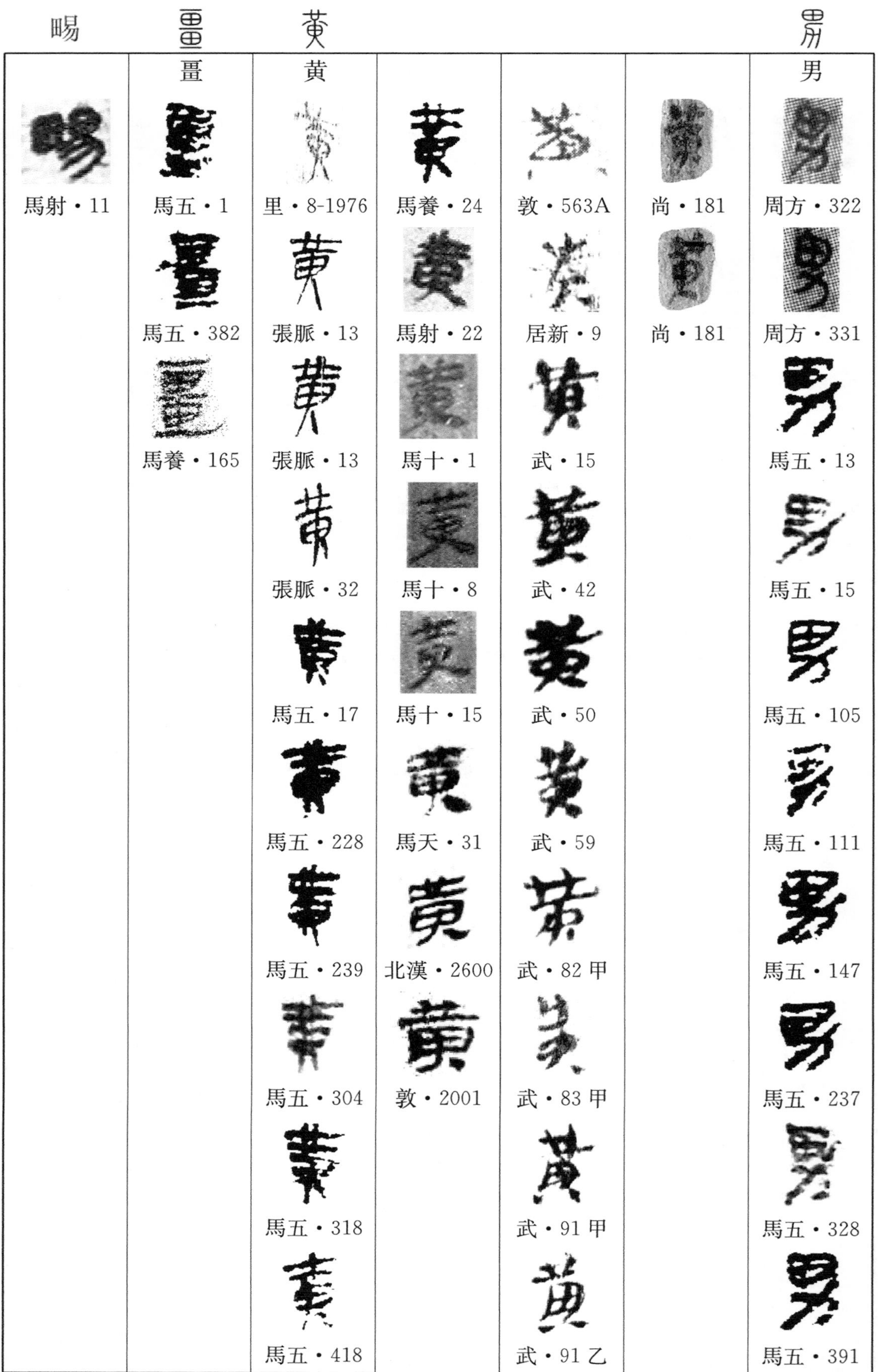

暘	畺	黃				男
	畺	黃				男
馬射・11	馬五・1	里・8-1976	馬養・24	敦・563A	尚・181	周方・322
	馬五・382	張脈・13	馬射・22	居新・9	尚・181	周方・331
	馬養・165	張脈・13	馬十・1	武・15		馬五・13
		張脈・32	馬十・8	武・42		馬五・15
		馬五・17	馬十・15	武・50		馬五・105
		馬五・228	馬天・31	武・59		馬五・111
		馬五・239	北漢・2600	武・82甲		馬五・147
		馬五・304	敦・2001	武・83甲		馬五・237
		馬五・318		武・91甲		馬五・328
		馬五・418		武・91乙		馬五・391

		力			功	助
馬養·目	羅·39 正	張引·23	張引·69	武·61	武·85 甲	馬十·10
馬養·43	武·84 甲	張引·32	張引·84			
馬養·87	武·85 甲	張引·45	張引·96			
馬養·91		張引·47	張引·104			
馬胎·18		張引·51	馬養·目			
馬胎·18		張引·52	馬養·20			
馬胎·22		張引·53	馬養·144			
馬胎·23		張引·56	馬胎·30			
馬合·26		張引·67	馬十·58			
馬合·30		張引·68	馬天·1			

務	勁	勝	勶	動		勞
馬十・39	馬胎・20	張脈・55	馬十・32	張脈・17	馬十・71	張引・109
馬天・8	馬胎・30		馬十・54	張脈・22	馬十・72	張引・112
馬天・32	馬天・10		馬十・81	張脈・27	馬十・86	馬胎・3
馬天・55			馬十・84	張脈・29	馬十・94	勞
				張脈・39	馬合・10	馬天・33
				張脈・55	馬合・11	
				張脈・64	馬合・11	
				張引・111	馬合・19	
				陰甲・10	馬合・25	
				馬十・69	馬合・26	

加		勈		勃		
張引・49	武・82乙	恿 （古文）	武・84甲	馬合・2		
馬五・347	武・82乙	羅・39正	武・85乙			
馬五・348	武・87甲	武・12	武・85乙			
馬五・366		武・15	⿺辶恿			
馬五・370		武・18	武・52			
馬養・目		武・44				
馬房・9		武・63				
馬房・11		武・63				
馬房・12		武・64				
肩伍・3		武・66				

卷十四

金		銀	銅		鐵
里・8-1057	武・13	馬五・328	馬天・38	武・16	馬五・75
馬五・16	武・14	馬五・355	馬天・42	武・58	馬五・213
馬五・22	武・50	馬五・371			馬養・66
馬五・25	武・52	馬五・384			
馬五・94	武・54	馬五・418			
馬五・355	武・57	敦・563A			
馬五・383	武・84 乙				
馬五・457					
馬養・190					
馬十・87					

釦	銚	鍪	鍑	鍾	鋌	銷
釦	銚	鍪	鍑	鍾	鋌	銷
馬養・207	馬五・383	馬禁・9	馬五・457	武・29	馬五・267	馬五・298

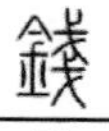

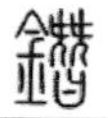

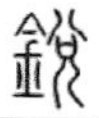

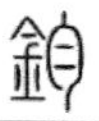

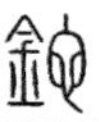

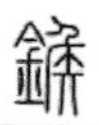

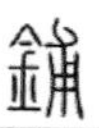

錢	鐕	鋭	鈞	鉈	鍭	鋪
武・60	馬五・481	馬五・169	張引・40	鉇	居新・10	馬五・448
			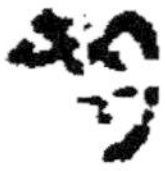 馬五・376	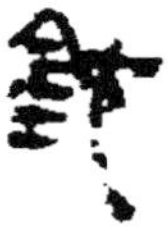 馬五・16	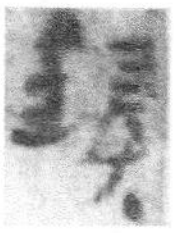 羅・39 正	

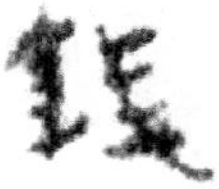

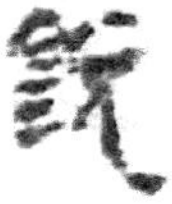

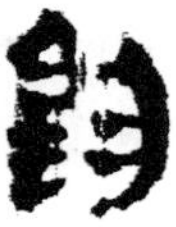

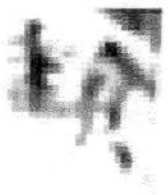

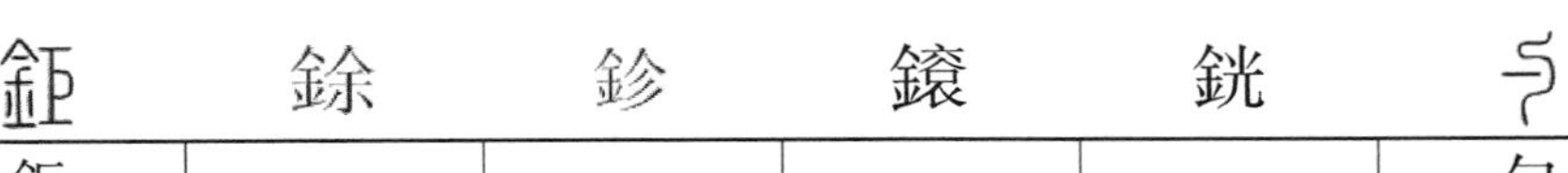

鉅	鋓	鉁	鐶	銚	勺	
鉅					勺	
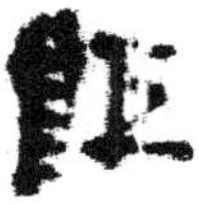 張脈・17	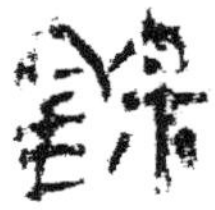 張脈・65	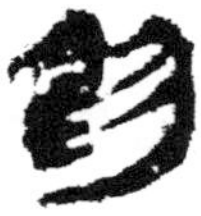 張引・48	馬五・355	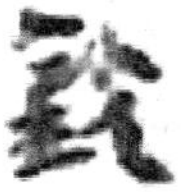 馬去・3	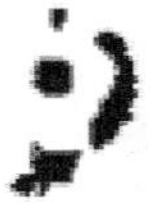 馬養・目	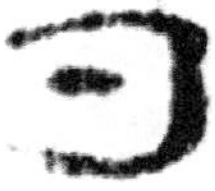 武・31
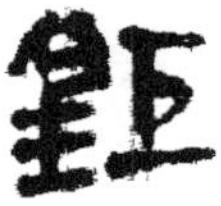 張脈・19				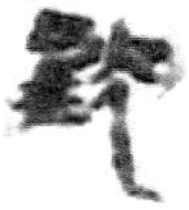 馬去・3	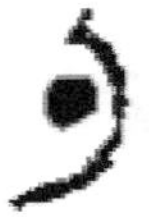 馬養・目	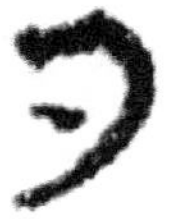 武・46
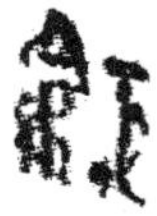 張脈・44					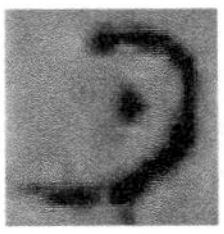 老・156	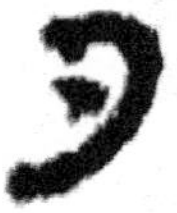 武・55
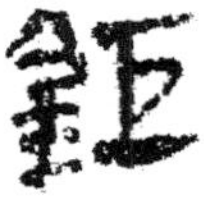 張脈・64						
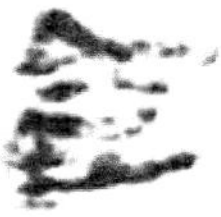 陰甲・21						
陰甲・33						

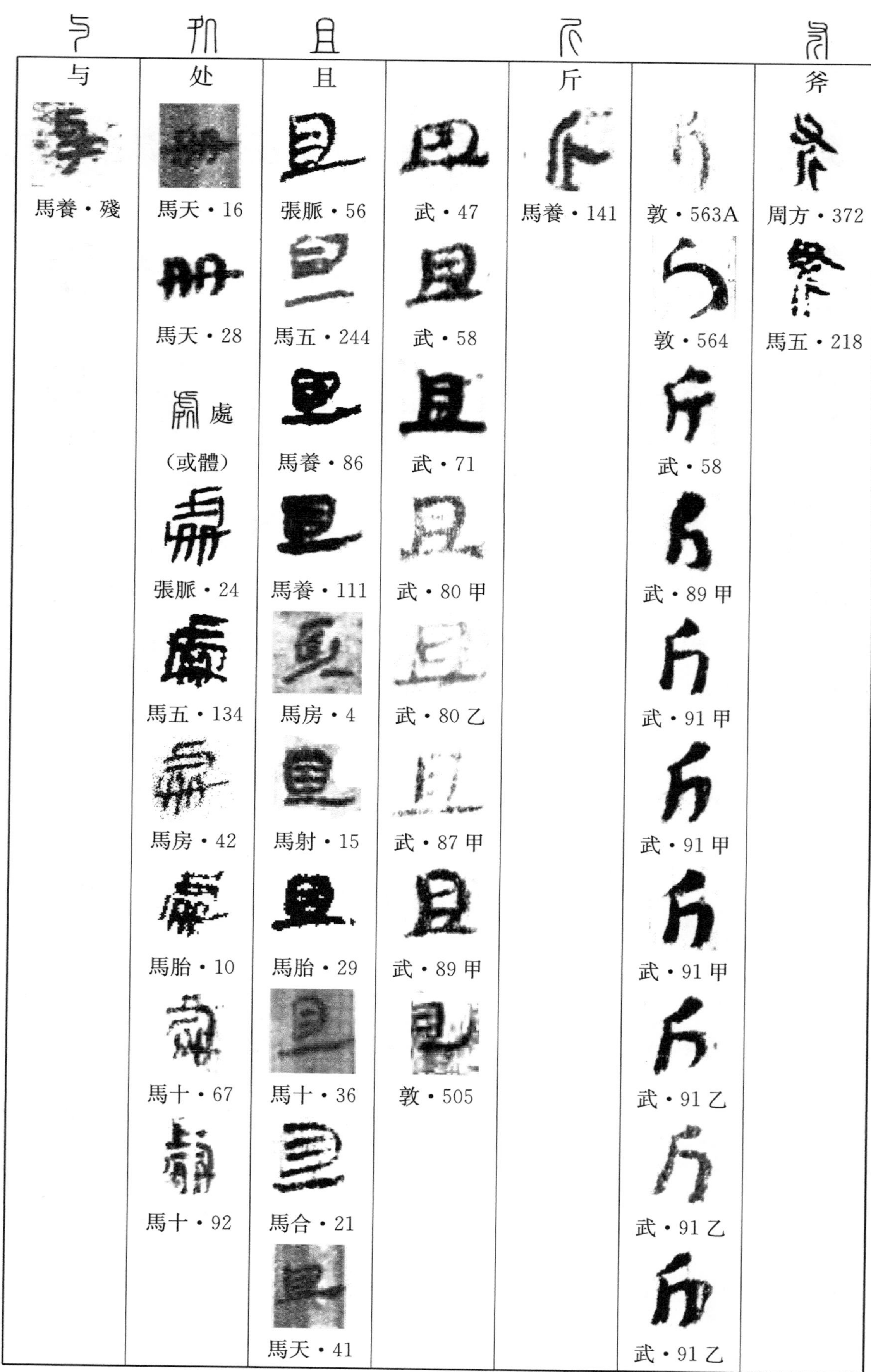

与	处	且		斤		斧
馬養・殘	馬天・16	張脈・56	武・47	馬養・141	敦・563A	周方・372
	馬天・28	馬五・244	武・58		敦・564	馬五・218
	處（或體）	馬養・86	武・71		武・58	
	張脈・24	馬養・111	武・80 甲		武・89 甲	
	馬五・134	馬房・4	武・80 乙		武・91 甲	
	馬房・42	馬射・15	武・87 甲		武・91 甲	
	馬胎・10	馬胎・29	武・89 甲		武・91 甲	
	馬十・67	馬十・36	敦・505		武・91 乙	
	馬十・92	馬合・21			武・91 乙	
		馬天・41			武・91 乙	

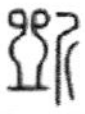

斲	所				斯	
張脈・54	里・8-1243	張引・108	馬胎・31	武・84 甲	馬射・13	武・86 甲
⿰豆斤	周方・328	陰甲・12	馬天・8	武・85 甲		
馬禁・4	周方・329	馬脈・1	馬天・29			
	張脈・19	馬五・54	老・346			
	張脈・32	馬五・106				
	張脈・41	馬五・134				
	張脈・47	馬五・400				
	張引・2	馬養・98				
	張引・6	馬養・192				
	張引・107	馬房・40				

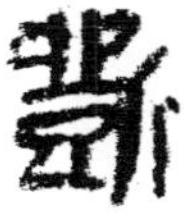

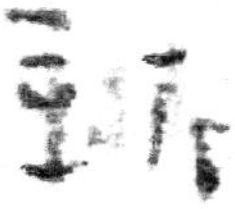

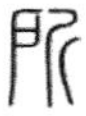

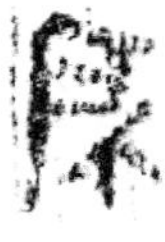

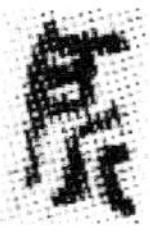

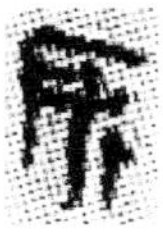

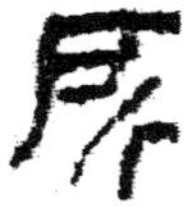

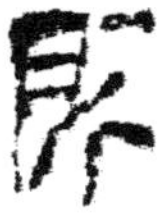

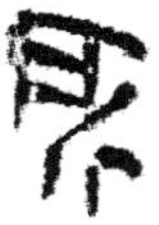

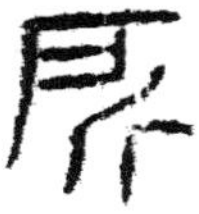

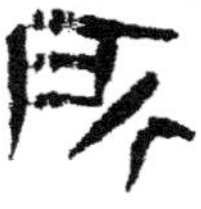

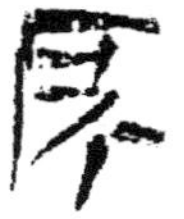

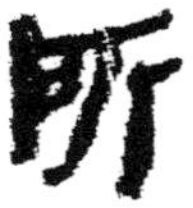

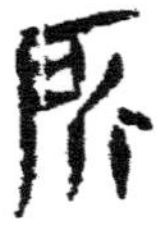

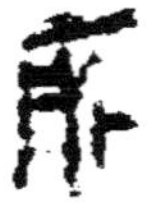

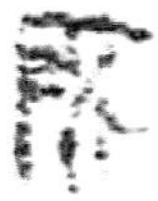

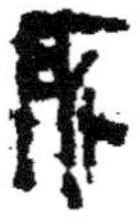

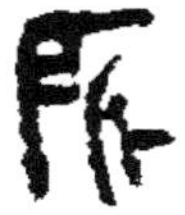

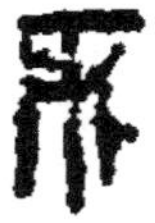

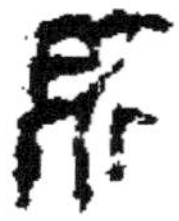

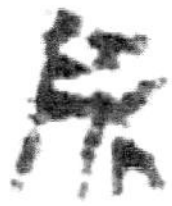

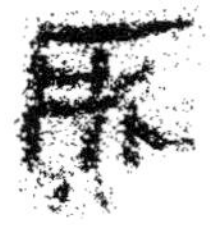

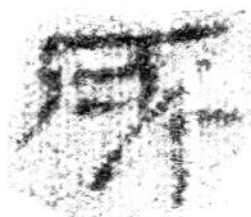

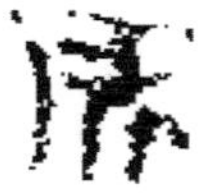

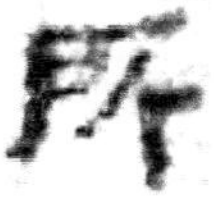

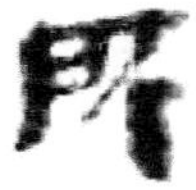

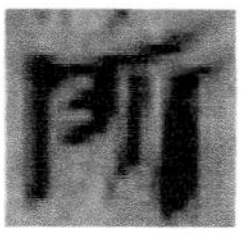

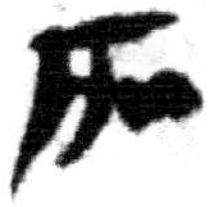

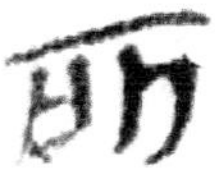

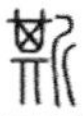

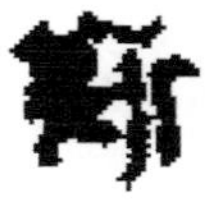

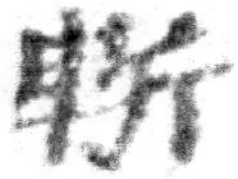

斷		新	斗			升
馬五・135	武・84 乙	周方・314	里・8-1976	馬五・301	羅・49 正	周方・313
馬五・280	武・91 甲	張引・41	周方・375	馬五・357	羅・49 正	周方・315
		馬五・224	馬五・43	馬五・428	武・80 乙	周方・321
		馬養・61	馬五・115	馬五・475		馬五・166
		馬養・61	馬五・167	馬五・475		馬五・174
		馬養・179	馬五・181	馬養・5		馬五・186
		馬胎・33	馬五・186	馬養・85		馬五・194
		馬十・31	馬五・254	馬養・92		馬五・283
		馬十・31	馬五・264	馬養・142		馬五・363
		馬十・34	馬五・274	馬房・11		馬五・418

輯	輿		輕	車		
輯	輿		輕	車		
張引·85	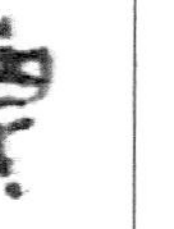 馬五·454	 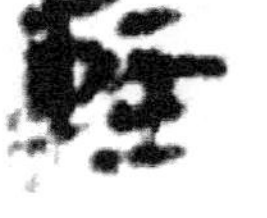 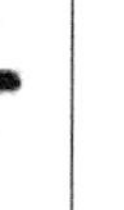 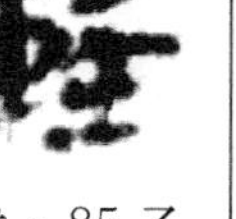 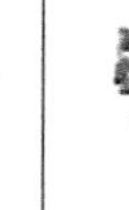 武·85 乙	馬去·1	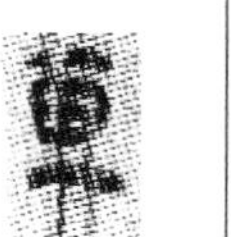 周方·312	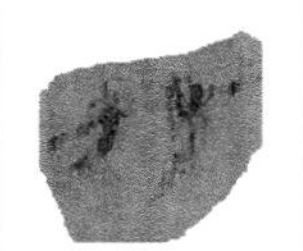 肩伍·1	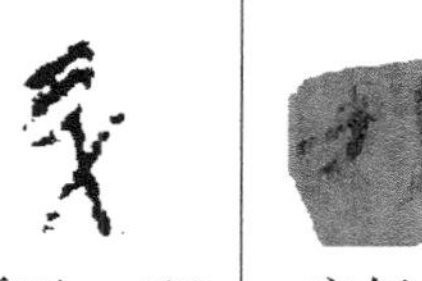 馬五·428
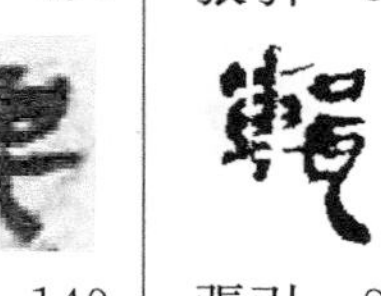 張引·85	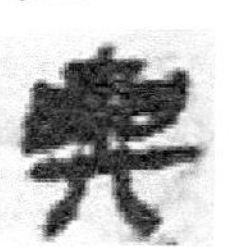 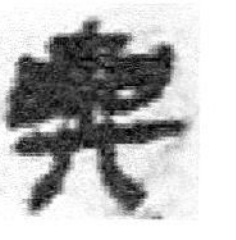 馬養·149		馬養·98	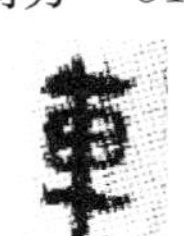 周方·332	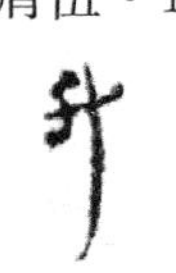 武·47	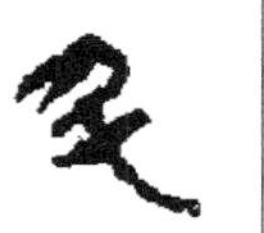 馬養·6
			馬天·27	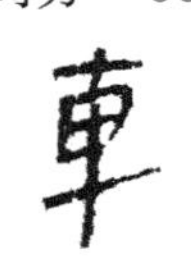 張脈·53	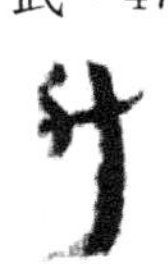 武·57	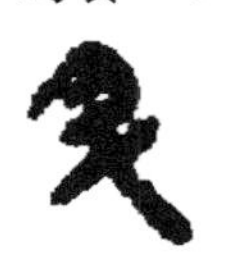 馬養·81
				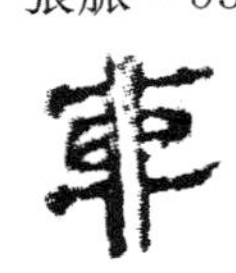 張引·27	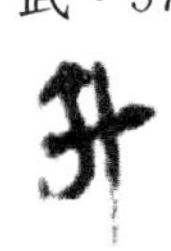 武·57	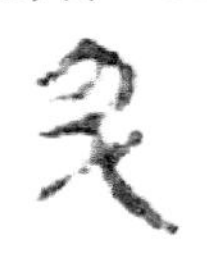 馬養·93
				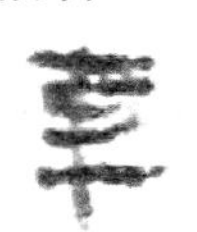 馬五·413	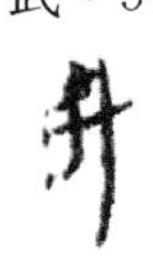 武·58	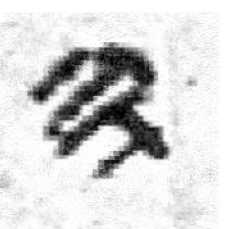 馬房·5
				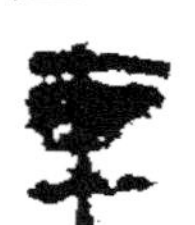 馬五·423	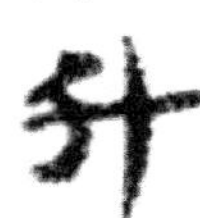 武·75	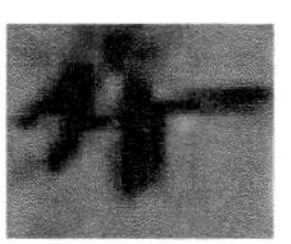 老·156
				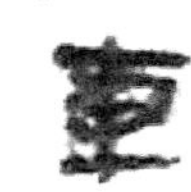 馬五·454	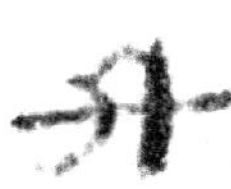 武·80 乙	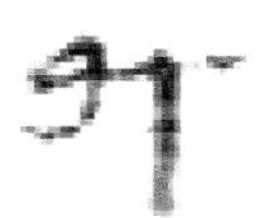 紀·13
				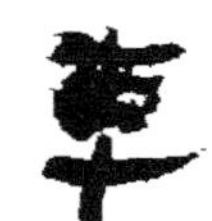 馬養·72	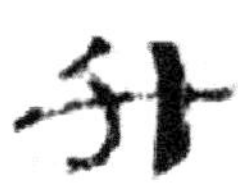 武·87 甲	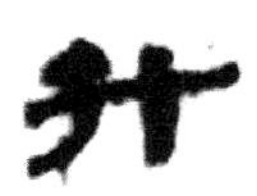 武·17
				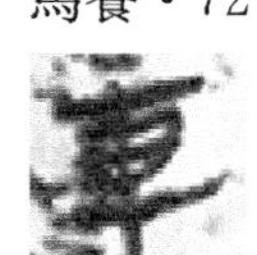 馬養·195	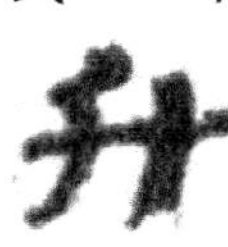 武·91 甲	
				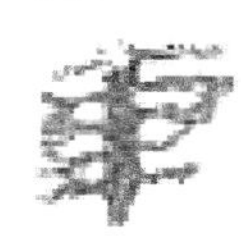 敦·2013		

輅	輒	軫	軸	輻	載	軍
馬足・15	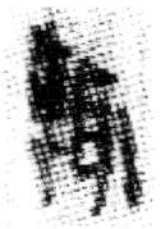 周方・318	馬去・1	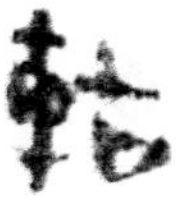 馬十・52	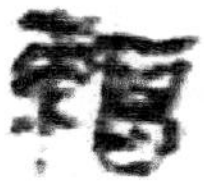 馬五・445	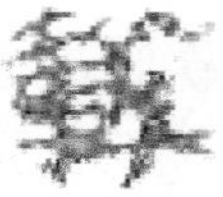 敦・2013	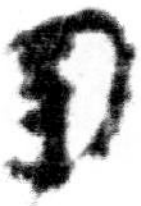 武・84 乙
	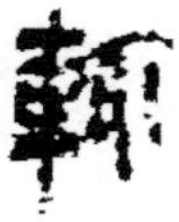 馬五・231		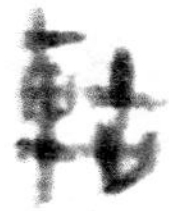 馬十・101			
	馬五・339					
	馬五・429					
	馬五・439					
	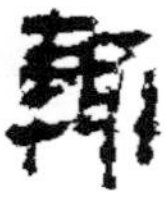 馬五・465					
	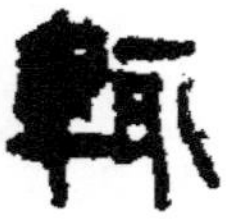 馬養・49					

轉	輸	[illegible]	軵	斬	輔	輚
轉	輸	[illegible]	軵	斬	輔	
居・3	馬去・3	馬五・271	張引・56	馬五・4	周方・332	馬脈・5
			張引・105	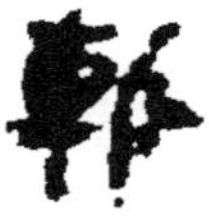 馬五・53	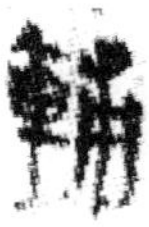 周方・332	
			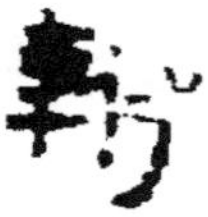 馬養・21	馬五・218	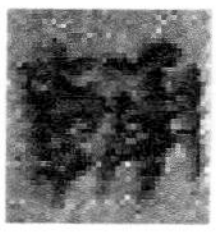 馬十・4	
			軵	馬五・413	馬天・17	
			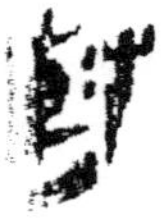 張引・21	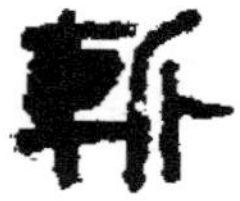 馬養・54		

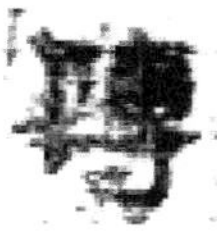

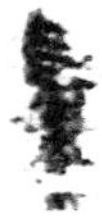

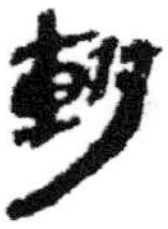

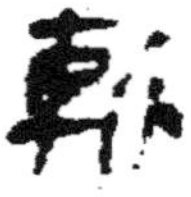

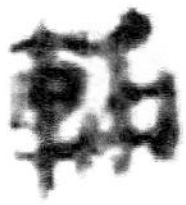

[illegible]	陵	陰				陽
	陵	陰				陽
張引・51	馬五・361	里・8-1224	陰甲・33	馬十・94	武・84 甲	張脈・17
張引・99	馬五・363	周方・309	陰乙・16	馬十・97	武・84 甲	張脈・19
	馬五・379	張脈・33	馬五・120	馬天・1	武・84 甲	張脈・20
	馬五・420	張脈・33	馬養・103	馬天・14	武・85 甲	張脈・25
	馬五・429	張脈・46	馬養・106	皐萬・W001	武・85 甲	張引・11
	馬房・12	張脈・47	馬導・30	险	武・85 甲	張引・25
	馬射・8	張引・33	馬房・5	張引・93		張引・43
	馬十・57	張引・53	馬胎・18	張引・105		張引・92
	馬合・2	馬足・20	馬十・50	張引・108		張引・99
		馬足・23	馬十・52	馬合・1		馬足・29

阤

陀

馬五・95

隫

陰乙・15

陜

馬五・43

隗

周方・336

險

馬十・26

馬十・2

馬十・50

馬十・83

馬合・1

馬合・1

馬天・12

馬天・53

阜萬・W001

陽

馬十・21

馬足・30

陰甲・12

陰甲・27

馬候・1

馬五・201

馬去・3

馬養・190

馬導・30

馬房・殘

馬胎・18

阬	附	隱	阮	陳	除	陛
武・49	張脈・54	馬五・201	馬五・270	周方・326	張引・109	肩貳・1
武・49	馬去・8			馬五・166	馬五・110	
				馬五・191	馬養・目	
				馬五・193	馬養・144	
				馬五・336		
				馬養・179		
				馬胎・13		
				馬十・50		
				馬天・36		
				老・109		

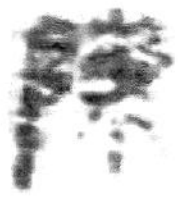

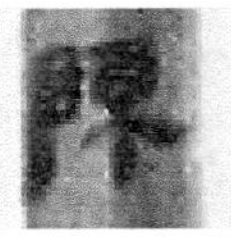

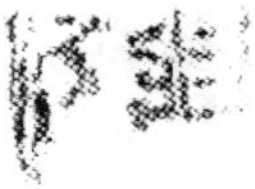

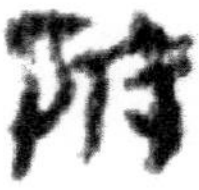

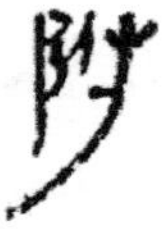

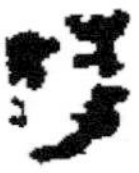

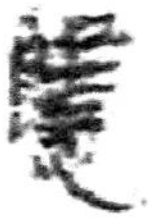

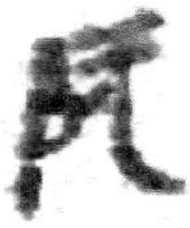

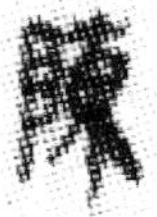

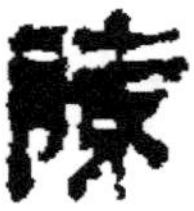

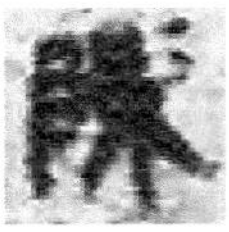

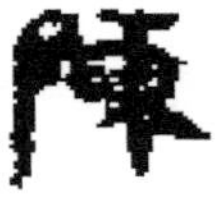

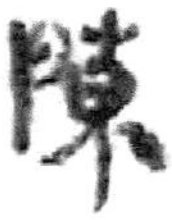

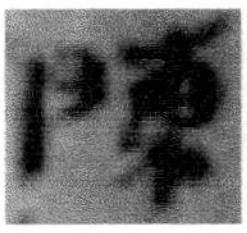

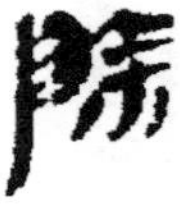

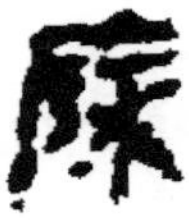

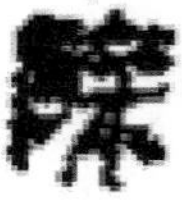

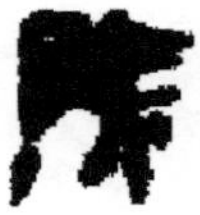

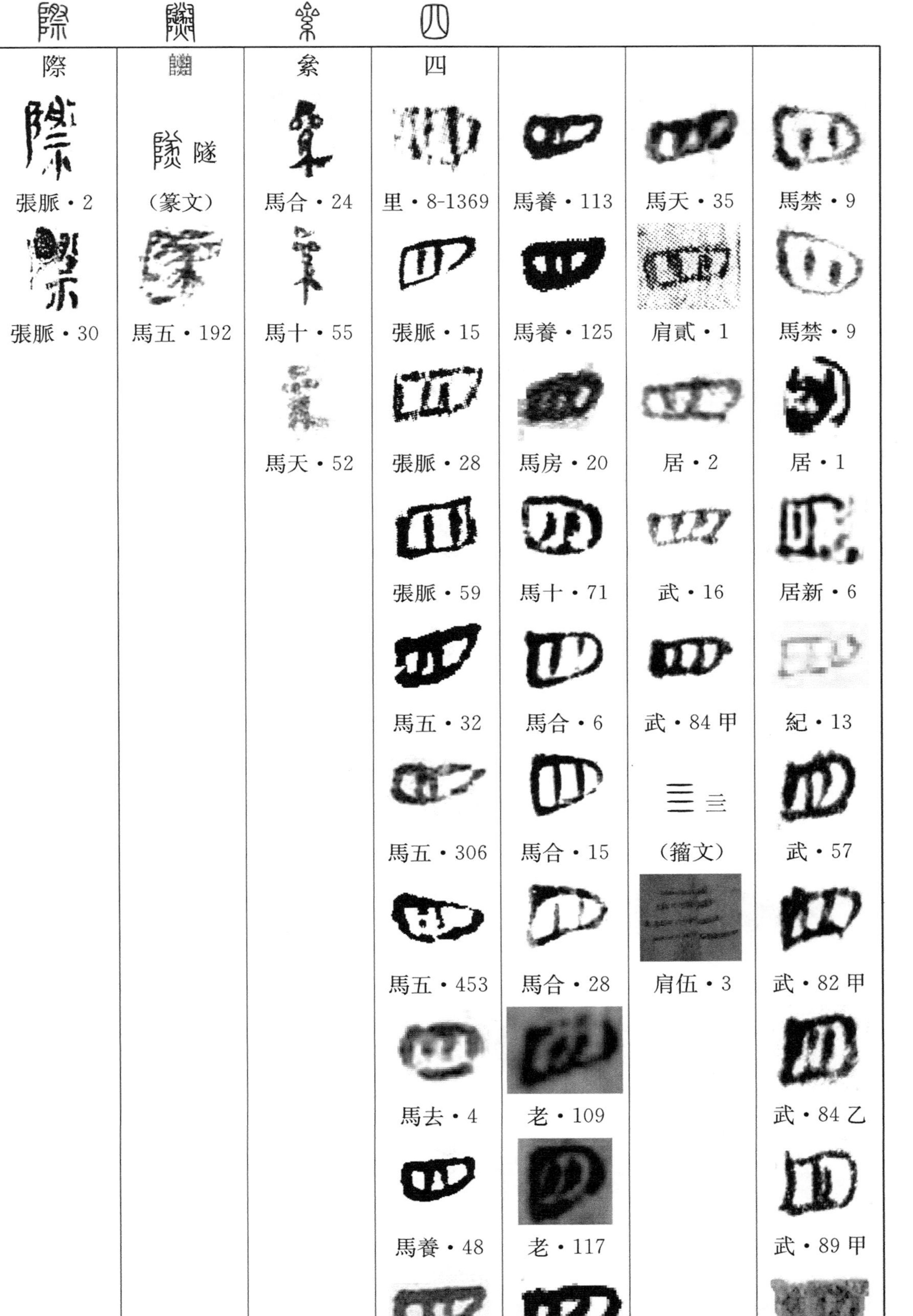

際	𨽍	絫	四			
張脈・2	隧（篆文）	馬合・24	里・8-1369	馬養・113	馬天・35	馬禁・9
張脈・30	馬五・192	馬十・55	張脈・15	馬養・125	肩貳・1	馬禁・9
		馬天・52	張脈・28	馬房・20	居・2	居・1
			張脈・59	馬十・71	武・16	居新・6
			馬五・32	馬合・6	武・84甲	紀・13
			馬五・306	馬合・15	亖 三（籀文）	武・57
			馬五・453	馬合・28	肩伍・3	武・82甲
			馬去・4	老・109		武・84乙
			馬養・48	老・117		武・89甲
			馬養・100	居・1		尚・181

叕

馬五・224

綴

[illegible]

馬射・9

亞

馬養・54

五

里・8-792

張脈・32

張脈・38

馬足・21

馬五・目

馬五・207

馬五・269

馬五・357

馬五・361

馬養・18

馬養・63

馬養・145

馬養・149

馬養・202

馬房・殘

馬射・12

馬十・3

馬十・64

馬十・98

馬合・12

馬合・19

馬合・29

馬天・19

馬天・21

馬天・44

老・109

老・156

敦・2000

馬禁・2

馬禁・3

馬禁・5

居・7

居・6

居新・2

武・17

武・91甲

尚・181

六			七			九
張脈 • 55	馬合 • 15	居 • 1	里 • 8-1221	馬合 • 16	羅 • 39 正	里 • 8-1057
馬足 • 34	馬合 • 17	居新 • 6	周方 • 322	馬合 • 29	居新 • 2	周方 • 372
馬五 • 262	馬合 • 29	武 • 4	周方 • 322	馬禁 • 4	武 • 10	張引 • 111
馬五 • 269	馬天 • 31	武 • 42	馬五 • 105	馬天 • 12	武 • 23	馬養 • 33
馬五 • 361	北漢 • 2600	武 • 79	馬五 • 111	馬天 • 15	武 • 24	馬胎 • 28
馬五 • 378	老 • 109	武 • 83 甲	馬五 • 220	馬天 • 27	武 • 48	馬十 • 32
馬五 • 388		武 • 84 甲	馬五 • 262	馬天 • 31	武 • 83 甲	馬十 • 91
馬養 • 151		武 • 84 乙	馬五 • 391	北漢 • 2664	武 • 85 乙	馬合 • 13
馬十 • 92		武 • 88 乙	馬養 • 34	北漢 • 2600	武 • 91 甲	馬合 • 16
馬合 • 13		尚 • 228	馬養 • 56	老 • 109	武 • 91 乙	馬合 • 18

		萬	禹		獸	甲
馬合・29	武・23	馬胎・21	周方・326	武・83 甲	馬五・250	馬五・357
馬天・1	武・24	馬十・2	周方・332		馬十・11	馬五・392
馬天・12	武・24	阜萬・W001	張脈・3		馬十・83	馬養・殘
馬天・18	武・25		張引・101		馬十・90	
馬天・32	武・56		馬五・97		馬十・96	
馬天・48	武・83 甲		馬五・106			
北漢・2600			馬五・208			
			馬養・196			
			馬房・13			
			馬十・72			

	乙	乾		亂	尤	戊
武·90甲	武·90甲	里·8-1772	武·11	張脈·39	馬五·目	馬養·113
武·90乙		周方·309	武·48	張脈·50	馬五·102	
		張脈·32	武·60	張引·104	馬五·102	
		陰甲·19	武·64	馬足·21	馬五·102	
		馬五·25	武·65	馬候·1	馬五·103	
		馬養·76	武·87甲	馬天·17	馬五·103	
		馬養·89	武·87乙	糺	馬五·104	
		馬養·125	尚·181	馬十·67	馬五·104	
		馬合·7	尚·181	按：與卷三表"繩三合也"義的字同形。即與"糾"的異體字同形。	馬五·106	
		老·156			馬五·112	

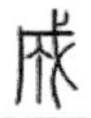 成		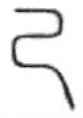 己		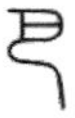 巴		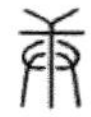 庚
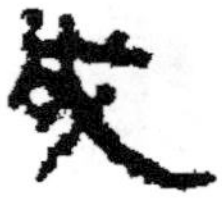 馬五・92	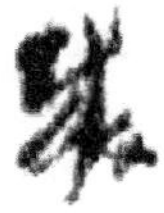 武・59	馬五・196	武・90乙	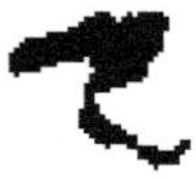 馬房・20	武・29	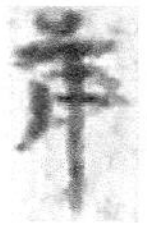 馬十・60
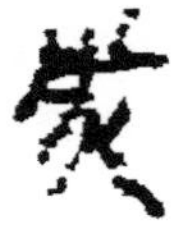 馬五・126					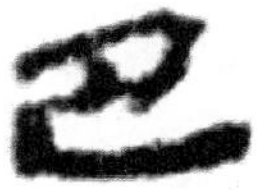 武・69	
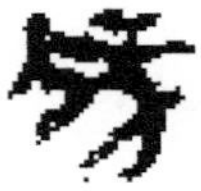 馬房・53						
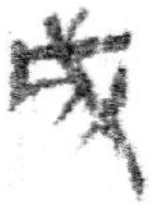 馬十・23						
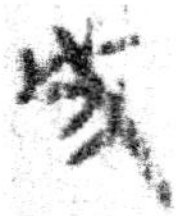 馬十・24						
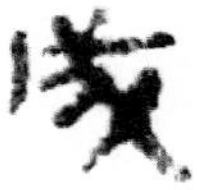 馬十・49						
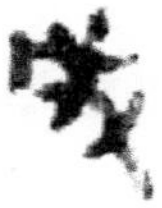 馬十・86						
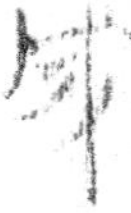 馬合・31						
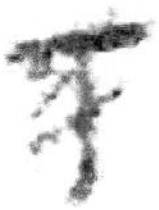 馬天・49						

辛

馬五・217

馬五・221

馬養・113

馬養・125

馬胎・3

北漢・2600

老・109

敦・2000

敦・2012

居・1

居・4

武・55

武・77

武・85 乙

武・86 乙

武・90 甲

⿰辛余

馬養・79

癸

馬十・66

馬十・67

馬十・73

子

里・8-1376

周方・326

周方・327

周方・331

周方・342

北秦・4-248

張脈・55

馬五・15

馬五・245

馬五・328

馬五・391

馬五・446

馬養・132

馬射・4

馬胎・20

馬胎・28

馬胎・33

馬十・76

馬十・82

敦・2000

馬禁・9

羅・39 正

武・57

武・59

武・81

武・84 甲

武・84 乙

武・85 甲

武・88 乙

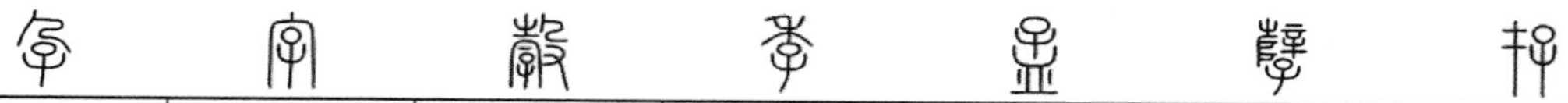

存	孼	孟	季	㝅	字	孕
張脈・55	孽	周方・335	馬脈・11	馬五・94	張脈・10	⿰月黽
馬合・3	馬養・39			馬十・38	馬房・38	張脈・3
馬天・37					馬房・41	
敦・563A					馬胎・14	
					馬胎・18	
					馬胎・29	
					馬胎・29	
					馬胎・31	
					北漢・2664	
					老・117	

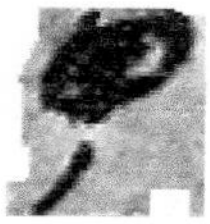

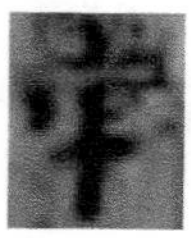

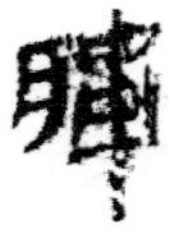

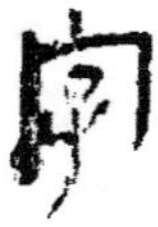

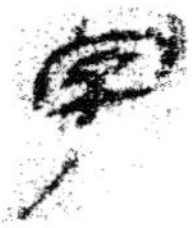

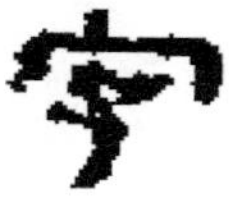

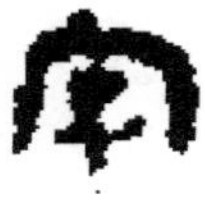

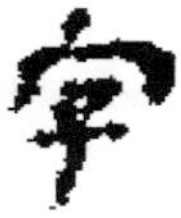

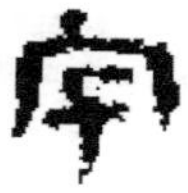

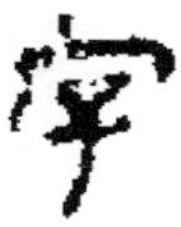

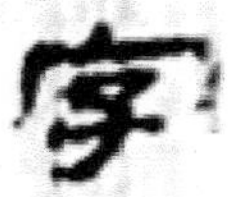

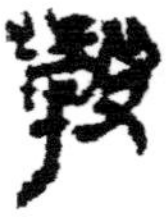

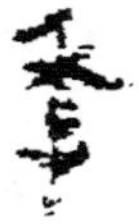

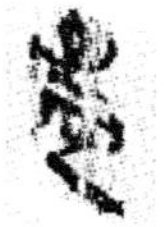

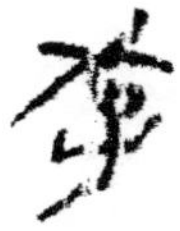

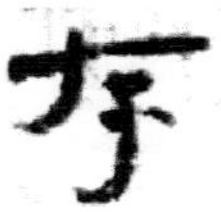

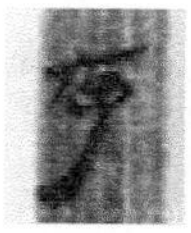

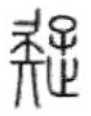

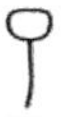

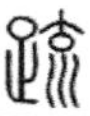

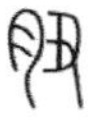

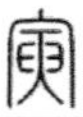

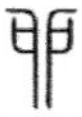

卯

馬五・221

馬五・221

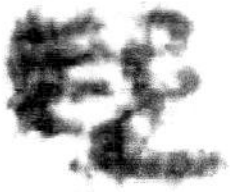

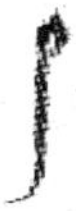

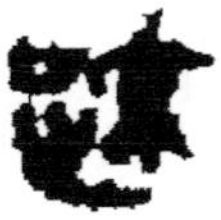

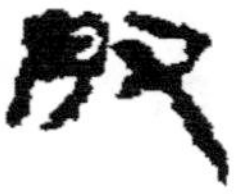

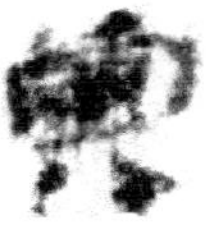

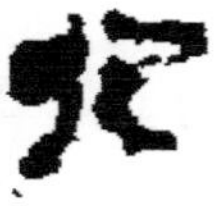

武・90甲

寅

武・90甲

䏔

馬五・67

馬養・53

疏

馬養・46

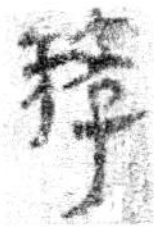

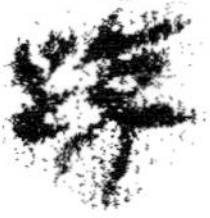

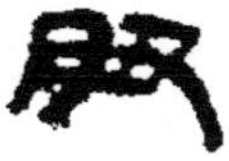

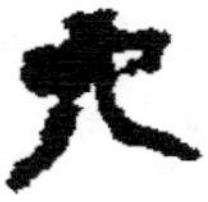

馬房・18

馬十・63

了

周方・330

孳

孳

馬十・35

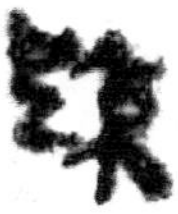

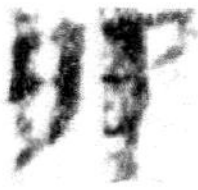

疑

馬天・51

辰	辱	巳				以
武·90甲	馬胎·30	里·8-1243	陰甲·32	馬房·41	肩壹·3	里·8-1363
武·90甲		里·8-1329	陰乙·14	馬射·14	武·25	里·8-1397
		周方·327	馬五·53	馬胎·31	武·61	周方·328
		周方·330	馬五·64	馬十·74	武·84乙	周方·331
		周方·332	馬五·96	馬合·28		北秦·4-028
		張引·46	馬五·285	馬合·30		張脈·18
		張引·59	馬五·430	馬天·46		張脈·20
		張引·71	馬五·463	阜萬·W007		張引·56
		張引·73	馬養·6			張引·99
		張引·96	馬養·64			張引·100

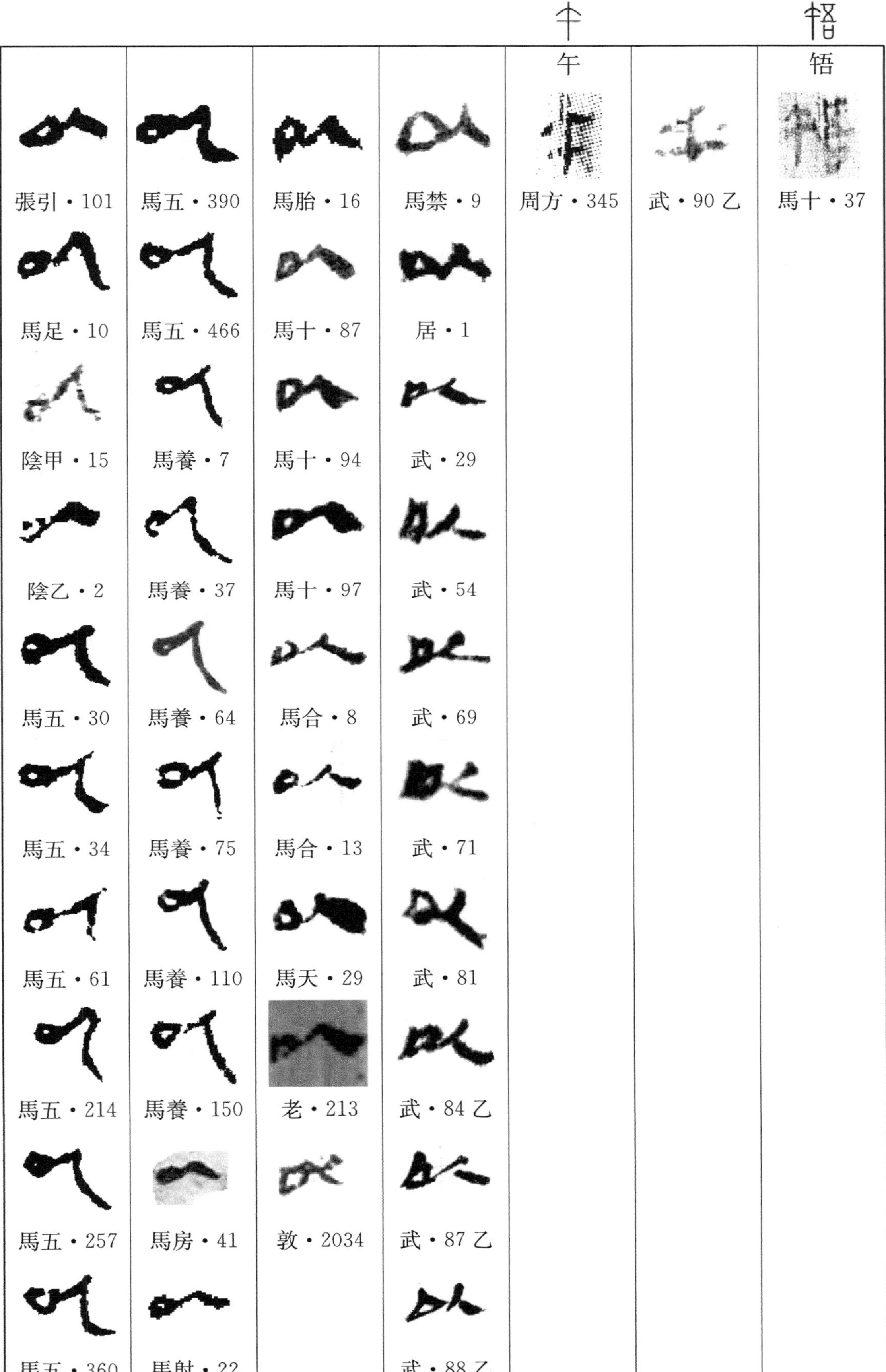
牾
馬十·37
武·90乙
午
周方·345
馬禁·9
居·1
武·29
武·54
武·69
武·71
武·81
武·84乙
武·87乙
武·88乙
馬胎·16
馬十·87
馬十·94
馬十·97
馬合·8
馬合·13
馬天·29
老·213
敦·2034
馬五·390
馬五·466
馬養·7
馬養·37
馬養·64
馬養·75
馬養·110
馬養·150
馬房·41
馬射·22
張引·101
馬足·10
陰甲·15
陰乙·2
馬五·30
馬五·34
馬五·61
馬五·214
馬五·257
馬五·360

未		臾		酉	酒	
馬五・236	武・56	張引・32	武・91甲	馬五・202	里・8-1221	馬五・172
馬五・274	尚・181	馬五・192	武・91甲		周方・313	馬五・198
馬五・298		馬十・23			周方・323	馬五・301
馬五・381		北漢・2600			馬五・5	馬五・307
馬五・殘		北漢・2600			馬五・8	馬養・19
馬養・193		阜萬・W035			馬五・30	馬養・34
馬房・43		老・109			馬五・43	馬房・43
馬射・14		敦・1997			馬五・64	馬十・80
馬胎・9					馬五・100	馬十・81
馬十・53					馬五・171	肩貳・1

	醇	醪	醴	釃	釀	
羅・49 正	醇	馬養・目	馬養・目	馬養・167	馬養・155	馬禁・11
武・71	里 8-1221	馬養・目	馬養・29		馬養・166	羅・49 正
	周方・323		馬養・63			武・7
	馬五・26		馬養・141			武・47
	馬五・30		馬房・48			武・81
	馬五・171		馬房・53			
	馬五・301		馬合・2			
	馬房・43					

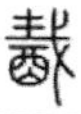

酨		酸	茜		醫	醉
馬五・357	武・65	馬五・206	馬五・192	武・55	馬十・53	張脈・10
馬五・359		馬五・265	馬養・86			馬五・237
馬五・425		馬養・104				馬養・62
馬養・90		馬養・152				
瀐						
馬養・47						
馬養・86						
馬養・170						

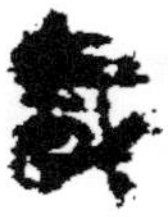

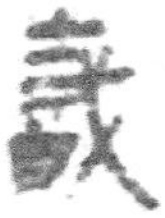

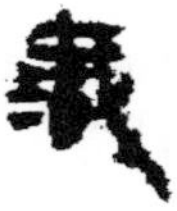

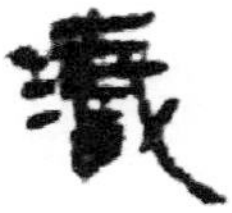

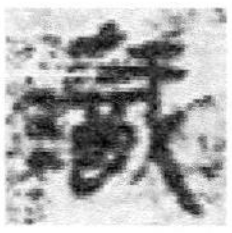

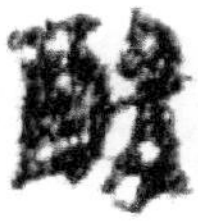

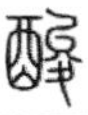

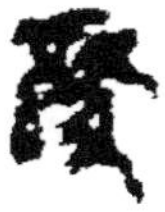

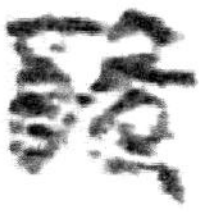

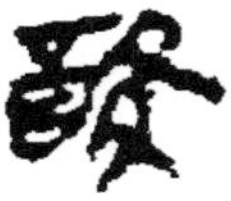

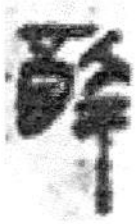

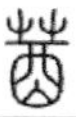

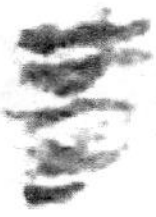

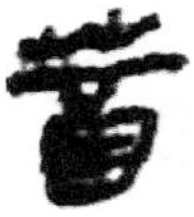

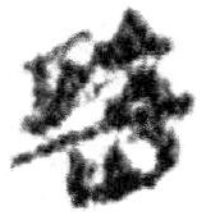

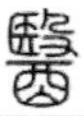

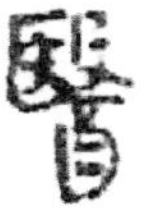

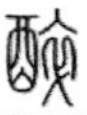

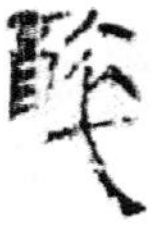

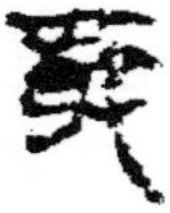

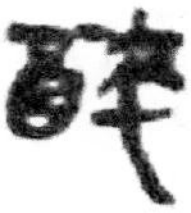

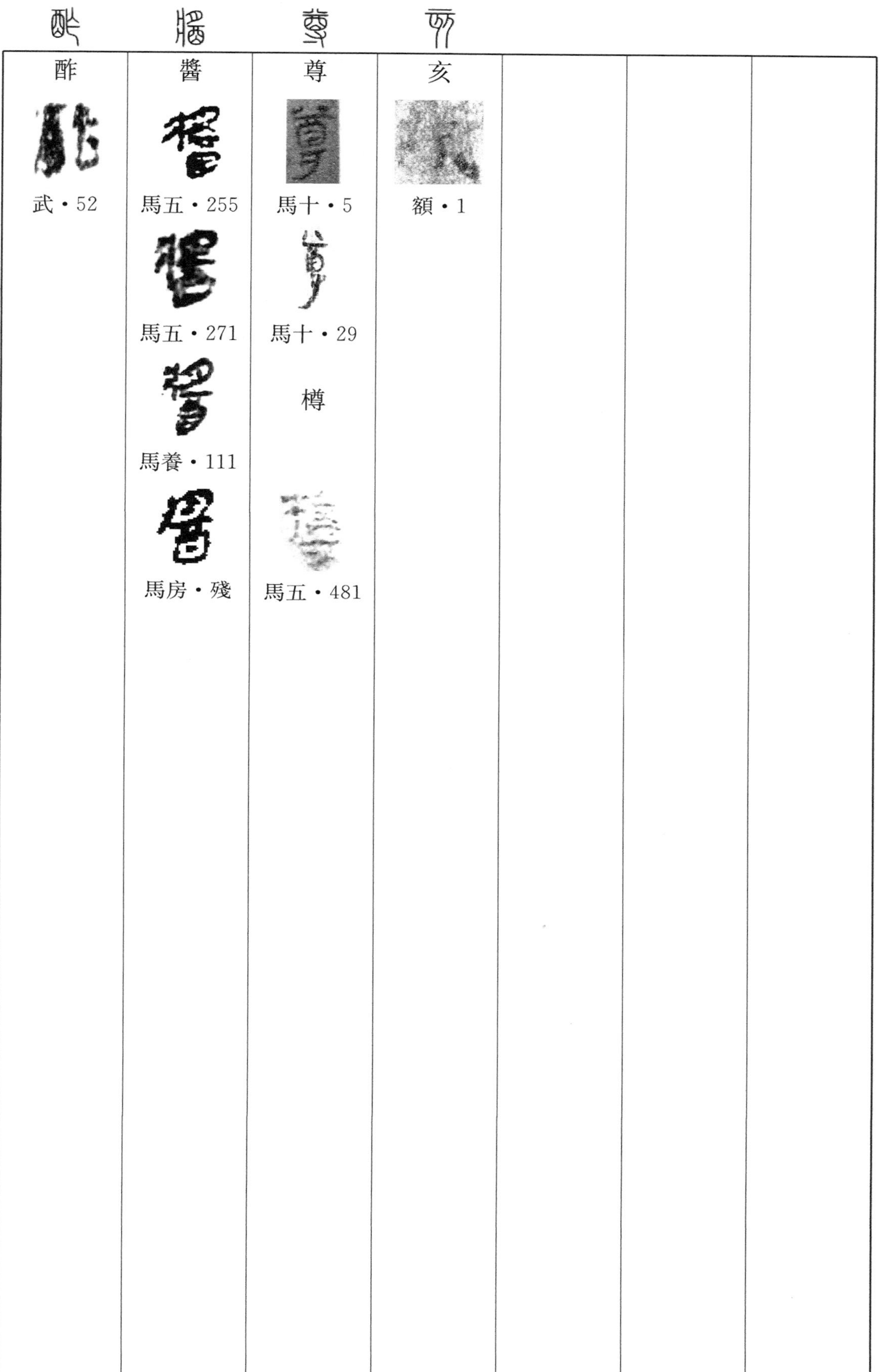

酢	醬	尊	亥			
武・52	馬五・255	馬十・5	顡・1			
	馬五・271	馬十・29				
	馬養・111	樽				
	馬房・殘	馬五・481				

	雁	窮	痿	膾	貍	
訛誤字	武・8	武・88甲 武・88乙	張引・36	武・44	馬十・8	

	一十	五十	六十	七十	八十	九十
合文	馬五・204	張引・64	馬養・31	張脈・48	馬合・11	馬合・11
	馬養・32	張引・64	馬合・11	馬合・11		
		馬天・14	馬天・14	馬天・15		
		老・328	老・346	北漢・2664		
			武・30	北漢・2664		

二月	三月	八月	十月	鳳鳥	雌隹	雄隹
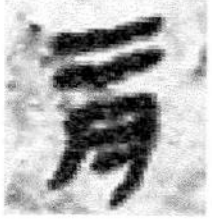 馬房・46	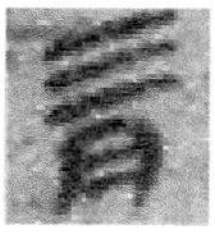 馬胎・21	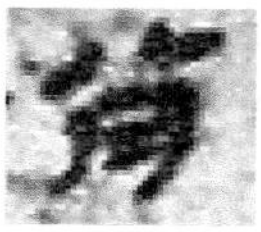 馬房・46	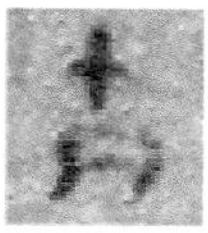 馬胎・13	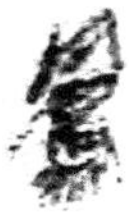 馬五・82	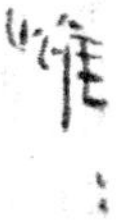 馬禁・7	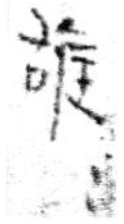 馬禁・9
	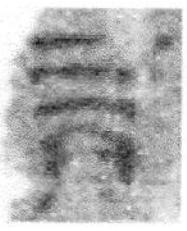 馬胎・24	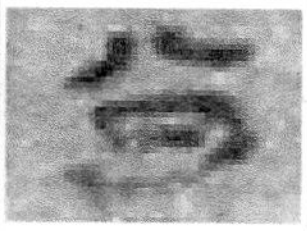 馬胎・11		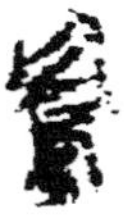 馬五・84		
	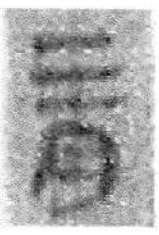 馬十・79					
	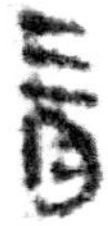 馬十・84					
	馬十・96					

又有	日巳	大夫	米麴			
馬天・14	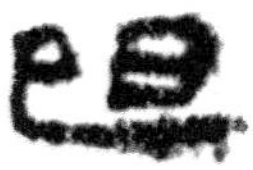 武・30	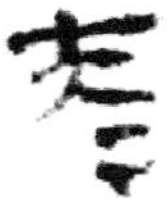 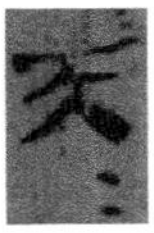 馬十・74	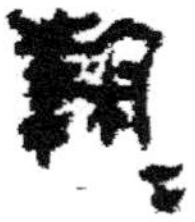 馬養・164			
		老・201				

簡號另編表

出　處	新編號	原編號
《居延漢簡甲乙編》	1	89.20
	2	136·25
	3	136.3
	4	149.32
	5	155·8
	6	265.2A
	7	454.12
	8	455.19
	9	488.1
	10	1885(497.20)
《居延新簡》(甲渠候官)	1	EPT9·3
	2	EPT9·7A
	3	EPT9·7B
	4	EPT10·8
	5	EPT40·191A
	6	EPT40·191B
	7	EPT50·26
	8	EPT53·141
	9	EPT54·14
	10	EPT56·228
	11	EPT65·476
	12	EPF22·817
	13	EPS4.T2:65
《肩水金關漢簡》〔壹〕	1	73EJT1:168
	2	73EJT2:79
	3	73EJT5:70
《肩水金關漢簡》〔貳〕	1	73EJT21:24
	2	73EJT23:704
	3	73EJT23:711
《肩水金關漢簡》〔叁〕	1	73EJT30:193
《肩水金關漢簡》〔肆〕	1	73EJT37:942A
	2	73EJT37:942B
《肩水金關漢簡》〔伍〕	1	73EJF2:47A
	2	73EJF2:47B
	3	73EJF3:339+609+601
《額濟納漢簡》	1	2000ES14SF1:5

材料出處簡稱表

簡　稱	名　稱	來　源
里	里耶秦簡醫方	《里耶秦簡》(壹)
周方	周家臺秦簡醫方	《關沮秦漢墓簡牘》
北秦	北京大學藏秦代醫簡	《文物》載《北京大學藏秦簡牘概述》
張脈	張家山漢簡(247)《脈書》	《張家山漢墓竹簡(二四七號墓)》
張引	張家山漢簡(247)《引書》	《張家山漢墓竹簡(二四七號墓)》
馬足	馬王堆漢墓帛書《足臂十一脈灸經》	《馬王堆漢墓帛書》〔肆〕、《長沙馬王堆漢墓簡帛集成》
陰甲	馬王堆漢墓帛書《陰陽十一脈灸經》(甲本)	《馬王堆漢墓帛書》〔肆〕、《長沙馬王堆漢墓簡帛集成》
馬脈	馬王堆漢墓帛書《脈法》	《馬王堆漢墓帛書》〔肆〕、《長沙馬王堆漢墓簡帛集成》

簡　稱	名　稱	來　源
馬候	馬王堆漢墓帛書《陰陽脈死候》	《馬王堆漢墓帛書》〔肆〕、《長沙馬王堆漢墓簡帛集成》
馬五	馬王堆漢墓帛書《五十二病方》	《馬王堆漢墓帛書》〔肆〕、《長沙馬王堆漢墓簡帛集成》
馬去	馬王堆漢墓帛書《去穀食氣》	《馬王堆漢墓帛書》〔肆〕、《長沙馬王堆漢墓簡帛集成》
陰乙	馬王堆漢墓帛書《陰陽十一脈灸經》(乙本)	《馬王堆漢墓帛書》〔肆〕、《長沙馬王堆漢墓簡帛集成》
馬導	馬王堆漢墓帛書《導引圖》題記	《馬王堆漢墓帛書》〔肆〕、《長沙馬王堆漢墓簡帛集成》
馬養	馬王堆漢墓帛書《養生方》	《馬王堆漢墓帛書》〔肆〕、《長沙馬王堆漢墓簡帛集成》
馬房	馬王堆漢墓帛書《房内記》	《馬王堆漢墓帛書》〔肆〕、《長沙馬王堆漢墓簡帛集成》
馬射	馬王堆漢墓帛書《療射工毒方》	《馬王堆漢墓帛書》〔肆〕、《長沙馬王堆漢墓簡帛集成》
馬胎	馬王堆漢墓帛書《胎產書》	《馬王堆漢墓帛書》〔肆〕、《長沙馬王堆漢墓簡帛集成》

簡　稱	名　稱	來　源
馬十	馬王堆漢墓竹簡《十問》	《馬王堆漢墓帛書》〔肆〕、《長沙馬王堆漢墓簡帛集成》
馬合	馬王堆漢墓竹簡《合陰陽》	《馬王堆漢墓帛書》〔肆〕、《長沙馬王堆漢墓簡帛集成》
馬禁	馬王堆漢墓木簡《雜禁方》	《馬王堆漢墓帛書》〔肆〕、《長沙馬王堆漢墓簡帛集成》
馬天	馬王堆漢墓竹簡《天下至道談》	《馬王堆漢墓帛書》〔肆〕、《長沙馬王堆漢墓簡帛集成》
北漢	北京大學藏漢代醫簡	《文物》載《北京大學藏西漢竹書概説》
阜萬	阜陽雙古堆漢墓竹簡《萬物》	《文物》載《阜陽漢簡〈萬物〉》
老	天回鎮老官山漢墓醫簡	《中醫藥文化》載《老官山漢墓〈六十病方〉與馬王堆〈五十二病方〉比較研究》、《〈六十病方〉地名略考》,《中醫文獻雜誌》載《老官山漢墓醫簡〈六十病方〉排序研究》
羅	羅布淖爾漢簡	《西北史地論叢》
武	武威漢代醫簡	《武威漢代醫簡》

簡稱	名稱	來源
敦	敦煌漢代醫簡	《敦煌漢簡》
居	居延漢代醫簡	《居延漢簡甲乙編》
居新	居延新簡醫簡	《居延新簡》(甲渠候官)
肩壹	肩水金關漢代醫簡	《肩水金關漢簡》〔壹〕
肩貳	肩水金關漢代醫簡	《肩水金關漢簡》〔貳〕
肩叁	肩水金關漢代醫簡	《肩水金關漢簡》〔叁〕
肩肆	肩水金關漢代醫簡	《肩水金關漢簡》〔肆〕
肩伍	肩水金關漢代醫簡	《肩水金關漢簡》〔伍〕
額	额济纳漢代醫簡	《額濟納漢簡》
尚	尚德街東漢簡牘醫方	《長沙尚德街東漢簡牘》

筆畫檢字表

十四畫

十五畫

參考文獻

一、論著辭書類

[1] 陳鬆長. 馬王堆簡帛文字編[M]. 北京:文物出版社,2001.

[2] 陳夢家. 漢簡綴述[M]. 北京:中華書局,1980.

[3] 陳直. 居延漢簡研究[M]. 天津:天津古籍出版社,1986.

[4] 陳增嶽. 隋唐醫用古籍語言研究[M]. 廣州:廣東科學技術出版社,2006.

[5] 長沙市文物考古研究所. 長沙尚德街東漢簡牘[M]. 長沙:嶽麓書社,2016.

[6] 段玉裁. 説文解字注[M]. 上海:上海古籍出版社,1988.

[7] 方勇. 秦簡牘文字編[M]. 福州:福建人民出版社,2012.

[8] 馮勝君. 二十世紀古文獻新證研究[M]. 濟南:齊魯書社,2006.

[9] 甘肅省博物館,武威縣文化館. 武威漢代醫簡[M]. 北京:文物出版社,1975.

[10] 甘肅省文物考古研究所. 敦煌漢簡[M]. 北京:中華書局,1991.

[11] 甘肅省文物考古研究所,甘肅省博物館,文化部古文獻研究室,中國社會科學院歷史研究所. 居延新簡:甲渠候官與第四燧[M]. 北京:文物出版社,1990.

[12] 甘肅簡牘保護研究中心,等. 肩水金關漢簡:壹[M]. 上海:中西書局,2011.

[13] 甘肅簡牘保護研究中心,等. 肩水金關漢簡:貳[M]. 上海:中西書局,2012.

[14] 甘肅簡牘保護研究中心,等. 肩水金關漢簡:叁[M]. 上海:中西書局,2013.

[15] 甘肅簡牘保護研究中心,等. 肩水金關漢簡:肆[M]. 上海:中西書局,2015.

[16] 甘肅簡牘保護研究中心,等. 肩水金關漢簡:伍[M]. 上海:中西書局,2016.

[17] 高大倫. 江陵張家山漢簡《脈書》校釋[M]. 成都:成都出版社,1992.

[18] 高大倫. 張家山漢簡《引書》研究[M]. 成都:巴蜀書社,1995.

[19] 高亨,董治安. 古字通假會典[M]. 濟南:齊魯書社,1989.

[20] 高明,涂白奎. 古文字類編[M]. 增訂本. 上海:上海古籍出版社,2008.

[21] 顧野王. 大廣益會玉篇[M]. 北京:中華書局,1987.

[22] 韓建平. 馬王堆古脈書研究[M]. 北京:中國社會科學出版社,2005.

[23] 漢語大字典字形組. 秦漢魏晉篆隸字形表[M]. 成都:四川辭書出版社,1985.

[24] 漢語大字典編輯委員會. 漢語大字典[M]. 縮印本. 武漢:湖北辭書出版社;成都:四川辭書出版社,1992.

[25] 何琳儀. 戰國文字通論[M]. 訂補. 南京:江蘇教育出版社,2003.

[26] 洪適. 隸釋・隸續[M]. 北京:中華書局,1985.

[27] 湖北省荆州市周梁玉橋遺址博物館. 關沮秦漢墓簡牘[M]. 北京:中華書局,2001.

[28] 湖南省文物考古研究所. 里耶發掘報告[M]. 長沙:嶽麓書社,2007.

[29] 湖南省文物考古研究所. 里耶秦簡:壹[M]. 北京:文物出版社,2012.

[30] 胡平生,張德芳. 敦煌懸泉漢簡釋粹[M]. 上海:上海古籍出版社,2001.

[31] 黄德寬,陳秉新. 漢語文字學史[M]. 增訂本. 合肥:安徽教育出版社,2014.

[32] 黄德寬,等. 古漢字發展論[M]. 北京:中華書局,2014.
[33] 黄德寬. 古文字學[M]. 上海:上海古籍出版社,2015.
[34] 黄文傑. 秦至漢初簡帛文字研究[M]. 北京:商務印書館,2008.
[35] 黄文弼. 西北史地論叢[M]. 上海:上海人民出版社,1981.
[36] 簡牘整理小組. 居延漢簡補編[M]. 臺北:臺北文淵企業有限公司,1998.
[37] 勞榦,等. 漢簡研究文獻四種[M]. 北京:北京圖書館出版社,2007.
[38] 李家浩. 著名中年語言學家自選集:李家浩卷[M]. 合肥:安徽教育出版社,2002.
[39] 李家浩. 安徽大學漢語言文字研究叢書:李家浩卷[M]. 合肥:安徽大學出版社,2013.
[40] 李守奎,曲冰,孫衛龍. 上海博物館藏戰國楚竹書(一—五)文字編[M]. 北京:作家出版社,2007.
[41] 李學勤. 字源[M]. 天津:天津古籍出版社;沈陽:遼寧人民出版社,2012.
[42] 林澐. 古文字學簡論[M]. 北京:中華書局,2012.
[43] 劉玉環. 秦漢簡帛訛字研究[M]. 北京:中國書籍出版社,2013.
[44] 劉釗. 古文字構形學[M]. 福州:福建人民出版社,2006.
[45] 劉釗. 出土簡帛文字叢考[M]. 臺北:臺灣古籍出版有限公司,2004.
[46] 陸錫興. 漢代簡牘草字編[M]. 上海:上海書畫出版社,1989.
[47] 羅振玉,王國維. 流沙墜簡[M]. 北京:中華書局,1993.
[48] 馬王堆漢墓帛書整理小組. 馬王堆漢墓帛書:肆[M]. 北京:文物出版社,1985.
[49] 馬王堆漢墓帛書整理小組. 馬王堆漢墓帛書:五十二病方[M]. 北京:文物出版社,1979.
[50] 馬繼興. 馬王堆古醫書考釋[M]. 湖南:湖南科學技術出版社,1992.
[51] 駢宇騫,段書安. 二十世紀出土簡帛綜述[M]. 北京:文物出版社,2006.
[52] 錢超塵. 中醫古籍訓詁研究[M]. 貴陽:貴州人民出版社,1988.
[53] 裘錫圭. 文字學概要[M]. 修訂本. 北京:商務印書館,2013.
[54] 裘錫圭. 古文字論集[M]. 北京:中華書局,1992.
[55] 裘錫圭. 裘錫圭自選集[M]. 鄭州:大象出版社,1994.
[56] 裘錫圭. 長沙馬王堆漢墓簡帛集成[M]. 北京:中華書局,2014.
[57] 釋行均. 龍龕手鏡[M]. 北京:中華書局,1985.
[58] 十三經注疏整理委員會. 春秋左傳正義[M]. 北京:北京大學出版社,2000.
[59] 十三經注疏整理委員會. 禮記正義[M]. 北京:北京大學出版社,2000.
[60] 史游. 急就篇[M]. 顔師古,注;王應麟,補注;錢保塘,補音. 上海:商務印書館,1936.
[61] 司馬光,等. 類篇[M]. 北京:中華書局,1984.
[62] 唐作藩. 上古音手冊[M]. 南京:江蘇人民出版社,1982.
[63] 唐蘭. 古文字學道論[M]. 增訂本. 濟南:齊魯書社,1981.
[64] 湯餘惠. 戰國文字編[M]. 福州:福建人民出版社,2001.
[65] 滕壬生. 楚系簡帛文字編[M]. 增訂本. 武漢:湖北教育出版社,2008.
[66] 魏啓鵬,胡翔驊. 馬王堆漢墓醫書校釋:壹[M]. 成都:成都出版社,1992.
[67] 魏啓鵬,胡翔驊. 馬王堆漢墓醫書校釋:貳[M]. 成都:成都出版社,1992.
[68] 魏堅. 額濟納漢簡[M]. 桂林:廣西師範大學出版社,2005.
[69] 王輝. 一粟集:王輝學術文存[M]. 臺北:藝文印書館,2002.
[70] 王輝. 古文字通假字典[M]. 北京:中華書局,2008.
[71] 王夢鷗. 漢簡文字類編[M]. 臺北:藝文印書館,1974.
[72] 許慎. 説文解字[M]. 北京:中華書局,1963.
[73] 徐在國. 安徽大學漢語言文字研究叢書:徐在國卷[M]. 合肥:安徽大學出版社,2013.

[74] 徐在國. 上博楚簡文字聲系：第一冊[M]. 合肥：安徽大學出版社，2013.
[75] 徐中舒. 漢語古文字字形表[M]. 成都：四川人民出版社，1981.
[76] 薛英群. 居延漢簡通論[M]. 蘭州：甘肅教育出版社，1991.
[77] 嚴健民. 五十二病方注補譯[M]. 北京：中醫古籍出版社，2005.
[78] 楊寶忠. 疑難字考釋與研究[M]. 北京：中華書局，2005.
[79] 楊宗兵，彭文，蔣文孝. 秦文字編[M]. 北京：綫裝書局，2015.
[80] 余庭璧. 事物異名校注[M]. 楊繩信，校注. 太原：山西古籍出版社，1993.
[81] 宗福邦，陳世鐃，蕭海波. 故訓匯纂[M]. 北京：商務印書館，2003.
[82] 張桂光. 漢字學簡論[M]. 廣州：廣東高等教育出版社，2004.
[83] 張家山二四七號漢墓竹簡整理小組. 張家山漢墓竹簡（二四七號墓）[M]. 北京：文物出版社，2001.
[84] 張家山二四七號漢墓竹簡整理小組. 張家山漢墓竹簡（二四七號墓）[M]. 釋文修訂本. 北京：文物出版社，2006.
[85] 張仁壽. 醫簡論集[M]. 臺北：蘭臺出版社，2000.
[86] 張延昌，朱建平. 武威漢代醫簡研究[M]. 北京：原子能出版社，1996.
[87] 張延昌. 武威漢代醫簡注解[M]. 北京：中醫古籍出版社，2006.
[88] 張顯成. 簡帛藥名研究[M]. 重慶：西南師範大學出版社，1997.
[89] 張顯成. 簡帛文獻學通論[M]. 北京：中華書局，2004.
[90] 張顯成，王玉蛟. 秦漢簡帛異體字研究[M]. 北京：人民出版社，2016.
[91] 張自烈，廖文英. 正字通[M]. 北京：中國工人出版社，1996.
[92] 章念馳. 章太炎全集：醫論集[M]. 潘文奎，等，校點. 上海：上海人民出版社，2014.
[93] 趙平安. 隸變研究[M]. 保定：河北大學出版社，2009.
[94] 周波. 戰國時代各系文字間的用字差異現象研究[M]. 北京：綫裝書局，2012.
[95] 周祖亮，方懿林. 簡帛醫藥文獻校釋[M]. 北京：學苑出版社，2014.
[96] 周一謀，蕭佐桃. 馬王堆醫書考注[M]. 天津：天津科學技術出版社，1988.
[97] 周曉陸，路東之. 秦封泥集[M]. 西安：三秦出版社，2000.
[98] 中國社會科學院考古研究所. 居延漢簡甲乙編[M]. 北京：中華書局，1980.
[99] 莊新興. 戰國鉩印分域編[M]. 上海：上海書店出版社，2001.
[100] 鄭剛. 出土醫藥文獻語言研究集[M]. 汕頭：汕頭大學出版社，2005.
[101] 趙平安. 秦西漢印章研究[M]. 上海：上海古籍出版社，2012.

二、論文類

[1] 安徽省文物工作隊，阜陽地區博物館，阜陽縣文化局. 阜陽雙古堆西漢汝陰侯墓發掘簡報[J]. 文物，1978(8)：12-31.
[2] 白海燕."居延新簡"文字編[D]. 長春：吉林大學，2014.
[3] 白軍鵬."敦煌漢簡"整理與研究[D]. 長春：吉林大學，2014.
[4] 抱小. 説水泉子漢簡《蒼頡篇》之"疾偷廷"[EB/OL].（2016-01-01）. http://www.gwz.fudan.edu.cn/SrcShow.asp?Src_ID=2708.
[5] 暴慧芳. 漢語古文字合文研究[D]. 重慶：西南大學，2009.
[6] 北京大學出土文獻研究所. 北京大學藏西漢竹書概説[J]. 文物，2011(6)：49-57.
[7] 朱鳳瀚，韓巍，陳侃理. 北京大學藏秦簡牘概述[J]. 文物，2012(6)：65-73.
[8] 蔡偉.《馬王堆漢墓帛書》劄記（三則）[EB/OL].（2009-06-19）. http://www.gwz.fudan.edu.cn/SrcShow.asp?Src_ID=823.

[9] 曹方向.周家臺秦簡補釋一則[EB/OL].(2009-01-31).http://www.bsm.org.cn/show_article.php?id=985.

[10] 長沙馬王堆醫書研究組.馬王堆醫書研究專刊:第1輯[J].湖南中醫學院學報,1980:12-48.

[11] 長沙馬王堆醫書研究組.馬王堆醫書研究專刊:第2輯[J].湖南中醫學院學報,1981:64-86.

[12] 陳侃理.北大秦簡中的方術書[J].文物,2012(6):90-96.

[13] 陳光田.論長沙馬王堆漢墓出土醫學資料的分類與價值[J].河南師範大學學報(哲學社會科學版),2012,39(3):121-125.

[14] 陳劍.馬王堆帛書《五十二病方》《養生方》釋文校讀劄記[J].出土文獻與古文字研究,2013(5):512.

[15] 陳斯鵬.張家山漢簡《引書》補釋[J].江漢考古,2004(1):74-76.

[16] 陳鬆長.馬王堆帛書的抄本特徵[J].湖南中醫學院學報(社會科學版),2007,21(5):20-29.

[17] 陳鬆長.馬王堆帛書"空白頁"及相關問題[J].文物,2008(5):75-80.

[18] 陳魏俊:武威漢代醫簡字詞考釋簡述[J].阿壩師範高等專科學校學報,2007,3(1):85-87.

[19] 陳魏俊.武威漢代醫簡考釋二則[J].四川文物,2010(3):68-69.

[20] 陳魏俊.武威漢代醫簡"大黄丹"考釋[J].中醫文獻雜誌,2010(5):8-9.

[21] 陳耀鈞,閻頻.江陵張家山漢墓的年代及相關問題[J].考古,1985(12):1124-1129.

[22] 陳雍.秦漢文字劄叢[J].史學集刊,1986(4):71-75.

[23] 陳文豪.二十世紀出土秦漢簡帛概述[J].簡牘學研究,2002(3):64.

[24] 成都文物考古研究所,荆州文物保護中心.成都市天回鎮老官山漢墓[J].考古,2014(7):59-70.

[25] 戴燕.訪談"裘錫圭:古典學的重建"[EB/OL].(2015-08-31).http://mp.weixin.qq.com/s?__biz=MzA4NjE4NjkxOA==&mid=209677598&idx=1&sn=fe186ea0bb50fc428df9940205ae9add&scene=2&srcid=3duszDlWEmpytMNjrjcj&from=timeline&isappinstalled=0#rd.

[26] 戴應新.解放後考古發現的醫藥資料考述[J].考古,1983(2):180-186.

[27] 丁媛,張如青.簡帛醫學用字證《説文》釋義例[J].中國文字研究,2008(2):185-188.

[28] 杜勇.《武威漢代醫簡》考釋[J].甘肅中醫,1998(1):7-8.

[29] 段禎.簡帛醫書"冶"字考[J].甘肅中醫學院學報,2009,12(6):52-54.

[30] 段禎.《武威漢代醫簡》"和""合和"正義:並就有關句讀與張延昌先生商榷[J].甘肅中醫學院學報,2010,2(1):77-79.

[31] 段禎.《武威漢代醫簡》"大黄丹"考證[J].中醫研究,2010(11):77-79.

[32] 范常喜.《五十二病方》劄記一則[EB/OL].(2006-09-06).http://www.bsm.org.cn/show_article.php?id=413.

[33] 范常喜."輔車相依"新證[EB/OL].(2008-01-08).http://www.bsm.org.cn/show_article.php?id=775.

[34] 樊普.建國以來全國各地出土的醫藥史料[D].廈門:廈門大學,2006.

[35] 方勇.讀秦簡劄記(二)[EB/OL].(2015-08-23).http://www.bsm.org.cn/show_article.php?id=2294.

[36] 方勇.讀關沮秦簡劄記四則[EB/OL].(2009-08-25).http://www.bsm.org.cn/show_

article. php? id=1134.

[37] 方勇. 秦簡牘文字匯編[D]. 長春:吉林大學,2010.

[38] 方勇. 秦簡零拾二則[EB/OL]. (2012-01-15). http://www. bsm. org. cn/show_article. php? id=1623.

[39] 方勇. 讀《里耶秦簡(壹)》劄記(一)[EB/OL]. (2012-04-28). http://www. bsm. org. cn/show_article. php? id=1677.

[40] 方勇. 讀北大秦簡《醫方》簡劄記一則[EB/OL]. (2015-04-15). http://www. bsm. org. cn/show_article. php? id=2209.

[41] 方勇. 讀關沮周家臺秦簡劄記一則[EB/OL]. (2015-12-22). http://www. bsm. org. cn/show_article. php? id=2402.

[42] 甫曰. 尚德街簡牘"治百病通明丸方"校正[EB/OL]. http://www. gwz. fudan. edu. cn/Web/Show/2986. 2017-2-23.

[43] 管駿捷. 馬王堆古醫書病名、藥名例釋[D]. 上海:華東師範大學,2011.

[44] 廣瀨熏雄. 讀馬王堆漢墓帛書《脈法》小劄:兼論張家山漢簡《脈書》的一處釋文[M]//簡牘學國際學術研討會. 甘肅省第二屆簡牘學國際學術研討會論文集. 上海:上海古籍出版社,2012.

[45] 廣瀨熏雄.《五十二病方》的重新整理與研究[J]. 文史,2013(2):41-84.

[46] 郝慧方. 張家山漢代醫簡古《脈書》中的異體字考[J]. 山西中醫學院學報,2008,9(6):7-9.

[47] 何有祖. 安徽天長西漢墓所見西漢木牘管窺[EB/OL]. (2006-12-19). http://www. bsm. org. cn/show_article. php? id=488.

[48] 何有祖. 讀里耶秦簡劄記(三)[EB/OL]. (2015-07-01). http://www. bsm. org. cn/show_article. php? id=2267.

[49] 何有祖. 里耶秦簡牘綴合(二)[EB/OL]. (2012-05-14). http://www. bsm. org. cn/show_article. php? id=1695.

[50] 何有祖. 讀里耶秦簡劄記(四)[EB/OL]. (2015-07-08). http://www. bsm. org. cn/show_article. php? id=2271.

[51] 和中浚,李繼明,趙懷舟,等. 老官山漢墓《六十病方》與馬王堆《五十二病方》比較研究[J]. 中醫藥文化,2015(4):22-34.

[52] 和中浚,趙懷舟,任玉蘭,等. 老官山漢墓醫簡《六十病方》排序研究[J]. 中醫文獻雜誌,2015(4):1-4.

[53] 和中浚,趙懷舟,任玉蘭,等. 老官山漢墓醫簡《六十病方》體例初考[J]. 中醫文獻雜誌,2015(3):1-5.

[54] 和中浚,趙懷舟,任玉蘭,等. 成都老官山漢墓醫簡《六十病方》排序研究(續完)[J]. 中醫文獻雜誌,2015(5):1-6.

[55] 胡娟. 漢簡帛醫書五種字詞集釋[D]. 重慶:西南大學,2016.

[56] 胡平生,韓自强.《萬物》略説[J]. 文物,1988(4):48-54.

[57] 湖南省博物館,中國科學院考古研究所. 長沙馬王堆二、三號漢墓發掘簡報[J]. 文物,1974(7):39-63.

[58] 湖南省文物考古研究所,湘西土家族苗族自治州文物處,龍山縣文物管理所. 湖南龍山里耶戰國:秦代古城一號井發掘簡報[J]. 文物,2003(1):4-35.

[59] 湖南省文物考古研究所. 湖南龍山縣里耶戰國秦漢城址及秦代簡牘[J]. 考古,2003(7):15-19.

[60] 黄文傑. 秦漢時期形聲字音近聲符換用例析[J]. 中山大學學報(社科版),1998(3):

43-49.
[61] 黄艷萍.《肩水金關漢簡》(壹—肆)異體字研究[D]. 上海:華東師範大學,2016.
[62] 蔣偉男.《里耶秦簡》(壹)文字編[D]. 合肥:安徽大學,2014.
[63] 江村治樹,高橋庸一郎,大川俊隆. 馬王堆出土醫書字形分類索引[M]. 大阪:關西大學文學部,1987.
[64] 荆州地區博物館. 江陵張家山三座漢墓出土大批竹簡[J]. 文物,1985(1):1-8.
[65] 荆州地區博物館. 江陵張家山兩座漢墓出土大批竹簡[J]. 文物,1992(1):1-11.
[66] 孔德超. 以出土簡帛補《漢書・藝文志・方技略》[EB/OL]. (2015-05-24). http://www.gwz.fudan.edu.cn/SrcShow.asp?Src_ID=2531.
[67] 李洪財. 漢簡草字整理與研究[D]. 長春:吉林大學,2014.
[68] 李家浩. 馬王堆漢墓帛書祝由方中的"由"[J]. 河北大學學報(哲學社會科學版),2005,30(1):73-76.
[69] 李家浩. 釋老簋銘文中的"濾"字:兼談"只"字來源[C]//中國古文字研究會,吉林大學古文字研究室. 古文字研究:2. 北京:中華書局,2008:245-250.
[70] 李家浩,楊澤生. 北京大學藏漢代醫簡簡介[J]. 文物,2011(6):88-89.
[71] 李具雙.《素問》兩則解詁[J]. 中醫藥文化,2009(3):27-28.
[72] 李麗.《馬王堆漢墓帛書(四)》醫學詞彙研究[D]. 北京:北京中醫藥大學,2016.
[73] 李明曉. 簡帛醫藥文獻中的"七"[EB/OL]. (2010-02-26). http://www.bsm.org.cn/show_article.php?id=1226.
[74] 李守奎. 古文字字編類著作的回顧與展望[J]. 吉林大學社會科學學報,2008,48(1):123-129.
[75] 李若暉. 先秦文字中"="符作用淺析[C]//北京大學中國古文中心. 北京大學中國古文獻中心集刊:4. 北京:北京大學出版社,1992:321-336.
[76] 李學勤."冶"字的一種古義[J]. 語文研究,1991,(11):42-43.
[77] 李學勤. 續釋"尋"字[J]. 故宫博物院院刊,2000,(6):8-11.
[78] 李振宏. 漢代居延屯戍卒吏卒的醫療衛生狀況[J]. 中原文物,1999,(4):63-78.
[79] 劉春雨. 漢簡帛醫書十三種字詞集釋[D]. 重慶:西南大學,2016.
[80] 劉金華.《武威漢代醫簡》校讀五則[J]. 南京中醫藥大學學報(社會科學版),2003,4(4):234-236.
[81] 劉金華. 周家臺秦簡醫方試析[J]. 甘肅中醫,2007,20(6):24-26.
[82] 劉金華. 邊地漢簡散見醫方拾遺[EB/OL]. (2005-11-11). http://www.bsm.org.cn/show_article.php?id=60.
[83] 劉聖美. 馬王堆帛書文字研究[D]. 煙臺:魯東大學,2012.
[84] 劉玉環. 馬王堆帛書藥名補釋五則[J]. 昆明學院學報,2011,33(2):113-114.
[85] 劉釗."瘧"字源流考[EB/OL]. (2009-5-8). http://www.gwz.fudan.edu.cn/SrcShow.asp?Src_ID=783.
[86] 劉釗. 出土簡帛的分類及其在歷史文獻學上的意義[J]. 廈門大學學報(哲社版),2003(6):67-72.
[87] 劉釗. 馬王堆帛書《五十二病方》中一個久被誤釋的藥名[J]. 古籍整理研究學刊,1997(3):67.
[88] 劉釗. 古文字中的合文、借筆、借字[C]//吉林大學古文字研究室. 古文字研究(21). 北京:中華書局,2001.

[89] 劉建民,劉如夢.讀馬王堆漢墓帛書與活字山漢簡帷脈文獻劄記二則[J].簡帛.2018(16):167-171.
[90] 馬王堆漢墓帛書整理小組.馬王堆漢墓出土醫書釋文(一)[J].文物,1975(6):1-5.
[91] 毛良."足臂十一脈灸經"的"脈"是"經筋"嗎[J].中華醫史雜誌,1985(4):246.
[92] 孟蓬生.《五十二病方》詞語拾零[J].中國語文,2003(3):275-278.
[93] 潘飛.《關沮秦簡》文字編[D].合肥:安徽大學,2010.
[94] 彭錦華.關沮秦漢墓清理簡報[J].文物,1999(6):26-47.
[95] 駢宇騫.出土簡帛書籍分類述略(方技略)[J].中國典籍與文化,2006(3):4-8.
[96] 錢超塵.馬王堆醫帛書抄定年代考[J].陝西中醫,1982,3(5):37-38.
[97] 錢玉趾.新發現《敝昔醫論》中"敝昔"的辨析[J].文史雜誌,2014(2):24.
[98] 秦發中.試論《五十二病方》對外科學的貢獻[J].河北中醫,1987(4):12.
[99] 裘錫圭.馬王堆醫書釋讀瑣議[J].湖南中醫學院學報,1987(4):42-44.
[100] 裘錫圭.甲骨文中重文和合文重複偏旁的省略[C]//裘錫圭.古文字論集.北京:中華書局,1992:141-146.
[101] 裘錫圭.再談甲骨文中重文的省略[C]//裘錫圭.古文字論集.北京:中華書局,1992:149.
[102] 裘錫圭.居延漢簡中所見疾病名稱和醫藥情況[J].中醫藥文化,2008(6):16-19.
[103] 裘錫圭.《清華大學藏戰國竹簡》:出土文獻整理的榜樣[N].中華讀書報,2013-3-6(9).
[104] 裘錫圭.出土文獻與古典學重建[N].光明日報,2013-11-14(11).
[105] 沙宗元.古漢字字形訛變現象初探[D].合肥:安徽大學,2001.
[106] 施謝捷.武威、馬王堆漢墓出土古醫籍雜考[J].古籍整理研究學刊,1991(5):14-15.
[107] 宋華强.新蔡簡和《柬大王泊旱》的"乃而"[EB/OL].(2006-09-24).http://www.bsm.org.cn/show_article.php? id=425.
[108] 天長市文物管理所,天長市博物館.安徽天長西漢墓發掘簡報[J].文物,2006(11):4-21.
[109] 湯餘惠.略論戰國文字形體研究中的幾個問題[C]//陝西省考古研究所,中國古文字研究會,中華書局編輯部.古文字研究:15.北京:中華書局,1986.
[110] 萬芳,鍾贛生.《萬物》與《五十二病方》有關藥物内容的比較[J].中國醫藥學報,1990,5(2):55-58.
[111] 王貴元.馬王堆帛書文字拾零[J].江漢考古,1999(3):57-61.
[112] 王貴元.安徽天長漢墓木牘初探[M]//張光裕,黄德寬.古文字學論稿.合肥:安徽大學出版社,2008:465-471.
[113] 王貴元.周家臺秦墓簡牘釋讀補正[J].考古,2009(2):70-74.
[114] 王輝.《武威漢代醫簡》疑難詞求義[J].中華醫史雜誌,1988,18(2):22.
[115] 王盼,程磐基.《武威漢代醫簡》"瘁""泔瘁""五瘁"探討[J].中醫文獻雜誌,2009(5):8-10.
[116] 王建民.《馬王堆漢墓帛書》(肆)俗字研究[D].重慶:西南師範大學,2002.
[117] 王明明.《秦簡牘文字編》校勘記[J].學行堂文史集刊,2013(2):19-21.
[118] 王玉姣.兩漢簡帛異體字研究[D].重慶:西南大學,2013.
[119] 魏曉艷.論簡帛隸書的字體演變[J].山東大學學報(哲學社會科學版),2014(3):120-128.
[120] 文化部古文獻研究室,安徽阜陽地區博物館阜陽漢簡整理組.阜陽漢簡《萬物》[J].文物,1988(4):36-54.

[121] 武家璧. 成都老官山漢墓醫簡"敝昔"爲扁鵲考[EB/OL]. (2014-07-06). http://www.bsm.org.cn/show_article.php? id=2045

[122] 吳國昇. 出土春秋文字中特殊書寫現象的初步考察[J]. 貴州師範大學學報(社會科學版),2014(3):17-22.

[123] 吳雲燕. 馬王堆漢墓帛書通用字研究[D]. 上海:華東師範大學,2006.

[124] 吳振武. 古文字中的借筆字[C]//吉林大學古文字研究室. 古文字研究(20). 北京:中華書局,2000.

[125] 徐莉莉. 論《馬王堆漢墓帛書》(肆)的聲符替代現象及其與"古今字"的關係[J]. 華東師範大學學報(哲社版),1997(6):90-96.

[126] 徐時儀.《五十二病方》補釋二則[J]. 醫古文知識,2005(3):41.

[127] 辛智科. 試論出土帛簡中的醫學資料[J]. 陝西中醫,1986,7(9):428-429.

[128] 楊繼文. 周家臺秦簡文字字形研究[D]. 重慶:西南大學,2009.

[129] 楊加深. 書寫材料和工具與隸變的關係探討[J]. 檔案學通訊,2004(3):94-96.

[130] 楊五銘. 兩周金文數字合文初探[C]//中山大學古文字研究室. 古文字研究(5). 北京:中華書局,1981.

[131] 楊耀文. 甘肅河西出土醫藥簡牘整理與研究[D]. 蘭州:西北師範大學,2013.

[132] 於淼. 漢代隸書異體字表與相關問題研究[D]. 長春:吉林大學,2015.

[133] 袁仁智. 武威漢代醫簡校注拾遺[J]. 中醫研究,2011,24(6): 78-79.

[134] 張春樹. 八十年來漢簡的發現、整理與研究[M]//李學勤,謝桂華. 簡帛研究. 南寧:廣西教育出版社,1998:506.

[135] 張家山漢墓竹簡整理小組. 江陵張家山漢簡概述[J]. 文物,1985(1):9-15.

[136] 張麗君.《五十二病方》物量詞舉隅[J]. 古漢語研究,1998(1):73-75.

[137] 張雷.《五十二病方》"信"字辨正[J]. 中醫文獻雜誌,2012(3):20-21.

[138] 張麗君. "肦膞"考釋[J]. 古漢語研究,1995(1):65.

[139] 張麗君.《武威漢代醫簡》"㺯㐌"考釋[J]. 中華醫史雜誌,1996,26(1):53.

[140] 張敏智,劉進. 從《五十二病方》與《内經》之方劑分析看其書特點與形成時間[J]. 貴陽中醫學院學報,1990(1):1-3.

[141] 張如青. 應當重視對出土醫學文獻的整理與研究[EB/OL]. (2008-01-16). http://www.guwenzi.com/SrcShow.asp? Src_ID=311.

[142] 張如青. 論出土醫學文獻的整理與研究[J]. 上海中醫藥大學學報,2008,23(2):16-20.

[143] 張顯成. "橐吾"即"鬼臼":簡帛藝術短劄[J]. 成都中醫學院學報,1995,18(1):18-19.

[144] 張顯成. 從中醫文獻看傳統訓釋:兼談中醫文獻的語言研究[J]. 古漢語研究,1996(3):66-85.

[145] 張顯成. 馬王堆醫書藥名試考[J]. 湖南中醫學院學報,1996,16(4):60-63.

[146] 張顯成. 簡帛醫書中的中藥異名[J]. 中醫藥文化,1996(2):10-13.

[147] 張延昌. 武威漢代醫簡出土後的研究現狀[J]. 甘肅科技,2002,18(9):48-80.

[148] 張延昌. 武威漢代醫簡出土 30 年來發表著作論文題録[J]. 中醫文獻雜誌,2003(4):26-27.

[149] 張延昌. 30 年來武威漢代醫簡研究進展[J]. 中華醫史雜誌,2007,32(3):184-187.

[150] 趙友琴. 流沙墜簡中敦煌醫方簡初探[J]. 上海中醫藥雜誌,1986(11):48-49.

[151] 趙懷舟,和中浚,李繼明,等.《六十病方》地名略考[J]. 中醫藥文化,2015(4):35-40.

[152] 趙懷舟,和中浚,李繼明,等. 成都老官山漢墓《六十病方》和《武威漢代醫簡》比較研究[J]. 中醫藥文化,2015(5):4-9.

[153] 鍾益研,凌襄.我國現已發現的最古醫方:帛書《五十二病方》[J].文物,1976(9):49-60.

[154] 周祖亮,方懿林.簡帛醫藥文獻詞彙學研究綜論[J].時珍國醫國藥,2012,23(4):1006-1008.

[155] 周朋昇.張家山漢墓竹簡用字習慣考察[J].語言科學,2014,13(3):317-325.

[156] 豬飼祥夫.四川成都老官山の醫學資料概觀(上)[J].漢方の臨床,2016(3):381-389.

後　記

本書是在本人博士論文《秦漢簡帛醫學文字整理與研究》的下編“文字編”的基礎上修改而成的。本書的出版得到了安徽省高校優秀青年人才支持計劃重點項目“簡帛醫藥文獻字形表”(gxyqZD2016136)的支持,謹致謝忱。

本人博士論文的撰寫得到指導老師李家浩教授的悉心指導。李老師是名師,更是嚴師。從論文選題到開題,從論文框架到具體章節,從論證方式到組織語言,從文字修飾到標點符號,從字形釋字到分部分卷,我的論文草稿上佈满了李老師用鉛筆批改的圈圈綫綫。李老師對我的論文草稿不僅提出了很多批評,也提出了具體修改意見,使我受益良多。僅在李老師手上,論文就修改了八遍,每次拿到李老師的修改意見,我都備感壓力。在李老師的指導下,我對論文作了一遍又一遍修改。其間,李老師還推薦我參加了“北京大學藏漢代竹書”醫簡部分的整理工作,這對我來説無疑是一次實戰化的學習,也進一步提升了學術研究能力,李老師爲我鋪設了一條學術之路。

本人博士論文的撰寫也得到了指導老師徐在國教授的悉心指導。本書中很多字形的釋字分卷吸收了徐老師的很多意見。在徐老師的指導下,我從碩士論文《馬王堆〈五十二病方〉研究》做起,開始接觸簡帛醫書專題研究,徐老師爲我打開了一扇學術之窗。我特别想感謝徐老師的是,如果没有徐老師當年高屋建瓴地爲我“量身定做”的碩士論文題目,我自己也不會發現這樣一方研究的天地。身教勝過言傳,也是在碩士期間,徐老師每天亮至深夜的辦公室燈光和其撰寫的精深的著作堅定了我走上學術之路的信心。

感謝劉樂賢教授出席我的博士論文答辯並擔任答辯主席,答辯時劉先生提出了很多寶貴意見。感謝外審專家老師徐正考教授、吴良寶教授、白於藍教授、柳長華教授、王振國教授,感謝他們對我的博士論文提出的寶貴修改意見。

感謝黄德寬教授、楊軍教授、曾良教授、郝士宏教授、程燕教授諸位老師和劉剛師兄在學習期間給予的教導和指點。

感謝中山大學的師兄楊澤生教授,師兄不僅在學術上給予鼓勵,當年他拿到剛上市的《長沙馬王堆漢墓簡帛集成》,第一時間就給我拍發了一百多張圖版來,令人動容,他還提供了不少其他資料。

還要感謝在其他單位工作和學習的好友和同門,如王輝、劉建民、楊蒙生、馬曉穩、趙爭、周琦、顧漫、劉陽等,他們也提供了不少資料,尤其感謝同好周琦題籤。感謝在安徽大學學習的同窗好友牛清波、孫合肥、夏大兆、吕延、李鵬輝、蔣偉男、周翔、郭飛、郭磊、黄繼省、王昕、相宇劍、陳治軍、雍淑鳳、羅毅等。平時得到了這些同學的不少幫助,如資料的搜集方面李鵬輝和蔣偉男就出了不少力。

感謝單位領導和同事在我讀書期間提供的便利和支持,尤其是課程組組長牛淑平教授不斷地給予鼓勵,系主任陳朝暉博士也給予了大力支持和幫助。

最後感謝我的家人。感謝讀博期間父母替我照看女兒,没有他們的幫助,我是無法分出時間讀書的。感謝我的愛人,感謝她的全力支持。感謝我可愛的女兒,給了我不少溫暖。

本書收録了學界的衆多研究成果,我研讀這些成果時獲益良多,這些成果的作者都是我學習的對象,深表敬意。雖然書後列出了大部分的參考文獻,但難免掛一漏萬,加之本人學力尚淺,一定在很多方面還有不少不足之處,誠懇希望學界同仁提出寶貴意見,我將繼續研究。